Die Herausgeber

Prof. Dr. phil. Hans-Jörg Ehni
Hans-Jörg Ehni ist Stellvertretender Direktor am Institut für Ethik und Geschichte der Medizin der Universität Tübingen.

Prof. Dr. med. Georg Marckmann
Georg Marckmann leitet das Institut für Ethik, Geschichte und Theorie der Medizin an der Ludwig-Maximilians-Universität in München.

Prof. Dr. phil. Robert Ranisch
Robert Ranisch ist Leiter der Juniorprofessur für Medizinische Ethik mit Schwerpunkt auf Digitalisierung an der Fakultät für Gesundheitswissenschaften Brandenburg (FGW) und Forschungsgruppenleiter am Institut für Ethik und Geschichte der Medizin der Universität Tübingen.

PD Dr. phil. Henning Tümmers
Henning Tümmers ist Zeithistoriker und Privatdozent am Institut für Ethik und Geschichte der Medizin der Universität Tübingen.

Dieses Werk ist Prof. Dr. Dr. Urban Wiesing anlässlich seines 65. Geburtstags gewidmet.

Prof. Dr. med. Dr. phil. Urban Wiesing
Urban Wiesing studierte Medizin, Philosophie, Soziologie und Geschichte der Medizin. Seit 2002 ist er Direktor des Instituts für Ethik und Geschichte der Medizin an der Universität Tübingen.

Hans-Jörg Ehni
Georg Marckmann
Robert Ranisch
Henning Tümmers (Hrsg.)

Vita brevis, ars longa

Aktuelle Perspektiven zu Geschichte,
Theorie und Ethik der Medizin

Verlag W. Kohlhammer

Dieses Werk einschließlich aller seiner Teile ist urheberrechtlich geschützt. Jede Verwendung außerhalb der engen Grenzen des Urheberrechts ist ohne Zustimmung des Verlags unzulässig und strafbar. Das gilt insbesondere für Vervielfältigungen, Übersetzungen, Mikroverfilmungen und für die Einspeicherung und Verarbeitung in elektronischen Systemen.

Pharmakologische Daten, d. h. u. a. Angaben von Medikamenten, ihren Dosierungen und Applikationen, verändern sich fortlaufend durch klinische Erfahrung, pharmakologische Forschung und Änderung von Produktionsverfahren. Verlag und Autoren haben große Sorgfalt darauf gelegt, dass alle in diesem Buch gemachten Angaben dem derzeitigen Wissensstand entsprechen. Da jedoch die Medizin als Wissenschaft ständig im Fluss ist, da menschliche Irrtümer und Druckfehler nie völlig auszuschließen sind, können Verlag und Autoren hierfür jedoch keine Gewähr und Haftung übernehmen. Jeder Benutzer ist daher dringend angehalten, die gemachten Angaben, insbesondere in Hinsicht auf Arzneimittelnamen, enthaltene Wirkstoffe, spezifische Anwendungsbereiche und Dosierungen anhand des Medikamentenbeipackzettels und der entsprechenden Fachinformationen zu überprüfen und in eigener Verantwortung im Bereich der Patientenversorgung zu handeln. Aufgrund der Auswahl häufig angewendeter Arzneimittel besteht kein Anspruch auf Vollständigkeit.

Die Wiedergabe von Warenbezeichnungen, Handelsnamen und sonstigen Kennzeichen in diesem Buch berechtigt nicht zu der Annahme, dass diese von jedermann frei benutzt werden dürfen. Vielmehr kann es sich auch dann um eingetragene Warenzeichen oder sonstige geschützte Kennzeichen handeln, wenn sie nicht eigens als solche gekennzeichnet sind.

Es konnten nicht alle Rechtsinhaber von Abbildungen ermittelt werden. Sollte dem Verlag gegenüber der Nachweis der Rechtsinhaberschaft geführt werden, wird das branchenübliche Honorar nachträglich gezahlt.

Dieses Werk enthält Hinweise/Links zu externen Websites Dritter, auf deren Inhalt der Verlag keinen Einfluss hat und die der Haftung der jeweiligen Seitenanbieter oder -betreiber unterliegen. Zum Zeitpunkt der Verlinkung wurden die externen Websites auf mögliche Rechtsverstöße überprüft und dabei keine Rechtsverletzung festgestellt. Ohne konkrete Hinweise auf eine solche Rechtsverletzung ist eine permanente inhaltliche Kontrolle der verlinkten Seiten nicht zumutbar. Sollten jedoch Rechtsverletzungen bekannt werden, werden die betroffenen externen Links soweit möglich unverzüglich entfernt.

1. Auflage 2023

Alle Rechte vorbehalten
© W. Kohlhammer GmbH, Stuttgart
Gesamtherstellung: W. Kohlhammer GmbH, Stuttgart

Print:
ISBN 978-3-17-043845-3

E-Book-Formate:
pdf: ISBN 978-3-17-043846-0
epub: ISBN 978-3-17-043847-7

Autorinnen und Autoren

Johann S. Ach, Prof. Dr. phil., ist Geschäftsführer und Wissenschaftlicher Leiter des Centrums für Bioethik der Universität Münster.

Regina Ammicht Quinn, Prof. Dr. theol. habil., ist Ethikerin (und war Theologin). Sie ist Sprecherin des Internationalen Zentrums für Ethik in den Wissenschaften (mit Thomas Potthast) und Direktorin des Zentrums für Gender- und Diversitätsforschung der Universität Tübingen.

Diana Aurenque, Dr. phil., ist Philosophin und Medizinethikerin. Sie ist Professorin am Philosophischen Seminar der Universidad de Santiago de Chile (USACH).

Tom L. Beauchamp ist emeritierter Professor der Philosophie und Senior Research Scholar Emeritus am Kennedy Institute of Ethics, Georgetown University.

Dieter Birnbacher ist Philosoph und emeritierter Professor an der Heinrich-Heine-Universität Düsseldorf.

Matthias Bormuth ist Professor für Vergleichende Ideengeschichte an der Universität Oldenburg und Leiter des dortigen Karl Jaspers-Hauses.

James F. Childress ist Bioethiker und emeritierter Professor an der University of Virginia in Charlottesville, Virginia, USA, wo er zuvor das Institute for Practical Ethics and Public Life geleitet hat.

Heiner Fangerau, Univ.-Prof. Dr. med., ist Medizinhistoriker und Medizinethiker. Er ist Direktor des Instituts für Geschichte, Theorie und Ethik der Medizin, Heinrich-Heine-Universität Düsseldorf.

Henk ten Have ist Philosoph und Arzt, emeritierter Professor am Center for Global Health Ethics, Duquesne University, Pittsburgh, und Forschungsprofessor an der Abteilung für Bioethik der Universität Anahuac, Mexiko.

Ralf J. Jox, Prof. Dr. med. Dr. phil., ist Medizinethiker, Neurologe und Palliativmediziner. Er ist Direktor des Institut des humanités en médecine am Universitätsklinikum und der Universität Lausanne in der Schweiz.

Autorinnen und Autoren

Alex John London, PhD, ist Clara L. West Professor für Ethik und Philosophie und Direktor des Zentrums für Ethik und Politik an der Carnegie Mellon University in Pittsburgh, USA.

Ruth Macklin ist Philosophin und Bioethikerin. Sie ist Distinguished Professor Emerita am Albert Einstein College of Medicine in der Bronx, New York, USA (im Ruhestand).

Giovanni Maio, Prof. Dr. med., ist Philosoph und Arzt, Inhaber des Lehrstuhls für Bioethik und Medizinethik an der Albert-Ludwigs-Universität Freiburg und Direktor des Instituts für Ethik und Geschichte der Medizin.

Georg Marckmann, Prof. Dr. med., studierte Medizin, Philosophie und Public Health. Er leitet das Institut für Ethik, Geschichte und Theorie der Medizin an der Ludwig-Maximilians-Universität in München.

Frank Ulrich Montgomery, Prof. Dr. med., Hamburg/Berlin, ist Radiologe und ehem. Präsident der Bundesärztekammer.

Ramin Parsa-Parsi, Dr. med., ist Arzt mit einem Master in Public Health. Er ist der Leiter des Dezernats für Internationale Angelegenheiten der Bundesärztekammer. Als Mitglied im Vorstand und des Ethikausschusses des Weltärztebundes hat er den Vorsitz der Arbeitsgruppen zur Überarbeitung der wichtigsten ethischen Kerndokumente des Weltärztebundes geführt.

Bernd Pichler, Prof. Dr. rer. nat., ist ein deutscher biomedizinischer Ingenieur und Experte für präklinische und molekulare Bildgebung sowie für Biomedizinische Technik bildgebender Verfahren. Er ist Inhaber des Lehrstuhls für Präklinische Bildgebung und Radiopharmazie sowie Direktor des Werner Siemens Imaging Centers an der Eberhard Karls Universität Tübingen. Er ist Dekan der Medizinischen Fakultät der Universität Tübingen und Mitglied des Vorstands des Universitätsklinikums Tübingen.

Heiner Raspe, Prof. Dr. med., ist Arzt für Innere Medizin-Rheumatologe und Medizinsoziologe. Er war Gründungsdirektor des Instituts für Sozialmedizin der Universität Lübeck (1989–2010) und danach dort Seniorprofessor für Bevölkerungsmedizin (bis 2015). Aktuell (2023) ist er Gastwissenschaftler am Zentrum für Wissenschaftstheorie der Universität Münster.

Sabine Salloch, Prof. Dr. med. Dr. phil., ist Medizinethikerin und leitet das Institut für Ethik, Geschichte und Philosophie der Medizinischen Hochschule Hannover.

Bettina Schöne-Seifert, Prof. Dr. med., hat Medizin und Philosophie studiert. Sie war von 2003–2023 Inhaberin des Lehrstuhls für Medizinethik am Institut für Ethik, Geschichte und Theorie der Medizin der Universität Münster.

Thomas Schramme ist Professor für Philosophie an der Universität Liverpool. Er arbeitet zu verschiedenen Themen der Medizinphilosophie und Angewandten Ethik.

Michael Steinmann ist Professor für Philosophie am Stevens Institute of Technology in Hoboken, New Jersey.

Jochen Taupitz ist Seniorprofessor für Bürgerliches Recht, Zivilprozessrecht, Internationales Privatrecht und Rechtsvergleichung an der Universität Mannheim. Er gehört dem Institut für Deutsches, Europäisches und Internationales Medizinrecht, Gesundheitsrecht und Bioethik der Universitäten Heidelberg und Mannheim an.

Henning Tümmers, PD Dr. phil., ist Zeithistoriker und Privatdozent am Institut für Ethik und Geschichte der Medizin der Universität Tübingen.

Jos Welie, Prof. Dr. phil., ist Gesundheitsethiker und Präsident des St André International Center for Ethics and Integrity (USA/Frankreich).

Claudia Wiesemann, Prof. Dr. med., ist Direktorin des Instituts für Ethik und Geschichte der Medizin an der Universitätsmedizin Göttingen. Sie ist Sprecherin der DFG-Forschungsgruppe »Medizin und die Zeitstruktur guten Lebens«.

Geleitworte

Urban wird 65 – aber nur ein bisschen…

Urban Wiesing feiert 65ten Geburtstag. Genauer: Wir feiern ihn mit diesem Band und einem akademischen Fest. Normalerweise geht man in diesem Alter in den Ruhestand. Nicht so Urban. Es wäre ein großer Schritt für ihn – nur ein kleiner für uns. Denn Urban wird nicht aufhören zu denken, zu schreiben, zu reden und uns mit seinen Gedanken und Überlegungen zu befruchten, zu überzeugen, weiterzubringen. Daher ist es an der Zeit, über seine bisherigen beruflichen Erfolge zu resümieren, vor allem aber: ihm ganz herzlich für die geleistete Arbeit zu danken.

Ich hatte die Ehre und das Vergnügen, Urban Wiesing über zwanzig Jahre seines beruflichen Weges in den ärztlichen Standesorganisationen auf deutscher und internationaler Ebene zu begleiten. Das hat zu einer Freundschaft geführt, die geprägt ist von intellektueller Frotzelei, viel gemeinsamem Spaß an interessanten Orten dieser Welt und einigen Flaschen guten Weins. Unvergesslich die trouvaille eines »Cloudy Bay« Sauvignon Blanc in Bangkok. Sie merken, wir hatten viel Freude miteinander – aber auch viel ernsthafte Arbeit. Der Reihe nach:

2001 wurde Urban Mitglied der »Zentralen Ethikkommission bei der Bundesärztekammer« (ZEKO). Ein unabhängiges Gremium – modern würde man wohl sagen ein »think tank« –, das die Spitzen der verfassten Ärzteschaft in ethischen und gesellschaftlichen Fragen berät. Sehr schnell, nämlich schon 2004, rückte er an die Spitze der ZEKO und übernahm deren Vorsitz. In dieser Funktion wurde er auch Gast im Plenum des Wissenschaftlichen Beirats der Bundesärztekammer.

In seiner zehn Jahre währenden Amtszeit entstanden eine große Zahl wichtiger Publikationen, die in Grenzfragen von Moral und Ethik, an der Nahtstelle zu politischen, ökonomischen oder gesellschaftlichen Entscheidungen eine klare Position der Ärzteschaft formulierten und uns den Weg zu klugen Entscheidungen und Handreichungen in der Standespolitik wiesen. Dabei war das Spektrum der Themen breit gefächert.

Um hier nur einige Themen zu nennen und ohne Anspruch auf Vollständigkeit, zeigen die Stellungnahmen der ZEKO zu »Doping und ärztliche Ethik«, »Priorisierung ärztlicher Leistungen in der GKV« und »Ärztliche Behandlung ohne Krankheitsbezug« die breite thematische Streuung. Natürlich entwickelte Urban Wiesing auch Positionen zu »klassischen« Themen wie »Zwangsbehandlung bei psychischen Erkrankungen« oder »Ethikberatung in der klinischen Medizin«. Seine Verhandlungsführung war dabei diskursiv, manchmal ironisch, aber immer straff. So gelang es, Wissenschaftler und Sachverständige aus vielen unterschiedlichen

Fachgebieten zusammenzubinden und präzise, verständliche sowie ausgesprochen nützliche Positionspapiere zu entwickeln.

Im Wissenschaftlichen Beirat der BÄK war Wiesing ebenfalls an richtungsweisenden Papieren beteiligt. Die generelle Notwendigkeit von Versorgungsforschung, aber auch Themen des Embryonenschutzgesetzes und der Gendiagnostik wurden in Stellungnahmen, an denen er sich intensiv beteiligte, dem Vorstand des BÄK zugearbeitet.

Als Präsident der Bundesärztekammer wie auch schon zuvor als deren Vizepräsident habe ich den Diskurs mit Urban Wiesing immer als befruchtend empfunden und genossen. Ich habe daher sehr bedauert, als er nach zehn Jahren 2013 das Amt des Vorsitzenden der ZEKO aufgab. Neben der nachvollziehbaren Begründung einer immens zunehmenden Arbeitsbelastung mögen dabei auch die sich im Zuge der parlamentarischen Beratung zum ärztlich assistierten Suizid anbahnenden unterschiedlichen Auffassungen zur Rolle der Ärzteschaft hierbei eine Rolle gespielt haben.

Ich habe Urban Wiesing in all diesen Jahren auch als »ethic advisor« im Weltärztebund erleben dürfen. Unter der Federführung der Bundesärztekammer haben wir in der zweiten Dekade dieses Jahrhunderts die wichtigsten Grundsatzdokumente des Weltärztebundes einer Generalüberholung unterzogen, an der Urban Wiesing entscheidenden Anteil hatte. Ja: Ohne ihn wäre das so nicht möglich gewesen.

Von der »Deklaration von Helsinki« (DoH), die Regeln für medizinische Forschung am Menschen aufstellt, über das »Genfer Gelöbnis«, einer Neufassung des Hippokratischen Eides, bis hin zum »International Code of Medical Ethics« (ICoME), alles wäre nicht so erfolgreich gewesen ohne die »helping hands« von Urban. Der Weltärztebund verdankt Urban Wiesing viel – und ich hatte in meinen Ämtern im Vorstand des Weltärztebundes das Glück, auch ein wenig der Lorbeeren mit zu ernten, die Urban für die deutsche verfasste Ärzteschaft einfuhr. Sein Ansehen auf der ethischen »Weltbühne« ist groß, seine Erfolge bei unseren Sitzungen immens und seine Handschrift ist überall erkennbar. Er hat der deutschen Ärzteschaft immer Ehre gemacht und dafür bin ich ihm besonders dankbar.

Und nun noch zur Person Urban Wiesing. Ein Mensch, der es vermag, Widersprüche auszuhalten und nutzbringend aufzulösen. Ein Westfale im Schwabenland, ein Philosoph und Arzt, ein polyglotter, wortgewaltiger Integrator verschiedener Positionen und ein immer an einem alle befriedigenden Ergebnis Interessierter: Das ist Urban Wiesing.

Und daher wird der 65te Geburtstag mit Sicherheit nicht das Ende der Tätigkeit Urbans darstellen. Ich bin sicher, er wird uns weiter mit scharf pointierten, durchaus auch witzigen, immer aber sachorientierten Kommentaren auf dem rechten Weg der ethischen Tugend halten. Möge er dazu noch viel Gelegenheit und Freude haben – das wünsche ich ihm aus ganzem Herzen.

Prof. Dr. Frank Ulrich Montgomery
Ehrenpräsident der Bundesärztekammer und des Deutschen Ärztetages
Vorsitzender des Vorstandes Weltärztebund (2019–2023)

Medizin und Ethik im Gleichgewicht

In einer Zeit großer Umstrukturierungen und Umwälzungen, hervorgerufen durch digitale und technische Errungenschaften, die die Möglichkeiten in allen Lebensbereichen scheinbar grenzenlos wirken lassen, ist eine Stimme der Vernunft unerlässlich – gerade im Hinblick auf medizinethische Fragen der modernen Wissenschaft und Krankenversorgung. Diese Stimme ist Urban Wiesing. Bedächtig, abwägend, verantwortungsbewusst, respektvoll und zu jeder Zeit klar in seiner Ansprache. Anlässlich seines 65. Geburtstags ist es nicht nur an der Zeit, ihm zu gratulieren, sondern auch kurz innezuhalten und eine bis dato beeindruckende Lebensleistung zu würdigen.

Prof. Dr. Urban Wiesing blickt auf ein Vierteljahrhundert Schaffenszeit an der Medizinischen Fakultät zurück, geprägt von seinem unermüdlichen Einsatz für die Wahrung von Humanität und Vertrauen in der Medizin. 1998 erhielt er den Ruf auf den Lehrstuhl für Ethik in der Medizin an der Universität Tübingen, dem damals ersten Lehrstuhl seiner Art in ganz Deutschland. Nur folgerichtig, dass kurze Zeit später das Institut für Ethik und Geschichte der Medizin gegründet wurde, dessen Direktion Urban Wiesing von 2002 an übernahm. Er leistete wahre Pionierarbeit auf dem Gebiet der Medizinethik und ihm ist es mitunter zu verdanken, dass sich die Medizinethik in Deutschland als ein eigenständiges Fach überhaupt etablieren konnte.

Zahlreiche Studierendenkohorten der medizinischen Studiengänge der Fakultät vergangener Jahrzehnte haben es Herrn Wiesing und seinem Institut zu verdanken, dass sie neben ihrer medizinischen Expertise auch den moralischen und ethischen Kompass an die Hand bekommen haben, um ihre Tätigkeit als Ärztin oder Arzt auszuführen. Als promovierter Mediziner und Philosoph vermag Urban Wiesing wie kaum eine andere Person die Brücke zwischen beiden Welten zu schlagen und diese miteinander zu verknüpfen. So hat er entscheidende Beiträge zu fast allen großen medizin-ethischen Diskursen der vergangenen Dekaden geleistet, wie etwa der embryonalen Stammzellenforschung, der In-vitro-Fertilisation oder den genetischen Screenings, um nur einige wenige zu nennen.

Als Sprecher des Arbeitskreises »Universität Tübingen im Nationalsozialismus« am Institut für Ethik und Geschichte der Medizin trug Urban Wiesing maßgeblich zur Aufarbeitung eines dunklen Kapitels der Universitäts- und Fakultätsgeschichte bei. Vier Jahre später wurde er Sprecher des bereits 1990 gegründeten Interfakultären Zentrums für Ethik in den Wissenschaften an der Universität Tübingen, das sich national sowie international der Förderung des Dialogs zwischen Natur-, Geistes- und Sozialwissenschaften mit Blick auf ethische Aspekte verschrieben hat.

Die Medizinische Fakultät der Universität Tübingen hat Urban Wiesing viel zu verdanken, der nicht nur Philosoph und Mediziner ist, sondern in erster Linie ein Mensch, der stets seinen Prinzipien treu geblieben ist und in hitzigen Diskursen immer die Balance und die Diplomatie gesucht hat. Gerade in der jetzigen Zeit, die durch Digitalisierung und künstliche Intelligenz in der Medizin geprägt ist, ist eine Stimme wie jene von Urban Wiesing in der Medizinischen Fakultät von unschätzbarem Wert. Wir wünschen ihm zu seinem Geburtstag von Herzen alles Gute und weiterhin viel Tatendrang und Engagement für seine Leidenschaft, die Medizinethik.

Prof. Dr. Bernd Pichler
Dekan der Medizinischen Fakultät der Eberhard Karls Universität Tübingen

Inhalt

Autorinnen und Autoren 5

Geleitworte 9

Danksagung 17

Einleitung 19

Assistierter Suizid –
Gute Gründe und falsche Fährten: Argumentationsmuster in der
Medizinethik am Beispiel der Debatte um den assistierten Suizid ... 23
Ralf J. Jox

Autonomie –
Entscheidungsautonomie trotz »selbstverschuldeter« epistemischer
Defizite? Ein Beitrag zur Informed-Consent-Debatte 34
Bettina Schöne-Seifert und Johann S. Ach

Diagnose –
Zwischen Natur und Kultur: Der Diagnosebegriff in den 1920er
Jahren bei Richard Koch und Francis Crookshank 45
Heiner Fangerau

Forschungsethik –
Global Collaboration Needed: Research Ethics in Today's World 54
Ruth Macklin

Globale Bioethik –
A Reluctant World Citizen 61
Henk ten Have

Heilswissenschaft –
The Medicalization of Salvation 69
Jos Welie

Hype –
The Unbearable Lightness of AI Hype: The Moral Pitfalls of
Inflated Technological Enthusiasm 79
Alex John London

Indikation –
Begrenzungen der Medizin und der Indikationsbegriff 88
Thomas Schramme

Internationale Richtlinien –
Die Revision der ethischen Kerndokumente des Weltärztebundes:
Die Zusammenarbeit mit dem Ethikberater des Weltärztebunds
und Direktor des Instituts für Ethik und Geschichte der Medizin
der Universität Tübingen 95
Ramin Walter Parsa-Parsi

Kohärentismus –
Kohärentistische Ethik im Gesundheitsbereich: Begründung und
Methode 100
Georg Marckmann

Krankheitsbegriff/Nietzsche –
»Arzt und Kranker in einer Person«:
Selbstheilung und Krankheitsverständnis bei Friedrich Nietzsche ... 112
Michael Steinmann

Nationalsozialismus –
Schatten der Vergangenheit? Der Nationalsozialismus und sein
Einfluss auf die westdeutsche Zwillingsforschung 121
Henning Tümmers

Philosophie und Medizin –
Philosophie der Medizin in Chile 129
Diana Aurenque

Pluralität –
Pluralität in der Medizin – Herausforderungen für den
Arzthaftungsprozess 134
Jochen Taupitz

Prinzipienorientierte Medizinethik –
The Evolution of Principlism 145
James F. Childress and Tom L. Beauchamp

Professionsethik –
Profession und Ethik **154**
Sabine Salloch

Psychoanalyse und Philosophie –
Zur Kritik der Psychoanalyse:
Eine Archäologie des Lesens **163**
Matthias Bormuth

Reproduktionsmedizin –
Fortpflanzung, Medizin und gutes Leben:
Über einen systematisch vernachlässigten Zusammenhang **171**
Claudia Wiesemann

Risikoethik –
Risikoethik und die Zukunft der Genomeditierung **182**
Dieter Birnbacher

Vertrauen –
Das Vertrauen und die Medizin **194**
Giovanni Maio

Wissenschaftlichkeit –
»Die Medizin als Wissenschaft«: zu Paul Martini und über ihn hinaus **202**
Heiner Raspe

Zukunft –
»Die Zukunft ist jetzt!«:
Grenzgänge zwischen Heil und Heilung **215**
Regina Ammicht Quinn

Danksagung

Wir danken der Medizinischen Fakultät der Universität Tübingen für die großzügige Unterstützung der Drucklegung dieses Bands. Dem Weltärztebund und dem Universitätsbund Tübingen e.V. danken wir für die ebenso großzügige Unterstützung, ohne die wir das dazu gehörige Symposium nicht hätten durchführen können. Frau Elisabeth Langmann M.A. danken wir für ihre tatkräftige Mithilfe bei der Koordination von Buch und Veranstaltung. Unseren studentischen Mitarbeiterinnen Anne Glaser, Katharina Trettenbach, Nadja Binz, Nikki Berger und unserem studentischen Mitarbeiter Lorenz Over danken wir für die Hilfe bei der Formatierung der Beiträge für den Druck.

Einleitung

Vita brevis, ars longa – der hippokratische Aphorismus zeigt, dass die Reflexion über die Bedingungen ärztlichen Handelns seit ihren Anfängen Teil der Medizin war. Diese Reflexion ist mittlerweile mit den Fächern »Geschichte, Theorie, Ethik der Medizin« fest in der ärztlichen Ausbildung verankert und an den meisten medizinischen Fakultäten in Deutschland institutionalisiert. Sie zielt auf eine Beantwortung der Fragen, was die Medizin war, was sie ist und was sie sein sollte.

Unverändert geblieben sind die existenzielle Bedeutung ärztlichen Handelns und bestimmte strukturelle Herausforderungen, die bereits im hippokratischen Aphorismus anklingen. Diese ergeben sich aus der individuellen Ausrichtung ärztlichen Handelns, der Vielzahl äußerer Bedingungen und den jeweiligen individuellen Umständen der Patienten[1]. Die besondere Bedeutung dieses Handelns ist durch das Ziel der Heilkunst vorgegeben: Hilfe für kranke oder von Krankheit bedrohte Menschen, deren Wohlergehen und mitunter auch deren Existenz auf dem Spiel stehen.

Geändert haben sich mit der Moderne die wissenschaftlichen Grundlagen, die technischen Möglichkeiten und die gesellschaftlichen Rahmenbedingungen medizinischen Handelns. Die Erfolge der modernen Naturwissenschaften werfen die Frage auf, in welchem Verhältnis die Medizin zu ihnen steht. Zugleich wird der menschliche Körper Gegenstand neuer und immer weitreichenderer technischer Möglichkeiten der Naturbeherrschung. Wir stehen dabei nicht nur vor der Frage, ob und wie die entsprechenden Grenzen verschoben werden dürfen. Unvermeidlich rücken auch die Zivilisationsbrüche und Grenzüberschreitungen des 20. Jahrhunderts in den Blick.

Neben den immensen Erfolgen ist gerade die jüngere Historie der Medizin mit zahlreichen Untaten im Namen der Forschung verbunden. Insbesondere werden dabei die Verbrechen während des Nationalsozialismus ins Gedächtnis gerufen, etwa die grausamen Menschenversuche in den Konzentrationslagern. Jedoch waren Ärzte auch weltweit immer wieder für menschenverachtende Humanexperimente verantwortlich. Für die Skandalgeschichte der Medizin steht im US-amerikanischen Kontext die Tuskegee-Studie exemplarisch. Über Jahrzehnte beobachteten dort Ärzte den Krankheitsverlauf einer unbehandelten Syphilis an afroamerikanischen Landarbeitern. Die ahnungslosen Studienteilnehmer erhielten keine Diagnose, dem Infektionsgeschehen und ihrer Erkrankung wurden freien Lauf gelassen.

---

1 Zugunsten einer lesefreundlichen Darstellung wird in der Regel die neutrale bzw. männliche Form (generisches Maskulinum) verwendet. Diese schließt alle Geschlechtsformen ein (weiblich, männlich, divers).

Die Aufarbeitung derartiger Menschenversuche gab wesentliche Impulse, die Werteorientierung der Medizin zu reflektieren und ethische Prinzipien für die Praxis zu kodifizieren. Infolge der zunehmenden Liberalisierung und Wertepluralität westlicher Gesellschaften rückte die Selbstbestimmung und individuelle Selbstverwirklichung vermehrt in den Mittelpunkt, verbunden mit einer Abkehr vom traditionellen ärztlichen Paternalismus und einer zunehmenden Orientierung am Patientenwillen. Während pluralistische Gesellschaften einen Konsens in medizinethischen Debatten erschweren, nehmen die Anfragen an die Medizin zu, Lösungen für unterschiedlichste Lebensbereiche und -fragen bereitzustellen. Gleichzeitig sieht sich die Medizin mit der Kritik einer »Medikalisierung« konfrontiert. Diese vielfältigen Problembereiche und Entwicklungen verdeutlichen, wie medizinisches Handeln in Forschung und Patientenversorgung einer umfangreichen historischen, theoretischen und ethischen Reflexion bedarf. Sie zeigen zugleich, was es bedeutet, sich in der Medizin zu orientieren und wie anspruchsvoll diese Aufgabe sein kann.

Was es heißt, sich in der Medizin zu orientieren – historisch, theoretisch und ethisch –, hat Urban Wiesing in seinem umfangreichen Werk exemplarisch gezeigt. Als Inhaber der 1998 eingerichteten, deutschlandweit ersten Professur für Ethik in der Medizin ist sein Name untrennbar mit der Institutionalisierung der Fächer Geschichte, Theorie und Ethik der Medizin verbunden. Sein akademisches Schaffen, sein Wirken in der Fortentwicklung berufsethischer Standards und seine unzähligen wissenschaftlichen Impulse zu gesellschaftlichen Kontroversen der Medizin und Wissenschaft prägen das Feld bis heute. Dieser Band zu Ehren seines 65. Geburtstags präsentiert aktuelle Übersichtsarbeiten ausgewiesener Experten zu Themen aus Urban Wiesings Werk. Er stellt damit zugleich einen repräsentativen Querschnitt wesentlicher Fragen der Medizingeschichte, der Medizintheorie und der Medizinethik dar und verdeutlicht die gleichsam enzyklopädische Breite seines Schaffens.

Diese Fülle an Themen interessierten Lesern zu präsentieren und den Zugang zu ausgewählten Forschungsfragen zu erleichtern, ist ein zentrales Anliegen dieses Bandes: Der oben genannte hippokratische Aphorismus fährt fort, indem er den günstigen Augenblick als flüchtig, die Erfahrung als unsicher und das Urteil als schwierig beschreibt. Diese Spezifika ärztlichen Handelns verweisen auf eine weitere, existenzielle Bedeutungsdimension des Aphorismus. Denn dass das Leben kurz ist und die Kunst lang, gilt für Gelehrte umso mehr, wenn Wissensbestände, Themen und Literatur einen Umfang annehmen, der in der Spanne eines menschlichen Lebens kaum zu bewältigen ist. Umso beeindruckender, wenn es dennoch gelingt, ein Lebenswerk zu schaffen, das der »langen Kunst« gerecht wird. Die so beschriebenen Themen reichen von Autonomie bis zur Sterbehilfe, von der Diagnose bis zur Wissenschaftlichkeit der Medizin.

Um die Themen dieses Bandes, der wie ein Nachschlagewerk genutzt werden kann, schneller zu erschließen, haben wir den einzelnen Beiträgen Stichworte zugeordnet. Dabei ist keine bestimmte Reihenfolge der Lektüre empfohlen. Gruppiert man die Beiträge jedoch nach Themen, so mag die Frage vorangestellt werden, was Wissenschaftlichkeit in der Medizin bedeutet und bedeutet hat (Heiner Raspe). Eng damit verbunden ist die theoretische Analyse der Grundbegriffe ärztlichen Handelns mit ihren normativen Implikationen wie der Diagnose (Heiner Fangerau) und der

Indikation (Thomas Schramme). Der Krankheitsbegriff ist ein weiterer zentraler Begriff, der notorisch schwierig zu bestimmen bleibt. Es lohnt sich daher, einen Blick in die Geschichte der Philosophie und auf Nietzsche zu werfen, der die jüngeren medizintheoretischen Debatten erweitern kann (Michael Steinmann). Der Beitrag über Nietzsches Verständnis von Krankheit verweist darauf, dass die Orientierung der Medizin nur im interdisziplinären Austausch gelingen wird. So kann die Lektüre philosophischer Texte neue Perspektiven auf Medizin und Psychoanalyse eröffnen (Matthias Bormuth). Im Zeitalter der Globalisierung verschränken sich nationale Diskurse schließlich über Ländergrenzen hinweg und erlauben lehrreiche Vergleiche der jeweiligen Entwicklung, wie am Beispiel Chiles (Diana Aurenque) deutlich wird. Wenn die Medizin immer mehr Lebensbereiche und -probleme prägt, liegt die Frage nahe, wie ihre »Heilsversprechen« – gar ihr Status als »Heilswissenschaft« – sich zur Religion verhalten (Jos Welie). Dies gilt umso mehr, wenn neue Technologien wie die Künstliche Intelligenz, an die sich quasi-religiöse Heilserwartungen knüpfen, diesen Versprechen dienstbar gemacht werden (Regina Ammicht Quinn). Eine pluralistische Medizin, die so gleichermaßen vielfältige Ziele wie methodische Ansätze aufweist, wirft daneben die Frage auf, wie sie rechtlich geregelt werden kann (Jochen Taupitz).

Auf das hippokratische Korpus, aus dem der eingangs zitierte Aphorismus stammt, geht bereits der Gedanke zurück, dass sich die Medizin durch ein eigenes Ethos auszeichnet, das für alle Mitglieder der Profession gelten soll (Sabine Salloch). Das Berufsethos ist dabei entscheidend für das Vertrauen zwischen Arzt und Patient, das selbst eine Vorbedingung der ärztlichen Tätigkeit darstellt (Giovanni Maio). Bewährt hat sich die prinzipienorientierte Medizinethik als Methode (Tom Beauchamp und James Childress). Abseits der Konkurrenz moralphilosophischer Großtheorien vermag sie konkrete ethische Orientierung in der medizinischen Praxis zu geben (Georg Marckmann). Hier erhält die Autonomie des Patienten einen zentralen Stellenwert, der ihr in einer pluralistischen Gesellschaft angemessen ist (Bettina Schöne-Seifert und Johann S. Ach). Wenn medizinische Forschung und Praxis allerdings grenzüberschreitend über Gesellschaften hinaus durchgeführt werden, wirft dies die Frage auf, wie eine globale Bioethik konzipiert werden kann (Henk ten Have) und wie sich normative Maßstäbe in internationalen Richtlinien umsetzen lassen (Ramin Parsa-Parsi). Ferner ist die Reflexion der Medizin in Anwendungsbereichen besonders dringlich, die durch medizinisch-technische Neuerungen und gesellschaftlichen Wertepluralismus geprägt sind. In Zeiten schnellen Wandels ermöglicht der Blick in die Vergangenheit Orientierung. Aus historischer Sicht ist die NS-Medizin für das Verständnis der Medizin nach 1945 entscheidend, auch wenn es darum geht, ihre Fragestellungen und Grundausrichtung zu verstehen. Allerdings gilt es, stets auch alternative Erklärungen für wissenschaftlichen Wandel mitzudenken (Henning Tümmers).

Besonders im Mittelpunkt stehen als bleibende Themen der letzten Jahrzehnte der Lebensanfang in der Reproduktionsmedizin (Claudia Wiesemann), die mögliche Gestaltung menschlichen Lebens durch die Genomeditierung (Dieter Birnbacher) und das Lebensende, hier erörtert am Beispiel des ärztlich assistierten Suizids (Ralf Jox). In besonderer Weise auf die Probe gestellt wurde die Medizin und ihre forschungsethische Orientierung in der globalen Krisensituation der COVID-19-

Pandemie (Ruth Macklin). Ebenso herausgefordert wird sie durch die wachsenden Möglichkeiten der Künstlichen Intelligenz (Alex London).

Als Herausgeber dieses Bandes sind wir dankbar, Urban Wiesing in seinem reichhaltigen wissenschaftlichen Arbeiten und Wirken begleiten zu können. Er ist für uns Vorbild und Inspiration für eine wissenschaftlich rigorose, gesellschaftspolitisch reflektierte und auf die Mitgestaltung der Praxis in Patientenversorgung, medizinischer Forschung und Gesundheitswesen ausgerichtete Reflexion der historischen, theoretisch-konzeptionellen und ethischen Dimensionen der Medizin. Die in diesem Band versammelten Beiträge verdeutlichen nicht nur den Facettenreichtum dieser Reflexion. Sie repräsentieren auch das hierfür unverzichtbare internationale Netzwerk – den grenzüberschreitenden Austausch, die Kontroverse und den kollegialen Disput – in dem sich Urban Wiesings Schaffen so wirkungsvoll entfalten konnte. Angesichts der weiter zunehmenden Bedeutung einer kritischen Reflexion der Medizin und ihrer Rahmenbedingungen bleibt zu hoffen, dass die in diesem Band exemplarisch aufgespannten Fragen weiter wissenschaftlich intensiv bearbeitet und gesellschaftlich diskutiert werden – ganz im Sinne von Hippokrates: *Vita brevis, ars longa!*

Tübingen, München und Potsdam im Sommer 2023
Hans-Jörg Ehni, Georg Marckmann, Robert Ranisch und Henning Tümmers

Assistierter Suizid –
Gute Gründe und falsche Fährten: Argumentationsmuster in der Medizinethik am Beispiel der Debatte um den assistierten Suizid

Ralf J. Jox

Ebenen der Argumentation und gesellschaftlicher Pluralismus

Medizinethische Diskurse kranken oft daran, dass verschiedene Ebenen der Argumentation miteinander vermischt werden. Es sind dies im Wesentlichen vier distinkte Ebenen: die der normativen Individualethik (Was soll ich tun?), die der normativen Professionsethik (Was soll die Profession tun?), die der evaluativen (Strebens-)Ethik (Was ist ein gutes Leben?) und die der Politik (Was sollen wir legislativ oder exekutiv entscheiden?).

Beim Thema des assistierten Suizids tritt besonders deutlich hervor, dass auf diesen vier Ebenen je eigene, distinkte Fragen zu stellen sind, deren Beantwortung je eigene Begründungen erfordern. Daher kann es legitimerweise ganz unterschiedliche Kombinationen von Antworten auf diese Fragen geben. So kann man etwa strebensethisch durchaus der Ansicht sein, dass der assistierte Suizid für einen selbst keine gute, erstrebenswerte Form des Todes darstellt, aber gleichwohl auf der individuell-normativen Ebene überzeugt sein, dass man seinem langjährigen Freund beim freiverantwortlichen Suizid helfen sollte. Auch kann man die Position vertreten, dass man die Suizidhilfe nicht mit seinem Gewissen vereinbaren kann, aber gleichwohl dem Staat zubilligen, dass er die Suizidassistenz straflos lässt.

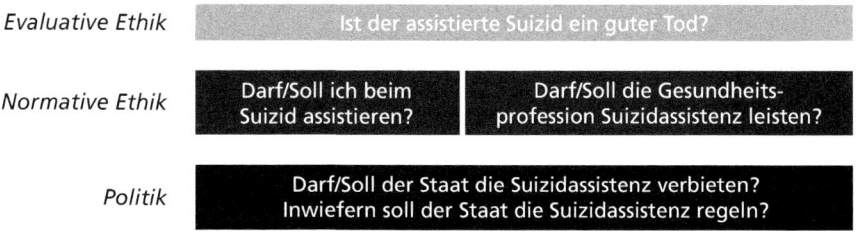

Abb. 1: Ebenen der Argumentation am Beispiel der Debatte um den assistierten Suizid

Dass die Argumentationen zwischen den vier Ebenen oft variieren und strikt auseinanderzuhalten sind, hat zu großen Teilen damit zu tun, dass wir uns in einer offenen, freien und pluralen Gesellschaft befinden (Conolly, 2005, S. 1–3). Sie ist dadurch gekennzeichnet, dass jeder Person (ab einem bestimmten Alter) *prima facie* das Recht und die Fähigkeit zugesprochen wird, ihr Leben nach selbst bestimmten und verantworteten Werten, Weltbildern und Lebensplänen, also autonom, zu führen. Der demokratisch verfasste Staat ist Funktion und Ausdruck seiner Bürgerinnen und Bürger, aber keine Obrigkeit, welche aufgrund eines überlegenen Wahrheitszugangs den Bürgerinnen und Bürgern Werte verordnen dürfte. Er hat im Gegenteil zu gewährleisten, dass jede Person möglichst frei, und die Gesellschaft als Ganzes in gerechter Weise, ihre Autonomie realisieren kann (Borasio et al., 2020, S. 86–88).

Die Einstellungen zum assistierten Suizid spiegeln den Pluralismus unserer Gesellschaft wider, der sich auch in der Medizin findet (Michl et al., 2008). Sie reichen von apodiktischer Ablehnung über differenzierte Zustimmung bis zur glühenden Propagierung, basierend unter anderem auf ganz unterschiedlichen Werthaltungen, Lebenseinstellungen und Weltbildern. Dieser Meinungs- und Wertepluralismus ist kein zähneknirschend hinzunehmendes Faktum, sondern er ist selbst wiederum ein Wert, und zwar einer der höchsten Werte unserer Gesellschaft. Viele Menschen glauben irrtümlicherweise, Dissens sei zu überwinden und Konsens anzustreben, denn sie denken, dass sozialer Friede am besten durch Konsens erreicht würde. Doch ein Friede, der auf Konsens baut, ist meist nur oberflächlich, temporär und fragil, ein wirklich tiefgreifender, nachhaltiger und robuster sozialer Friede braucht die Einübung eines toleranten, respektvollen Dialogs zwischen Dissentierenden. Eine solche Gesellschaft wird nicht nur friedvoller, sondern auch differenzierter, produktiver und kreativer sein, denn während Konsens eher einlullt, fordert Dissens heraus und spornt an. Für unsere Gesellschaft ist der Pluralismus gleichsam das Salz in der Suppe, das sie erst schmackhaft und reizvoll macht.

Aufgabe des Staates ist es daher, diesen Pluralismus mitsamt der Dialogfähigkeit seiner Bürgerinnen und Bürger zu erhalten und zu fördern. Das viel diskutierte Urteil des Zweiten Senats des Bundesverfassungsgerichts vom 26. Februar 2020 (2 BvR 2347/15) zur Aufhebung des § 217 StGB, der die geschäftsmäßige Förderung der Selbsttötung unter Strafe gestellt hatte, ist deshalb als epochal zu bezeichnen, da es diese staatliche Aufgabe mit Präzision beschrieben und begründet hat (Wiesing, 2022). Es wird sich zeigen, ob der Deutsche Bundestag dies auch verstanden hat und ein dieser Grundgesetzauslegung gemäßes Gesetz zum assistierten Suizid verabschieden wird, derzeit sieht es nicht danach aus. Bislang haben die Parlamentarier bei bioethischen Themen eher dazu geneigt, ihre partikularen moralischen Intuitionen und persönlichen Erfahrungen zur Richtschnur ihrer Reden und Abstimmungen zu machen, nicht aber ihre politische Aufgabe als Volksvertreter und Gesetzgeber eines pluralen, freiheitlichen Gemeinwesens. Da bei diesen Debatten, auch und gerade im Deutschen Bundestag, häufig mit empirischen Daten und mit starken Bildern argumentiert wird, sollen Beispiele solcher besonders häufig gebrauchten, problematischen Argumentationen im Folgenden unter die Lupe genommen werden. Die Beispiele stammen allesamt aus der Debatte um den assistierten Suizid, aber die Grundstrukturen finden sich ebenso bei anderen bioethischen Debatten.

Argumentation mit empirischen Daten

Allgemeine Vorüberlegungen

In ethischen Debatten werden grundsätzlich normative und empirische Urteile kombiniert. Die allermeisten ethischen Behauptungen enthalten sowohl eine normativ-präskriptive als auch eine empirisch-deskriptive Prämisse (Hare, 1952, S. 180–182). Dies ist besonders in der Angewandten Ethik der Fall, wo allgemeine Normen auf bestimmte Bereiche angewandt werden. Empirische Aussagen können niemals von sich aus einen normativen Geltungsanspruch entfalten, sondern nur in Verbindung mit normativen Prinzipien. Dabei ist aber der Einbezug empirischer Inhalte in normative Argumentationen besonders delikat, da beide einer anderen Aussagelogik folgen. Empirische Aussagen wiederum sind grundsätzlich wahrheitsfähig und überprüfbar, doch sie sind stets mit einer erkenntnistheoretischen Unsicherheit behaftet. Gemäß dem Kritischen Rationalismus Karl Raimund Poppers (auch Fallibilismus oder Falsifikationismus genannt) lassen sich empirische Aussagen zwar falsifizieren, wodurch man sich der Wahrheit annähert, aber niemals direkt verifizieren (Popper, 2005, S. 17–18).

Auch in der Debatte um den assistierten Suizid spielen empirische Aussagen eine wichtige Rolle (Borasio et al., 2017, S. 7–9). Hierbei ist aber mit großer Vorsicht darauf zu achten, wie empirische Urteile mit normativen Forderungen verbunden werden (Salloch et al., 2012, S. 5–7). So können etwa repräsentative Meinungsumfragen nicht direkt ein normatives Urteil begründen, aber sie können ein demokratisches Argument für eine bestimmte politische Regelung sein (Jox, 2017, S. 51–53). Auch der empirische Verweis auf bestimmte Meinungstraditionen ist differenziert zu bewerten: Tradition an sich ist kein ethisches Argument, auch nicht im Rahmen einer Professionsethik. Dass die Ärzteschaft, unter anderem mit Verweis auf die (beileibe nicht immer dominante) hippokratische Ärzteschule der Antike, die Suizidhilfe über viele Jahrhunderte offiziell ablehnte, ist daher *per se* noch kein Argument für die heutige berufsethische Debatte, zumal es auch gegenläufige Beispiele gibt (man denke etwa an Max Schur, den Hausarzt Sigmund Freuds) (Schur, 1939, S. 620–621) und solche Traditionen stets historisch kontextualisiert werden müssen (Wiesing, 2020b). Es mag aber Zweifel und Widerstände in der Ärzteschaft erklären.

Argumente der schiefen Ebene

Am häufigsten werden empirische Daten benutzt, um vermeintliche Konsequenzen von Handlungen auszuleuchten und somit ein konsequentialistisches Argument in medizinethische Diskurse einzuführen. In der Diskussion um den assistierten Suizid wird mantraartig das sogenannte Argument der schiefen Ebene bemüht (engl. *slippery slope argument*, also Argument vom »rutschigen Abhang«, auch Dammbruchargument genannt), das sich in analoger Weise in zahlreichen bioethischen Diskursen finden lässt. Es lautet hier etwa so: Würde man die Suizidassistenz gesetzlich regeln, so entstünde nach und nach sozialer Druck auf vulnerable Personengruppen, etwa Ältere oder Behinderte, so dass immer mehr von ihnen sich genötigt sähen, Suizidhilfe in Anspruch zu nehmen. Eine andere Spielart des Arguments betont, dass eine liberale Regelung der Suizidassistenz das gesellschaftliche Klima so verändern würde, dass man irgendwann die Tötung auf Verlangen einführen müsse (Potter, 2019) oder dass sich die Palliativversorgung verschlechtere (Cholbi, 2018).

Diese Argumentationsfigur entfaltet eine erstaunliche appellative Kraft, und dies aus mehreren Gründen. Zum einen erinnert sie vage an das vernünftige Vorsichtsprinzip (*precautionary principle*, auch Vorsorgeprinzip), das fordert, bei vorübergehenden Ungewissheiten zunächst vorsichtig zu agieren, um potenziell beträchtliche Risiken rechtzeitig erkennen und verhindern zu können (Nida-Rümelin et al., 2012; Jonas, 1979). Auch mag so mancher Bürger dabei an die Lebensweisheit »Wehret den Anfängen« denken, welche die Common-sense-Einsicht auf den Punkt bringt, dass man im Leben zuweilen eine unliebsame Entwicklung besser frühzeitig stoppen sollte, da es im weiteren Verlauf schwierig sein kann, diese anzuhalten. Die Redensart geht auf einen Vers in der »Remedia amoris« des römischen Dichters Publius Ovidius Naso zurück: »*Principiis obsta; sero medicina paratur cum mala per longas convaluere moras*« (auf Deutsch: »Widerstehe den Anfängen; zu spät wird ein Mittel bereitet, sind die Übel erst einmal durch langes Zögern erstarkt«, Übersetzung d. Verf.) (Ovidius Naso, 2011, S. 91–92). Ovid bezog dies auf die Verliebtheit, doch er konnte sich damit auf die bis heute gültige ärztliche Einsicht stützen, dass Krankheiten meist leichter zu bekämpfen sind, je früher man damit beginnt. Gerade dieser Krankheitsbezug verdeutlicht aber auch, dass die bioethische Argumentationsfigur des *slippery slope* darauf setzt, diffuse Ängste zu schüren, nämliche die Angst vor Kontrollverlust, Ausgeliefertsein und einer fatalen Katastrophe in der Zukunft (Lamb, 1988).

Untersucht man die Argumentationsfigur genauer, so fällt auf, dass sie höchst fehleranfällig ist (Levy, 2008, S. 11–12). Der Syllogismus in seiner grundlegenden Form lautet folgendermaßen:
Prämisse 1: Wird X zugelassen, führt dies notwendigerweise zu Y.
Prämisse 2: Y ist moralisch schlecht.
Konklusion: X darf nicht zugelassen werden.

Die erste Prämisse wird in der Regel als eine hypothetisch-spekulative Prämisse verwendet, welche eine empirisch-faktische Entwicklung der Zukunft antizipiert. Sie ist daher im strengen Sinne niemals überprüfbar. Meist wird behelfsmäßig auf eine Entwicklung in der Vergangenheit Bezug genommen (etwa in einem anderen Land oder bei einer anderen Entscheidung), welche nach diesem Muster abgelaufen sei. Dabei entstehen indes drei Probleme: 1) Die Analogie hinkt, da die vergangene Entwicklung in einer anderen Zeit oder Kultur, mit anderen Anfangs- und Randbedingungen stattgefunden hat. 2) Soziale Entwicklungen sind keine Naturgesetze (und selbst diese sind gemäß Quantenphysik nicht im strengen Sinn determiniert), sondern laufen stets nur mit einer bestimmten Wahrscheinlichkeit ab, für die jedoch üblicherweise keine empirischen Belege angeführt werden. Wer die »Dämme« der Gesetze, Sanktionen, politischen Steuerungen und ethischen Regeln für grundsätzlich insuffizient hält, spricht damit jeder Politik, Rechtsstaatlichkeit und Ethik ihr Existenzrecht ab, was unplausibel ist. 3) Der Zustand Y kann auch eintreten, ohne dass er durch die Zulassung von X verursacht wird (sondern durch andere Ursachen), was aber oft nicht sorgsam differenziert wird.

Am Beispiel des Assistierten Suizids verdeutlicht: Ad 1) Wer eine liberale Regelung der Suizidassistenz in Deutschland damit kontert, dass man ja in Belgien und der Niederlande einen rasanten Anstieg der Fälle von »Euthanasie« inkl. Gnadentötungen ohne ausdrückliches Verlangen beobachte, der verwendet eine falsche Analogie, da es sich um eine ganz andere Form der »Sterbehilfe« und eine andere Kultur handelt. Ad 2) Für die spezifischen gesetzlichen Regelungen der Suizidassistenz, welche in Deutschland gerade diskutiert werden, gibt es keine übertragbaren empirischen Belege über deren mutmaßliche Folgewirkungen. Würde man die Regelung des US-Bundesstaates Oregon umsetzen, gäbe es, bei aller Problematik der Vergleichbarkeit, zumindest die besten empirischen Belege, welche jedoch keinen Druck auf vulnerable Personen, keine Ausweitung der gesetzlichen Bedingungen und keine Verschlechterung der Palliativversorgung erkennen lassen (Borasio et al., 2020, S. 82–84). Ad 3) Die (geringfügige) Erhöhung der Zahlen des assistierten Suizids in Oregon sind mit größerer Plausibilität auf die Zunahme der Bevölkerung des Bundesstaats, die Alterung der dortigen Gesellschaft und die Liberalisierung der moralischen Einstellungen als auf die Einführung der gesetzlichen Regelung zurückzuführen (Borasio et al., 2019, S. 982–983).

Der Syllogismus ist zudem deshalb problematisch, da die zweite Prämisse meist nicht begründet wird, nämlich dass das Ende der schiefen Ebene moralisch schlecht sei. Wer etwa behauptet, eine geringe Zahl von assistierten Suiziden sei zwar ethisch akzeptabel, aber wenn ein Großteil der Bevölkerung auf diese Weise sterbe, sei dies ethisch problematisch, der muss diese auf den ersten Blick nicht kohärente Argumentation näher begründen. Erlaubt man den Zugang eines Bürgers zur Suizidassistenz, so lässt sich derselbe Zugang für einen anderen Bürger nicht mit dem Argument einschränken, nun hätten ihn schon zu viele in Anspruch genommen. Sofern die Suizidassistenz unter bestimmten Bedingungen als ethisch legitim eingestuft wird, wieso sollte dann eine gesellschaftliche »Normalisierung« der Suizidassistenz illegitim sein? Dass eine Handlung sorgsam, skrupulös und verantwortungsvoll ausgeführt wird, liegt ja nicht im Wesentlich darin begründet, dass sie selten ist, sondern dass besondere Ausbildung, Erfahrung und Aufsicht zusammenkommen – sonst müsste man Piloten und Chirurgen nur vertrauen, wenn sie besonders selten fliegen bzw. operieren. Aus ethischer Sicht müssten wir daher eine »Normalisierung« der Suizidassistenz in diesem Sinne nachgerade fordern.

Im vorangehenden Satz habe ich *en passant* ein Analogieargument verwendet, wie es häufig in medizinethischen Diskursen geschieht. Aus diesem Grund soll der folgende Abschnitt das Argumentieren mit Analogien und Bildern am Beispiel des assistierten Suizids genauer unter die Lupe nehmen.

Argumentation mit Analogien und Bildern

Medizinethische Debatten sind schon in Fachkreisen, besonders aber wenn sie in der allgemeinen Öffentlichkeit geführt werden, nicht selten von Bildern, Metaphern und Analogien geprägt. Diese werden mit Vorliebe eingesetzt, um Argumenten und Positionen eine besondere Emphase verleihen, aber sie können auch explizit als Argumente *per se* benutzt werden. Bildersprache evoziert in den Hörern und Lesern intuitiv emotionale Reaktionen, die dann wiederum moralische Einstellungen, oft nur wenig bewusst, prägen können. Daher sind sie potente rhetorische Mittel und werden besonders gern von jenen eingesetzt, denen es mehr um die rhetorische Gewinnung des anderen als um die gemeinsame Suche nach dem ethisch Angemessenen geht.

Oftmals enthalten sie auch ein Moment der Übertreibung, in der Rhetorik als hyperbolische Rede bezeichnet. Ein Beispiel hierfür aus der Debatte um den assistierten Suizid ist etwa die Äußerung des früheren Präsidenten der Bundesärztekammer Frank-Ulrich Montgomery, die er anlässlich einer Pressekonferenz mit den Vertretern der 17 Landesärztekammern am 12. Dezember 2014 in Berlin von sich gab: »Von mir aus soll es der Klempner oder wer auch immer machen, aber von den Ärzten gibt es keine klinisch saubere Suizidassistenz.« (Wetzel, 2014) Laut Presseberichten soll er diesen Satz mit sichtlicher Erregung von sich gegeben haben (Süddeutsche Zeitung, 2014). Hier wurde durch die Benutzung des altmodischen Wortes »Klempner« und den Kontrast zum »klinisch sauberen« Arzt das Bild des schmutzigen, groben, vierschrötigen Handwerkers hervorgerufen. Die dadurch vermittelte Abwertung des Klempnerberufs wurde mit der Suizidassistenz in Verbindung gebracht, so dass sich die intuitive Abscheu des Hörers von jenem auf diese überträgt, wodurch die Suizidassistenz diskreditiert wird.

Das Geschenk des Lebens

Ein Bildwort, das im Kontext der Debatten um den assistierten Suizid immer wieder auftaucht und als Argument *sui generis* eingesetzt wird, ist die Rede vom Leben als Geschenk, das man nicht zurückgeben dürfe. Häufig findet sich diese Wendung in Äußerungen von Religionsgemeinschaften, wo das Leben dann als Geschenk Gottes bezeichnet wird (Schweizer Bischofskonferenz, 2019, S. 10). Hiermit wird eine alltägliche, jedem bekannte Situation suggeriert, wonach man ein wertvolles Geschenk, das man über viele Jahre gern genutzt hat, danach nicht mehr einfach zurückgeben dürfe, weil es schadhaft geworden ist, denn das wäre undankbar, unwürdig, ja verletzend. Das Argument ist durchaus anschlussfähig für atheistische Menschen, denn für uns alle gilt, dass wir unsere eigene Existenz nicht uns selbst verdanken, sondern denen, die uns gezeugt haben, im weiteren Sinn überhaupt den vorhergehenden Generationen, aber auch in jedem einzelnen Moment unserer Existenz den für das Leben notwendigen natürlichen und gesellschaftlichen Bedingungen. Martin Heidegger sprach von der »Geworfenheit« des Menschen als konstitutivem Faktum, da sein zu müssen, eingebunden in einen vorgefundenen

Kontext (Heidegger, 1962, S. 135–136). Aber zu diesem unserem Dasein gehört eben nicht nur das Leben, sondern auch der Tod und das Bewusstsein, das der Tod uns eines Tages ereilt. Heidegger nannte dieses Bewusstsein daher auch »Sein zum Tode« bzw. »Vorlaufen in den Tod« (Heidegger, 1962, S. 262–264).

Fassen wir nun unser eigenes Leben als Geschenk auf, so umfasst dieses Geschenk eben auch die Endlichkeit dieses Lebens, unsere Sterblichkeit und unseren Tod, verstanden als Abschluss des Lebens. Folgerichtig ist der Tod nicht die Rücknahme eines Geschenkes, sondern selbst *Teil* des Geschenks, ja sogar *wesentlicher Teil*. Ein menschliches Leben, wie wir es kennen, das *ad infinitum* weiterliefe, etwa im Sinne der transhumanistischen Vision, wäre nicht nur eine Dystopie, sondern würde viele der essenziellen Elemente dessen einbüßen, was wir Leben nennen (Generationenfolge, biologische und kulturelle Evolution, Werthaltigkeit der Zeit etc.), und insofern wäre es sogar ein Oxymoron (Jox, 2013, S. 113–115). Hinzu kommt, dass das Geschenk des menschlichen Lebens ganz wesentlich auch die grundsätzliche Fähigkeit des Menschen beinhaltet, im Bewusstsein seiner Freiheit und Verantwortung entscheiden und handeln zu können, auch und gerade an sich selbst. Daher ist die Fähigkeit zur verantworteten Selbsttötung und ihrer Assistenz ein konstitutives Merkmal desjenigen Lebens, das wir »geschenkt« bekommen haben.

Eine weitere Überlegung ist anzustellen, wenn wir die Rede vom Leben als Geschenk, das man nicht zurückgeben dürfe, untersuchen. Denn diese Rede ist schon unter phänomenologischer Betrachtung hochproblematisch. Ein Geschenk, unerheblich ob materiell oder immateriell, erhält seinen Wert nicht aus sich selbst und seiner eigenen Beschaffenheit heraus (intrinsisch), sondern aus der Attribution durch den Beschenkten (extrinsisch). Eine 5.000 Euro teure Armbanduhr kann für den Beschenkten wertlos sein, wenn sie ihm nicht gefällt, er damit nichts anzufangen weiß oder diesem Geschenk aus anderen Gründen keinen Wert beimisst. Umgekehrt kann jemand einem spottbilligen Autogramm oder Stofftier, das er geschenkt bekommen hat, höchsten Wert beimessen, da er es lange ersehnt hat und damit eine besondere Erinnerung verbindet. Auch kommt es nicht selten vor, dass der subjektive Wert, den man einem Geschenk attribuiert, sich im Lauf der Zeit wandelt. Genau das aber kann sich auch in Bezug auf das Geschenk des Lebens einstellen: angesichts des unausweichlich nahen Todes und eines als sinnlos erlebten Leidens kann der subjektive Wert des Lebens schwinden.

Zudem geht es beim Schenken gar nicht so sehr um den Wert des Geschenkes, weder den objektiven noch den subjektiven Wert, sondern um den relationalen Akt des Schenkens selbst, als Ausdruck der Zuneigung des Schenkenden. Deshalb ist übrigens das sogenannte Danaergeschenk, welches auf das Geschenk des mit Kriegern gefüllten hölzernen Pferdes der Danaer an die Trojaner zurückgeht, nur im ironischen Sinne ein »Geschenk«, in Wahrheit jedoch eine listige Form der Schädigung. Wenn aber der wahrhaft Schenkende Zuneigung für den Geschenkten zum Ausdruck bringen will, so liegt ihm dessen Wohl am Herzen und er würde sein Geschenk *stante pede* wieder zurücknehmen, wenn es sich als schädigend herausstellen sollte. Bringe ich jemandem eine luxuriöse Haselnussschokolade aus der Schweiz mit, erfahre aber, dass dieser eine Haselnussallergie hat, werde ich sie sofort und ohne Bedenken oder Groll wieder zurücknehmen. Dann kann sogar der Akt der

Rücknahme des Geschenkes die Zuneigung treffender zum Ausdruck bringen als der Akt des Schenkens.

Übertragen auf den (assistierten) Suizid stellen diese phänomenologischen Überlegungen das Argument vom nicht retournierbaren Geschenk des Lebens in Frage. Ein Gott, der sich durch Zuneigung zu den Menschen auszeichnet, würde die Rückgabe eines Geschenkes niemals verdammen, wenn dies zu schwerem Leiden führt. Falls nun hier aber von jenen, die das Argument des Gottesgeschenkes gegen den Suizid ins Feld führen, der Einwand gebracht wird, die Analogie hinke, da beim Suizid ja der Beschenkte selbst zu existieren aufhöre, kann dies nur irritieren: denn nach theistischer, speziell christlicher Vorstellung endet das Leben des Menschen ja nicht mit dem Tod (Küng, 2015, S. 5–6).

Herr über Leben und Tod

In der Debatte um den assistierten Suizid findet sich ebenfalls häufig eine Argumentationsfigur, die in der Medizinethik breit vertreten ist, etwa auch in den ethischen Fragen der Reproduktionsmedizin, Neonatologie oder Intensivmedizin: Es sei verboten, »Gott zu spielen«[1] bzw. sich zum »Herr über Leben und Tod aufzuschwingen«; da genau dies bei der Suizidassistenz erfolge, sei diese abzulehnen. Das Argument muss sich also nicht zwingend einer religiösen Sprache bedienen, hat aber seine historischen Wurzeln in der ersten der sieben Todsünden der christlich-katholischen Tradition, dem Hochmut (*superbia*) (Gregorius Magnus, 1985, S. 1767). Die Kraft dieses Bildarguments liegt in der frivol und frevlerisch wirkenden Kombination von höchster Würde (Gott, Herr) und kindlich-sportlicher Tändelei (spielen, sich aufschwingen). Hier wird suggeriert, dass der Mensch letztlich ein infantiler Spieler sei, der nicht imstande sei und dem es nicht gezieme, Entscheidungen großer, existenzieller Tragweite zu treffen. Doch bei einer Entscheidung wie der zur Suizidassistenz wird ja gerade nicht gelost oder gewürfelt, wie das im Casino üblich ist, sondern man sucht ernsthaft nach guten Gründen und Argumenten.

Die in diesen Redewendungen ausgedrückte Sicht auf den Menschen ist sogar mit der jüdisch-christlichen Anthropologie selbst unvereinbar. Wenn es in Gen 1,26–27 heißt, der Schöpfer habe den Menschen als sein Ebenbild geschaffen, so wird hierfür in der hebräischen Urschrift des Genesis-Buches zweimal der Begriff »tsäläm« (צֶלֶם) verwendet, was »Statue, Abbild, Repräsentanz« bedeutet (Neumann-Gorsolke, 2017). Damit wurden ursprünglich Statuen von Königen bezeichnet, welche diese auch dort repräsentieren sollten, wo sie nicht jederzeit persönlich anwesend sein konnten. Der Schöpfungsbericht drückt also aus, dass der Mensch als verantwortungsvoller Repräsentant Gottes auf Erden wirken soll, was noch dadurch bestärkt wird, dass der Mensch aufgefordert wird, über die ganze Erde und die Lebewesen zu herrschen, im Sinne verantwortlicher Sorge (Gen 1,26).

Unabhängig von der genannten theologischen Korrektur hält das Bildargument aber auch philosophisch nicht stand. Der Mensch kann nicht nur über Leben und

---

[1] In Anspielung hierauf lautet das Drama von Ferdinand Schirach, das den assistierten Suizid thematisiert, »GOTT« von Schirach (2021).

Tod entscheiden, er muss es sogar und tut es ständig. Jeder lebensrettenden oder lebenserhaltenden Behandlung in der Medizin liegt eine Entscheidung über Leben und Tod zugrunde (Jox, 2011, S. 16–18). Das beginnt schon bei der Gabe eines Antibiotikums zur Behandlung einer schweren Lungenentzündung oder der Einsetzung eines simplen Herzschrittmachers. Bei Menschen im Koma oder mit Demenz sowie bei Neugeborenen werden solche Entscheidungen regelmäßig von Angehörigen und Fachkräften getroffen. Einer empirischen Erhebung zufolge gehen den meisten Todesfällen in Deutschland heutzutage bewusste Entscheidungen zugunsten des Lebensendes voraus (Dahmen, 2017, S. 3). Auch außerhalb der Medizin, in unserem Alltagsleben, entscheiden wir völlig selbstverständlich über Leben und Tod, indem wir uns etwa vor einem Unfall schützen. Ohne solche Eingriffe in die Natur könnten wir gar nicht auf Dauer existieren, wie schon David Hume in seiner Schrift vom Freitod bemerkte (Hume, 2018, S. 13–15).

Entscheidungen über Leben und Tod finden sich aber nicht nur auf individueller Ebene, sondern auch in Bezug auf Kollektive. Evident war dies etwa bei der Entscheidung über die Priorisierung von Bevölkerungsgruppen bei der Covid-19-Impfung, was Auswirkungen auf die Mortalität hatte (Marckmann, 2022). Überhaupt spielt die erwartete Mortalität bei Public-Health-Maßnahmen eine wesentliche Rolle. Auch außerhalb des Gesundheitswesens und der Gesundheitspolitik wird über Leben und Tod entschieden, man denke nur an Entwicklungspolitik, Waffengesetze, Rüstungsexporte oder Klimapolitik.

Entscheidungen über Tod und Leben auf individueller wie kollektiver Ebene sind unausweichlich, da die Menschheit Mittel entwickelt hat, um das Leben zu beenden, aber auch solche, um es zu retten bzw. zu verlängern. Beim Suizid wird sogar deutlich, dass es gar nicht unbedingt hoch entwickelte Mittel braucht, sondern dass es genügt, sich der konkreten Möglichkeit der Lebensbeendigung bewusst zu sein, um sich in einer Entscheidungssituation vorzufinden, in der unausweichlich zwischen Leben und Tod zu wählen ist. Die Tatsache, dass die allermeisten Menschen fast immer und überall zugunsten des Lebens entscheiden, hebt nicht auf, dass es sich um Entscheidungen handelt oder allenfalls um Entscheidungsmöglichkeiten. Wer auf der Basis einer ethischen Abwägung verantwortungsvoll entscheidet, spielt also nicht Gott und schwingt sich nicht zum Herrn über Leben und Tod auf, im Gegenteil: Er duckt sich nicht weg und wird der Rolle gerecht, die dem Menschen als moralischem Subjekt, ausgestattet mit Freiheit und Autonomie, seine einzigartige Würde verleiht.

Schlussbemerkung

Diese würdige, aufklärerische Aufgabe des Menschen ernstzunehmen und zu fördern, hat sich die Ethik zum Ziel gesetzt. Dabei nutzt die Ethik die Methode der kritischen Prüfung von Argumentations- und Begründungszusammenhängen auf der Basis praktischer Rationalität. Hierzu gehört ganz wesentlich, dass die unterschiedlichen moralischen, ideologischen, aber auch metaethischen Positionen selbstkritisch reflektiert werden und die Akteure sich angesichts des Pluralismus in unserer Gesellschaft einem rationalen, nuancierten Dialog öffnen (Jox, 2021). Ein solcher Dialog ist vor allem dann fruchtbar, wenn er die eingangs erwähnten Argumentationsebenen der Strebensethik, der individualethischen und professionsethischen normativen Ethik sowie der Politik sauber differenziert.

Für den Bereich der Medizinethik hat dies auf exemplarische und pionierhafte Weise Urban Wiesing getan, als erster Inhaber eines Lehrstuhls für Ethik in der Medizin in Deutschland. Seine meisterhaften Analysen, gepaart mit unerschrockener Diskussionslust und pointierter, glasklarer Sprache (etwa Wiesing, 2020a und 2017) sind Ansporn und Vorbild für Generationen nachfolgender Medizinethiker, wozu sich dankbar auch der Verfasser zählt.

Literatur

Borasio, G. D., Jox, R. J., & Gamondi, C. (2019). *Regulation of assisted suicide limits the number of assisted deaths. The Lancet, 393*(10175), 982–983. https://doi.org/10.1016/S0140-6736(18) 32554-6

Borasio, G. D., Jox, R. J., Taupitz, J., et al. (Hrsg.). (2016). *Assistierter Suizid: Der Stand der Wissenschaft: Mit einem Kommentar zum neuen Sterbehilfe-Gesetz (Vol. 46)*. Springer.

Borasio, G. D., Jox, R. J., Taupitz, J., et al. (2020). *Selbstbestimmung im Sterben-Fürsorge zum Leben: ein verfassungskonformer Gesetzesvorschlag zur Regelung des assistierten Suizids*. Kohlhammer.

Cholbi, M. (2018). Palliation and medically assisted dying: A case study in the use of slippery slope arguments in public policy. In D. Boonin (eds.), *The Palgrave Handbook of Philosophy and Public Policy* (S. 691–702). Palgrave Macmillan.

Connolly, W.E. (2005). *Pluralism.* Duke University Press.

Dahmen, B. M., Vollmann, J., Nadolny, S., et al. (2017). Limiting treatment and shortening of life: data from a cross-sectional survey in Germany on frequencies, determinants and patients' involvement. *BMC Palliative Care, 16*(1), 1–9. https://doi.org/10.1186/s12904-016-0176-6

Gregorius Magnus (1985). *Moralia in Iob*, lib. XXXIV, cap. XXIII, § 48 (Hrsg. Adriaen M.) *Corpus Christianorum Series Latina, 143B.* Brepols.

Hare, R, M. (1952). *The Language of Morals.* Oxford University Press.

Heidegger, M. (1967). *Sein und Zeit.* Max Niemeyer.

Hume, D. (2018). »*Über den Freitod*« und »*Über die Unsterblichkeit der Seele*«. *Zwei Essays.* Reclam.

Jonas, H. (1979). *Das Prinzip Verantwortung. Versuch einer Ethik für die technologische Zivilisation.* Suhrkamp.

Jox, R. J. (2011). *Sterben lassen. Über Entscheidungen am Ende des Lebens.* Edition Körber.

Jox, R. J. (2013). Medizin und Sterblichkeit. In D. Aurenque & O. Friedrich (Hrsg.), *Medizinphilosophie oder philosophische Medizin? Philosophisch-ethische Beiträge zu Herausforderungen technisierter Medizin.* Frommann-Holzboog.

Jox, R. J. (2017). Perspektiven deutscher Patienten und Bürger auf den assistierten Suizid. In G. D. Borasio, R. J. Jox, J. Taupitz & U. Wiesing (Hrsg.) *Assistierter Suizid: der Stand der Wissenschaft*, mit einem Kommentar zum neuen Sterbehilfe-Gesetz. Springer.

Jox, R. J. (2021). Medizinethik in Zeiten des Moralismus. *Ethik in der Medizin, 33*(3), 329–333. https://doi.org/10.1007/s00481-021-00655-w

Küng, H. (2015). *Glücklich sterben?* Piper.

Lamb, D. (1988) *Down the Slippery Slope. Arguing in Applied Ethics.* Routledge.
Levy, N. (2008) Slippery Slopes and Physician-Assisted Dying. In Birnbacher D. & Dahl E. (eds.), Giving Death a Helping Hand. *Physician-Assisted Suicide and Public Policy. An International Perspective.* Springer.
Marckmann, G. (2022) Ethische Fragen der Priorisierung von SARS-CoV-2-Impfungen«. In U. Stephani, K. Ott & C. Bozzaro (Hrsg.), *Die Coronavirus-Pandemie und ihre Folgen.* Universitätsverlag Kiel.
Michl, S., Potthast, T. & Wiesing U., (2008). *Pluralität in der Medizin. Werte, Methoden, Theorien.* Karl Alber.
Neumann-Gorsolke, U. (2017): Gottebenbildlichkeit (AT). In *Das wissenschaftliche Bibellexikon im Internet (www.wibilex.de).* www.bibelwissenschaft.de/stichwort/19892/
Nida-Rümelin, J., Schulenberg, J. & Rath B., (2012). Das Prinzip der Vorsicht (Precautionary Principle). In Dies. *Risikoethik.* De Gruyter.
Ovidius Naso, P. (2011). *Remedia Amoris.* Heilmittel gegen die Liebe. Lateinisch/Deutsch. Reclam.
Popper, K. R. (2005): *Logik der Forschung.* In H. Keuth (Hrsg.) *Gesammelte Werke in deutscher Sprache, Band 3.* Mohr Siebeck.
Potter, J. (2019). The psychological slippery slope from physician-assisted death to active euthanasia: A paragon of fallacious reasoning. *Medicine, Health Care and Philosophy*, 22(2), 239–244. https://doi.org/10.1007/s11019-018-9864-8
Salloch, S., Schildmann, J., & Vollmann, J. (2012). Empirical research in medical ethics: how conceptual accounts on normative-empirical collaboration may improve research practice. *BMC Medical ethics*, 13(1), 1–7. https://doi.org/10.1186/1472-6939-13-5
Schirach, F. v. (2021) *GOTT. Ein Theaterstück.* Btb.
Schur, M. (1973). Über Sigmund Freud. In M. Schur (Hrsg.), *Sigmund Freud. Leben und Sterben.* Suhrkamp.
Schweizer Bischofskonferenz. (2019, Dezember) *Seelsorge und assistierter Suizid. Eine Orientierungshilfe für die Seelsorge.* https://www.bischoefe.ch/wp-content/uploads/sites/2/2019/12/191213_ao326_Attitudepastoraleface%C3%A0lapratiquedusuicideassist%C3%A9_d.pdf
Süddeutsche Zeitung. (2014, 12. Dezember). *Bundesärztekammer gegen Sterbehilfe.* ›Lassen Sie das doch den Klempner machen‹. https://www.sueddeutsche.de/gesundheit/bundesaerztekammer-gegen-sterbehilfe-lassen-sie-das-doch-den-klempner-machen-1.2265540
Wetzel, W. (2014, 16. Dezember). *Sterbehilfedebatte. Ärztekammerpräsidenten präsentieren sich geschlossen.* https://hpd.de/artikel/10780
Wiesing, U. (2022). The Judgment of the German Federal Constitutional Court regarding assisted suicide: a template for pluralistic states? *J Med Ethics* 48(8), 542–546. http://dx.doi.org/10.1136/medethics-2021-107233
Wiesing, U. (2020a). *Heilswissenschaft. Über Verheißungen der modernen Medizin.* S. Fischer.
Wiesing, U. (2020b). The Hippocratic Oath and the Declaration of Geneva: legitimization attempts of professional conduct. *Medicine, Healthcare and Philosophy* 23, 81–86. https://doi.org/10.1007/s11019-019-09910-w
Wiesing, U. (2017). *Indikation. Theoretische Grundlagen und Konsequenzen für die ärztliche Praxis.* Kohlhammer.

Autonomie – Entscheidungsautonomie trotz »selbstverschuldeter« epistemischer Defizite? Ein Beitrag zur Informed-Consent-Debatte

Bettina Schöne-Seifert und Johann S. Ach[*]

Einleitung und Fragestellung

Die moderne Medizinethik, und ebenso das moderne Medizinrecht, geht von dem Postulat aus, dass Patienten nicht ohne ihre informierte Einwilligung behandelt werden dürfen. Auch wenn dieses Postulat sich im Allgemeinen großer Zustimmung erfreut,[1] werden die Fragen, welche Forderungen sich im Detail daraus ableiten lassen und wie diese zu begründen wären, kontrovers diskutiert (vgl. unter anderem Eyal, 2019). Eine Reihe dieser Frage diskutieren wir an anderer Stelle in einiger Ausführlichkeit (Ach & Schöne-Seifert, 2024). Im Folgenden interessieren wir uns ausschließlich für die Frage, welche epistemischen Bedingungen *patientenseitig* erfüllt sein müssen, damit eine – nach ggf. untadeliger *arztseitiger* Aufklärung erfolgte – Entscheidung als autonom und damit als bindend gelten kann. Unser besonderes Augenmerk gilt dabei der Frage, wie autonomieverträglich selbstverschuldete (entscheidungsbegründende) Fehlüberzeugungen und Verständnislücken einwilligungsfähiger Patienten sind.

> **Beispiel: Impfablehnung**
>
> Eine einwilligungsfähige Patientin mit schwerer chronischer Lungenerkrankung lehnt eine von ihrer Hausärztin nachdrücklich empfohlene COVID-Impfung mit der Begründung ab, sie halte die »angebliche Corona-Pandemie« für eine politische Erfindung und Impfen ohnehin für Unsinn. Die Hausärztin hat ihre Patientin zuvor pflichtgemäß, geduldig und verständlich aufgeklärt – nicht zuletzt darüber, dass und warum aus Sicht der wissenschaftsorientierten Medizin in beiden Punkten eine konträre Auffassung zwingend erscheint. Kann die Impfablehnung der Patientin gleichwohl als eine autonome Entscheidung gelten?[2]

Beispiele dieser Art, in denen Patienten eine ärztlich angeratene Maßnahme ablehnen (oder in sie einwilligen), weil sie sich in einem relevanten Punkt selbstver-

---

[*] Wir danken Wolfgang van den Daele für ganz besonders hilfreiche Diskussionen.
[1] So auch beim Adressaten dieser Festschrift.
[2] Auch wenn man diese Frage verneint, folgt daraus nicht, dass eine »Zwangsimpfung« zulässig wäre. Wir kommen auf diesen Punkt noch einmal zurück.

schuldet irren, wurden in den medizinethischen Debatten über den Informed Consent bislang wenig diskutiert.³ Im Folgenden werden wir das Problem zunächst innerhalb der etablierten medizinethischen Einwilligungslehre präziser lokalisieren (Abschnitte 2 und 3). Sodann skizzieren wir, wie die Standardauffassung das Problem mit einer *starken Verstehensanforderung* autonomie-negierend handhabt, und beleuchten diesen Vorschlag kritisch (Abschnitt 4). Anschließend begründen wir, warum uns die autonomie-affirmierende Gegenposition einer *schwachen Verstehensanforderung* insgesamt plausibler erscheint, aber auf andere Weise »teuer« ist (Abschnitt 5). Wir schließen mit einem ambivalenten Resümee (6).

Die medizinethische Standardlehre der informierten Einwilligung

Referenzpunkt für die etablierte Lehre vom *Informed Consent* ist in der Medizinethik bis heute deren Ausarbeitung durch Tom L. Beauchamp und James F. Childress in ihrer Monografie *Principles of Biomedical Ethics*.⁴ Dort wird bekanntlich der Respekt vor der Autonomie (synonym: Selbstbestimmung) von Patienten als eines von vier die Medizinethik »regierenden« Prinzipien angesehen (Beauchamp & Childress, 2019). Als zentrale Implikation des Autonomieprinzips wiederum wird die ethische Verpflichtung verstanden, jedwede medizinische Behandlung durch eine hinreichend qualifizierte Einwilligung/Ablehnung der Patienten *autorisieren* zu lassen. Das Einwilligungsmodell von Beauchamp und Childress wird deshalb auch als AA-(*autonomous authorization*)Modell bezeichnet (Miller & Wertheimer, 2011).

Mit der Autonomiebasierung der Einwilligungsdoktrin⁵ geht zweierlei einher:

Erstens müssen sich die definierenden Kriterien von Handlungsautonomie mit Bezug darauf erklären lassen, *warum* der Respekt vor jemandes Autonomie überhaupt wertvoll oder verpflichtend ist. Diese Frage können wir an dieser Stelle nicht vertiefen.⁶ Hier nur so viel: Die normative Bedeutung von Autonomie erklärt sich u. E. dadurch, dass Menschen (in den Grenzen des von ihnen Gewünschten, des

---

3 Die analoge Diagnose stellt Killmister (2013), 514 für philosophische Autonomie-Analysen im Allgemeinen.
4 Dabei wurde deren erste Auflage von 1977 in eine Reihe überarbeiteter Neuauflagen fortlaufend ergänzt und präzisiert, nicht aber revidiert. Wir orientieren uns im Folgenden an der aktuellen achten Auflage der *Principles* von 2019. Eine zweite Grundlage der heutigen Standardauffassung ist die Monographie *A Theory and History of Informed Consent* (1986) von Ruth Faden und Tom Beauchamp, in der die medizinische Einwilligungslehre noch detaillierter und innerhalb eines breiteren interdisziplinären Kontexts diskutiert wird.
5 Nur angemerkt: Eben diese Rechtfertigungsgrundlage wird gegenwärtig nicht selten in Frage gestellt: vgl. etwa Millum & Bromwich (2021).
6 Vgl. aber Ach & Schöne-Seifert 2014; 2023. Im Übrigen leisten auch Beauchamp & Childress (2019) diesen Einstieg nur unvollständig.

Möglichen und des Allgemeinverträglichen) sich als »Autoren« ihres Lebens verstehen und als solche anerkannt werden wollen. Das setzt voraus, dass sie Entscheidungen möglichst kohärent und entsprechend ihren persönlichen Wertvorstellungen und Präferenzen treffen. Selbst-Entscheiden-Dürfen kann (nur) so als Teil des Respekts vor Personen und als Instrument zur Beförderung des eigenen Wohlergehens verstanden werden.

Zweitens müssen die Anforderungen, die sich allgemein an die Autonomie von Handlungen richten, auf den Sonderfall von Einwilligungshandlungen angewandt werden. Beauchamp und Childress tun dies auch ausdrücklich. Eine Einwilligung gilt aus ethischer Standardsicht daher dann und nur dann als hinreichend autonome und deshalb gültige (*valid*) Autorisierungen, wenn ein Patient:

(i) entscheidungskompetent ist,
(ii) seine Entscheidungen ohne kontrollierende Einflüsse durch andere Personen trifft, und
(iii) hinreichend gut versteht, worum es geht.

Uns wird im Weiteren lediglich die dritte Bedingung interessieren.

Informiert-Sein und *Verstehen* als unterbestimmte Begriffe

Was Patienten *inhaltlich* über eine ärztlich empfohlene Maßnahme verstehen sollen, bestimmt sich, so die medizinethische Standardauffassung, letztlich nach subjektivem Maßstab. Die Betroffenen dürfen, ja sollen sich alle Gesichtspunkte zu Natur, Chancen, Risiken und Alternativen des in Rede stehenden Eingriffs erklären lassen, die ihnen persönlich wichtig erscheinen, um eine eigene Entscheidung zu treffen. Gleichzeitig liegt nahe, dass Patienten häufig erst Grundkenntnisse vermittelt bekommen müssen und Ermutigungen benötigen, um ggf. anschließend Nachfragen nach eigenem Informationsbedürfnis zu stellen. Daher empfehlen Beauchamp und Childress den Einstieg über eine Grundaufklärung, die umfassen soll, was »vernünftige Personen« erfahrungsgemäß wissen möchten:

> »[…] the *subjective standard* is the preferable moral standard of disclosure, because it alone takes the idea of respect for autonomy seriously and meets person's specific informational needs. Nevertheless […] patients often do not know what information is relevant for their deliberations […]. Hence, for purposes of ethics, it is best to *use the reasonable person standard* as the initial standard of disclosure and then *supplement* it by investigating the informational needs of particular patients […]« (Beauchamp & Childress, 2019)[7]

---

7 Hervorhebung durch uns.

Diese Auffassung über *arztseitige* (prima facie) Verpflichtungen[8] scheint uns normativ plausibel und praktisch angemessen; sie steht auch im Einklang mit geltendem Medizinrecht.[9] Sie beantwortet aber nicht die Frage, welche *patientenseitigen* Voraussetzungen (bei vorhandener Einwilligungsfähigkeit) mit Blick auf einen Informed Consent darüber hinaus erfüllt sein müssen. Welche »Verpflichtungen« müssen die Aufklärungsadressaten erfüllen? Konkret: Welchen epistemischen Bedingungen muss die Entscheidung von Patienten genügen, um als autonom gelten zu können?

Hier lassen sich zwei grundsätzliche Optionen ausmachen:

- Option (i) verlangt lediglich, dass die Patienten selbst sich entscheidungsrelevant informiert fühlen (was auch einen ausdrücklichen Aufklärungsverzicht einschließen kann).
- Option (ii) fordert darüber hinaus, dass die subjektiv für entscheidungsrelevant gehaltenen Sachverhalte in *richtige* (und eben nicht *falsche*) Überzeugungen überführt werden. Hier dürften die getroffenen Entscheidungen also weder auf Verständnislücken noch Missverständnissen oder anderweitig entstandenen Fehlüberzeugungen basieren.[10]

In vielen – vielleicht sogar in den meisten – Fällen fallen die beiden Bedingungen wie selbstverständlich zusammen.[11] Idealerweise treffen Patienten nach sachgemäßer Aufklärung und nachdem sie von Rückfragemöglichkeiten angemessen Gebrauch gemacht haben, Entscheidungen, die weder auf Informationslücken noch auf Fehlüberzeugungen beruhen. Davon zu sprechen, dass eine Patientin in einen Behandlungsvorschlag informiert einwilligt, heißt im Normalfall, dass sie von ihrer Ärztin mit allen subjektiv entscheidungsrelevanten Informationen versorgt worden ist, diese verstanden und überzeugend gefunden hat.[12] Was aber, wenn diese drei epistemischen Zustände nicht zusammenfallen?

Bevor wir im Folgenden zwei Positionen zu den epistemischen Voraussetzungen von Einwilligungen diskutieren, hier noch einige Hintergrundüberlegungen:

---

8 Ob und wann ein Recht auf Aufklärungsverzicht diese »Verpflichtungen« relativiert, bleibt zu klären.
9 Geltendes Recht verpflichtet die aufklärenden Ärzte zwar nicht explizit auf eine subjektiv-kontextualisierte Aufklärung (§ 630e BGB Abs. 1 Satz 1 lautet vielmehr: »Der Behandelnde ist verpflichtet, den Patienten über sämtliche für die Einwilligung wesentlichen Umstände aufzuklären«). Im Ganzen aber ergeben die grundrechtliche Untermauerung, die explizit zu machende Autorisierungshoheit der Patientin sowie die ausdrückliche Verpflichtung zum (wahrhaftigen) Beantworten aller ihrer zusätzlichen Fragen eben doch eine Ausrichtung auf den subjektiven Standard.
10 Das bedeutet in vielen Fällen, dass die vorgetragenen arztseitigen Fakten- und Prognoseangaben von den Aufgeklärten für glaubwürdig gehalten werden. (Im Impf-Beispiel u. a.: Ist die Vakzination sinnvoll?)
11 Die ganze Debatte über empirisch belegte Aufklärungs-Verstehens-Lücken und ihre Relevanz für Theorie wie Praxis von Einwilligungen klammern wir an dieser Stelle aus; vgl. dazu etwa Millum & Bromwich, 2021.
12 Dass eine Patientin einen bestimmten Sachverhalt S verstanden hat, ist, so wie wir den Begriff benutzen, nicht gleichbedeutend damit, dass sie sich S zu eigen macht oder von S überzeugt ist.

Um Fehlüberzeugungen als solche ausmachen zu können, muss ein *Richtigkeits*standard unterstellt werden, relativ zu dem eine Auffassung als *falsch* ausgewiesen werden kann. Dabei kann es sich plausibler Weise nur um das jeweils zur Verfügung stehende (in unserem Zusammenhang: medizinische) Standardwissen handeln, an dem sich auch die ärztliche Aufklärung orientieren muss.

Auf Seiten der Patienten können solche Fehlüberzeugungen etwa dadurch entstehen, dass sie

- sich nicht für die sachlichen Details der angebotenen Aufklärung interessieren,
- abgelenkt sind,
- fälschlich glauben, bereits alles zu wissen, was subjektiv relevant ist, oder
- meinen, es besser zu wissen als ihre Ärztin.

Im Ergebnis haben sie entweder nicht richtig verstanden, was das (mitgeteilte oder erfragte) ärztliche Standardwissen zu ihrem konkreten Fall sagt, oder sie haben dies zwar verstanden, teilen die Auffassungen jedoch nicht.

Die *starke Verstehensposition* des Standardmodells: Explikation und Kritik

Beauchamp und Childress sind eindeutig der Auffassung, selbstverschuldete Irrtümer, ohne deren Bestehen Patienten eine andere Behandlungsentscheidung getroffen hätten, könnten deren Autonomie untergraben:

> »A single false belief can in some circumstances invalidate a patient's or subject's consent, *even when* there has been a suitable disclosure, comprehension, and voluntary decision making by the patient« (Beauchamp & Childress, 2019, S. 134).[13]

Diese Auffassung ist weit verbreitet. So zum Beispiel Dieter Birnbacher:

> »Die Autonomie einer Entscheidung oder Handlung ist nicht davon abhängig, wofür man sich entscheidet oder wie man handelt, sondern davon, wie weit sie den authentischen Wertungen des jeweiligen Subjekts entsprechen und wie weit sie frei sind von *Irrtümern*, *Fehlurteilen*, Fremdeinflüssen und Manipulationen.« (Birnbacher, 2021)[14]

Selbstverschuldete Fehlurteile, um dies es uns hier geht, werden dabei zwar zumeist nicht ausdrücklich angesprochen; sie sind in der Regel aber ganz offenbar mitgemeint.

---

13 Hervorgehoben durch uns. Der Irrtumsbegriff lässt nach üblichem Verständnis Selbstverschuldung zu.
14 Hervorgehoben durch uns. In diesem Fall geht es ausdrücklich nicht um das Kapieren (comprehension) der mitgeteilten oder erfragten Sachverhalte, sondern um abweichende Überzeugungen.

Entscheidungsautonomie ist zu wertvoll, so kann man diese Auffassung verstehen, als dass sie durch ignorante oder irrtümliche Auffassungen radikal konterkariert werden dürfte.[15] Entscheidungserhebliche Fehlüberzeugungen würden Absicht und Handlung, wie Mele oder auch Killmister meinen, in autonomieverletzender Weise voneinander entkoppeln.[16]

Autonomieverhindernd sind nach dieser Auffassung, die wir *starke Verstehensposition* nennen wollen, Fehlüberzeugungen, die für die jeweils in Rede stehende Entscheidung *kausal notwendig* waren oder sind – ohne deren Vorliegen die Patientin also anders entschieden hätte. Ob Fehlüberzeugungen im konkreten Fall tatsächlich kausal entscheidungserheblich waren, lässt sich daher – zumindest im Prinzip – mithilfe der »kontrafaktischen« Frage danach klären, ob eine Entscheidung ohne Irrtum tatsächlich anders ausfiele/ausgefallen wäre (vgl. Menzies & Beebee, 2020). Was Patienten für entscheidungserheblich halten, bestimmen sie selbst. Der starken Verstehensposition zufolge dürfen ihre Entscheidungen aber nicht kausal auf falschen sachlich-medizinischen Überzeugungen beruhen.

Diese Position hat fraglos vieles für sich. Sie ist jedoch drei gravierenden Einwände ausgesetzt:

Ein *erstes* Problem besteht darin, dass die kausale Rolle von Fehlüberzeugungen nur schwer, wenn überhaupt, zuverlässig identifiziert werden kann. In der Praxis bestünde jedenfalls ein schwer abschätzbares Risiko dafür, dass Entscheidungen als autonome Entscheidungen durchgehen, die es eigentlich nicht sind.

Ein *zweites* Problem betrifft den Maßstab, an dem die Überzeugung einer Patientin als falsch auszuweisen ist. Betrachten wir dazu noch einmal den oben skizzierten Fall von Impfverweigerung. In diesem Beispiel handelt es sich nicht um die Ablehnung einer mehr oder minder konkreten, zum medizinischen Standardwissen gehörenden Behauptung über die Gefährlichkeit von COVID-19-Infektionen oder über einen spezifischen Immunmechanismus. Die Patientin misstraut vielmehr den Diagnosen und Behauptungen der wissenschaftsbasierten Medizin *generell*. Hier kommt somit ein komplexeres Überzeugungssystem ins Spiel, das sich nicht mehr als »einfacher« Irrtum verstehen und ggf. beseitigen lässt. Die starke Verstehensposition verlöre u. E. aber erheblich an Attraktivität, würde man auch solche komplexen Fehlüberzeugungen – wie sie zum persönlichen Kern eines Menschen gehören und viele seiner Alltagsentscheidungen bedingen können – als autonomieverletzend ansehen. Jedenfalls wäre dies kaum mit der Idee vereinbar, dass die Alltagsentscheidungen kompetenter Personen in der Regel autonom sind.

Mögliche Antworten auf dieses Problem bestünden darin, eine Autonomieunterwanderung nur bei kausal relevanten »einfachen« Irrtümern oder Wissenslücken

---

15 Für das Recht hat Knut Amelung unter anderem 1998 diese Position gegen die herrschende Meinung vertreten und dabei vor allem darauf abgehoben, dass es für eine mangelhafte Willensbildung im Ergebnis gleichgültig sei, ob diese fremd- oder selbstverschuldet sei.

16 »[…] false beliefs affect autonomy by compromising the competency to comprehend a potential action, both in terms of what that action is, and what will follow from that action.« (Killmister, 2013, S. 529). Das instrumentelle Erfolgspotenzial der Handlung darf also hiernach nicht (vermeidbar) völlig fehleingeschätzt werden. Ähnlich Mele (2021). Beide verwenden zumeist, aber nicht ausschließlich, Beispiele fremdverschuldeter Fehlüberzeugungen – ohne die Differenz systematisch zu beleuchten.

zu konstatieren (für deren Beseitigung wir Ärzte zurecht moralisch mitverantwortlich machen können). Komplexe Fehlüberzeugungen von Patienten wären diesem Vorschlag zufolge daher nicht eingeschlossen. Das würde allerdings schwierige Grenzziehungen erforderlich machen, von denen nicht leicht zu sehen ist, wie sie plausibel gelingen sollten. Hinzu kommt, dass wir das, was in den Bereich der ärztlichen Verantwortung gehört, normalerweise durch den Begriff der Patientenautonomie bestimmen wollen – und nicht, wie dieser Vorschlag es nahelegen würde, umgekehrt.

Ein *drittes* Problem hat mit den praktischen Konsequenzen zu tun, die es hätte, wenn eine Ärztin bei ihrer Patientin trotz erfolgter Aufklärung *ex ante* erkennt, dass sie ihre Entscheidung aufgrund einer Fehlüberzeugung und somit nicht hinreichend autonom fällt. Nach unserem Dafürhalten gehört es zu den moralischen Pflichten einer Ärztin, eine solche Entscheidung ihrer Patientin nicht einfach zu befolgen, sondern die Patientin freundlich mit dem relevanten Wissen zu konfrontieren. Allerdings sind einem solchen »Informationspaternalismus« enge Grenzen gesetzt. Patienten können nicht – und dürfen unserer Auffassung nach auch nicht – dazu *gezwungen* werden, einer Nachaufklärung zuzuhören. Was aber folgt aus der starken Verstehensposition für den Fall, dass eine Patientin trotz erfolgter Belehrung an ihrem Irrtum festhält? Und zwar insbesondere dann, wenn das Festhalten der Patientin an ihren Fehlüberzeugungen, wie etwa im eingangs geschilderten Impfbeispielfall, zu gravierenden medizinischen Nachteile führen würde?[17] Wäre in diesem Fall – neben dem Informations-Paternalismus – auch ein »Behandlungspaternalismus« – also ein Durchkreuzen der Behandlungsentscheidung – gerechtfertigt? Immerhin wären beide Formen der »Bevormundung« in der beschriebenen Konstellation als klassisch schwach-paternalistisch zu verstehen (vgl. Fateh-Moghadam & Gutmann, 2014; Schöne-Seifert, 2009).[18] Uns scheint klar, dass Vetoentscheidungen (wie im Impfbeispiel) ethisch akzeptiert werden müssten (rechtlich werden sie das ohnehin). Dafür gäbe es in der starken Verstehensposition zwei gleichermaßen unattraktive Begründungsmöglichkeiten: Eine erste Option könnte darin bestehen, der Patientin eine Art von bloßer »Pseudoautonomie« zu attestieren, weil die Schäden eines Behandlungspaternalismus zu groß wären. Diese Option würde die Begründungsverhältnisse allerdings einmal mehr und in verwirrender Weise auf den Kopf stellen, indem sie das Interesse an einer gesundheitsförderlichen Behandlung oder an einem vertrauenswürdigen Medizinsystem gegen das – uns doch vorrangig erscheinende – Recht auf Irrtum der Patienten ausspielt. Eine zweite Option, mit dem Problem anhaltend irrtumsbasierter Entscheidungen umzugehen, bestünde darin, die Entscheidung der Patientin, nicht mehr wissen zu wollen und die »Nachaufklärung« abzulehnen, als ihre autonome Entscheidung anzusehen. Auch diese Option ist freilich wenig attraktiv. Wenn nämlich die erste

---

17 Hier bleibt als Ausweg, dass die Ärztin eine weitere Betreuung der Patientin ablehnt, weil sie deren Entscheidung für unverantwortlich hält. Einem solchen professionellen Ermessensspielraum würde man allerdings wohl nur dann zustimmen, wenn die Gesamtumstände einen leichten Arztwechsel erlauben. Zudem liegt nahe, dass andere Ärzte genauso urteilen würden.

18 Also als Reaktion auf *fehlende* Autonomie.

Entscheidung der Patientin auf einer Fehlüberzeugung basiert, dann scheint ihre Entscheidung zweiter Ordnung dieses Defizit zu erben. Sie wäre damit ebenso wenig autonom wie ihre ursprüngliche Entscheidung. Niemand *irrt* mit eigener Zustimmung.

Der *starken Verstehensposition* zufolge dürfen autonome Entscheidungen nicht auf (bestimmtem) selbstverschuldetem Fehlwissen basieren. Diese Position wird im Standardmodell vertreten, wenngleich nicht vollständig ausbuchstabiert. Sie gehorcht dem zunächst naheliegenden Anspruch, Autonomie an Bedingungen zu knüpfen, deren Verletzung den instrumentellen wie intrinsischen Wert von Selbstbestimmung gravierend schmälern würden: Niemand möchte, so könnte man es pathetisch formulieren, sein Leben aufgrund »einfacher« Irrtümer gestalten. Zugleich sieht diese Sicht sich aber vor die Herausforderungen gestellt, (i) das vorgeschlagene Autonomieverständnis in der Praxis zu operationalisieren, (ii) autonomieverletzendes Fehlwissen begrifflich angemessen einzugrenzen und (iii) zu begründen, warum man auch ein anhaltend irrtümliches Fehlwissen nicht mit einem Behandlungszwang beantworten sollte.

Eine *schwache Verstehensposition:* Verteidigung und Folgelasten

Der *schwachen Verstehensposition* zufolge ist die Verstehensbedingung von Autonomie bereits dann erfüllt, wenn eine Patientin alles in Erfahrung gebracht hat, was sie selbst vor ihrer Entscheidungsfindung wissen möchte (so wie es auch der rechtlichen Einwilligungsdoktrin entspricht). Ärzte sollen dieser Auffassung nach zwar sehr wohl alles Zumutbare unternehmen, damit die resultierenden Entscheidungen nicht auf Fehlüberzeugungen basieren und so letztlich die Interessen ihrer Patienten konterkarieren. Doch als Autonomiehindernisse gelten kausal relevante Wissenslücken, Irrtümer und Missverständnisse *nicht*, solange hierfür die Patientin selbst verantwortlich zu machen ist (Ach, 2018).

Der Vorteil dieser *schwachen Verstehensposition* besteht unter anderem darin, dass sie die Probleme der *starken Verstehensposition* vermeidet.

Erstens ermöglicht sie es, relativ leicht und vergleichsweise eindeutig festzustellen, ob die Entscheidung einer Patientin hinreichend autonom war oder nicht. Wann immer eine Patientin sich selbst für hinreichend informiert hält – und das heißt in der Praxis zumeist: wenn die Ärztin eine *lege artis* durchgeführte Grundaufklärung geleistet und zudem alle weiteren Fragen ihrer Patientin bereitwillig beantwortet hat – kann ihre Entscheidung als hinreichend autonom gelten. Wissenslücken oder Irrtümer, welche die Patientin oder andere Personen im Nachhinein als kausal relevante Basis von Fehlentscheidungen identifizieren, sind der *schwachen Verstehensposition* zufolge zwar bedauerlich; sie sind jedoch kein Grund dafür, an der Autonomie der Entscheidung zu zweifeln. In dieser Hinsicht ist die *schwache Verstehensposition* also prozeduraler und pragmatischer; zugleich nimmt sie, notgedrungen, Patienten stärker in die Eigenverantwortung für die Selbstbestimmtheit ihrer Entscheidung.

Zweitens steht sie nicht vor der Schwierigkeit, autonomiegefährdende Fehlüberzeugungen von Fehlüberzeugungen zu unterscheiden, für die dies nicht gilt.

Drittens schließlich muss sich diese Auffassung nicht damit auseinandersetzen, wie sie einen Behandlungspaternalismus abwehren kann. Der *schwachen Verstehensposition* zufolge sind alle Entscheidungen eines Patienten, die er auf der Basis der von ihm für entscheidungsrelevant gehaltenen Informationen getroffen hat, hinreichend autonom und erlauben als solche kein paternalistisches Durchkreuzen besagter Entscheidungen.

Bleibt die Frage, wie weit die Konfrontation mit potenziell korrigierenden Aufklärungsinhalten gehen darf. Lässt auch die *schwache Verstehensposition* einen »Informationspaternalismus« zu? Patienten dürfen unserer Auffassung nach nicht zu Nachaufklärungen *genötigt* werden. Es sind aber Fälle denkbar, in denen Ärzte die weitere Betreuung von Patienten ablehnen, die auf Fehlüberzeugungen beharren, die ggf. zu massiven gesundheitlichen Schäden führen würden, und die weitere Gespräche verweigern. Das dürfte in der Praxis zwar nicht besonders häufig vorkommen. Tatsächlich sind Patienten in der Regel dankbar für erneute Informationen. Die Gefahr der *schwachen Verstehensposition* liegt eher darin, dass Ärzte vermeintlich unvernünftig entscheidenden Patienten mit einem resignierten Achselzucken begegnen und deren irrtumsbasierte Entscheidungen einfach akzeptieren. Einem solchen »*Laissez-faire*-Liberalismus«, wie er im von Zeitdruck geprägten ärztlichen Alltag um sich greifen könnte, muss mit Blick auf die wichtige instrumentelle Funktion von Autonomie vorgebeugt werden.

Zusammenfassend verabschiedet sich diese Sicht konsequent von der Vorstellung, eine autonome Entscheidung dürfe nicht kausal von »selbstverschuldeten« falschen Überzeugungen abhängen. Ob eine Ärztin im Vorhinein oder aber eine Patientin im Nachhinein sicher ist, dass eine Behandlungsentscheidung auf der Grundlage eines Irrtums getroffen wird oder wurde, spielt für die Anerkennung hinreichender Autonomie der ursprünglichen Entscheidung keine Rolle.

Auch im Rahmen dieser Position lässt sich gleichwohl autonomie-bezogen begründen, dass Ärzte versuchen müssen, entscheidungsrelevante Fehlüberzeugungen ihrer Patienten zu korrigieren. Damit nämlich steigen, kurz gesagt, die Chancen, dass mit den getroffenen Entscheidungen auch tatsächlich diejenigen Präferenzen erfüllt und Werte realisiert werden, die dabei subjektiv den Ausschlag geben sollten. Es wird also potenziell der instrumentelle Wert autonomen Entscheidens erhöht.

Allerdings stellen sich hier autonomie-theoretische Anschlussfragen, auf die wir an dieser Stelle nur kursorisch eingehen können: Was, so fragt sich, impliziert die *schwache Verstehensposition* für den von uns bisher ausgeklammerten Aspekt der *Rationalitätserfordernisse* an autonome Entscheidungen (Hanna, 2011; Pugh, 2020)? Eine mögliche Antwort liegt darin, auch in dieser Hinsicht allein die rein subjektive Einschätzung der (einwilligungsfähigen) Patientin regieren zu lassen – in Analogie zu den epistemischen Erfordernissen. So wie sie autonomie-verträglich *selbst* entscheiden könne, nicht mehr wissen oder verstehen zu wollen, müsse sie konsequenterweise auch autonomie-verträglich *selbst* entscheiden dürfen, *ob überhaupt* und in welchem Maße sie ihre Entscheidung reflektiert. Es würden, mit anderen Worten, auch gänzlich undurchdachte Entscheidungsprozesse vom Verdikt der Autonomieunverträglichkeit befreit, solange die (grundsätzlich reflexions-kompetenten) Patienten selbst sich an ihnen nicht stören. Wenn etwa in unserem eingangs geschilderten Beispielfall das Impfveto dieser Patientin auf widersprüchliche, inkohärente oder gänzlich unreflektierte Weise zustande gekommen wäre, hätte die Ärztin auch in dieser Hinsicht die moralische Pflicht, nachfragend und unterstützend zu konterkarieren, um den instrumentellen Wert dieser Entscheidung erhöhen zu helfen. Doch so oder so müsste sie das Veto autonom nennen – und sich damit einen weiteren großen Schritt von der Standardauffassung entfernen.

Der zweiten möglichen Antwort zufolge würde eine widersprüchliche, inkohärente oder gänzlich unreflektierte Entscheidung (etwa ein Impfveto) *nicht* als autonom gelten können. Hier müsste zum einen erklärt werden, warum und in welchem Ausmaß Rationalitätsdefizite weniger autonomieunverträglich sind als Fehlüberzeugungen. Zum anderen wäre zu begründen, warum am Ende aber auch ein autonomieverletzend-irrationales Veto unseren Respekt verdient, wie wir dies fraglos richtig finden.

Ein ambivalentes Fazit

Die in der Einwilligungsdoktrin formulierte Verstehensbedingung lässt sich im Rahmen sowohl der *starken* als auch der *schwachen Verstehensposition* mit Rekurs auf den Respekt von Autonomie begründen. Keine der beiden Positionen, so meinen wir, lässt sich als zwingend ausweisen. In Abwägung der theoretischen »Kosten« tendieren wir jedoch zur letztgenannten. Für die *Praxis* des Informed Consent hängt allerdings nur wenig davon ab, ob man im Sinne der *starken Verstehensposition* der Auffassung ist, dass die Korrektur von Irrtümern und Fehlüberzeugungen auf Seiten des Patienten dessen autonome Entscheidung erst möglich macht, oder ob man glaubt, dass diese Korrektur den instrumentellen Wert der (so oder so) autonomen Entscheidung ermöglicht oder befördert. Dasselbe mag am Ende für die Korrektur von Rationalitätsdefiziten gelten. In jedem Fall sind Ärzte dazu verpflichtet, ihre Patienten beim Vermeiden von Fehleinschätzungen und Rationalitätsdefiziten zu unterstützen.

Literatur

Ach, Johann S. (2018). Consent and Medical Treatment. In P. Schaber & A. Müller (eds.), *The Routledge Handbook of the Ethics of Consent* (S. 285–296). Routledge.

Ach, J. S., & Schöne-Seifert, B. (2014). Motor- und Handbremse. Die antipaternalistischen Ressourcen konsequentialistischer Ethik. In M. Kühler & A. Nossek (Hrsg.), *Paternalismus und Konsequentialismus* (S. 89–108). Mentis.

Ach, J. S., & Schöne-Seifert, B. (2024). Aufklären, Verstehen und Einwilligen in der Medizin: Nachfragen und Präzisierungen. In Dies. (Hrsg.), *Einwilligen in der Medizin: Fragen und Antworten* (Arbeitstitel) (S. iV). Mentis.

Amelung, K. (1998). *Irrtum und Täuschung als Grundlage von Willensmängeln bei der Einwilligung des Verletzten.* Berlin *(Strafrechtliche Abhandlungen. Neue Folge (SRA) 108)*. Duncker & Humblot.

Beauchamp, T. L. & Childress, J. F. (2019). *Principles of Biomedical Ethics.* Oxford University Press.

Birnbacher, D. (2021). Autonomie – Konzepte und Konflikte. In A. Riedel & S. Lehmeyer (Hrsg.), *Ethik im Gesundheitswesen* (S. 1–16). Springer.

Eyal, N. (2019). Informed Consent. In E. N. Zalta (eds.), *The Stanford Encyclopedia of Philosophy* (Spring 2019 Edition).

Faden, R. R. & Beauchamp, T. L. (1986). *A History and Theory of Informed Consent.* Oxford University Press.

Fateh-Moghadam, B. & Gutmann, T. (2014). Governing [through] Autonomy. The Moral and Legal Limits of »Soft Paternalism«. *Ethical Theory and Moral Practice, 17*(3), 383–397.

Hanna, J. (2011). Paternalism and Impairment. *Social Theory and Practice, 37*(3), 434–460.

Killmister, S. (2013). Autonomy and false beliefs. In: *Philosophical Studies, 164*(2), 513–531.

Mele, A. R. (2021). Autonomy and Beliefs. In J. F. Childress & M. Quante (Hrsg), *Thick (Concepts of) Autonomy. Personal Autonomy in Ethics and Bioethics* (S. 87–100). Cham.

Menzies, P. & Beebee, H. (2020). Counterfactual Theories of Causation. In E. N. Zalta (eds.), *The Stanford Encyclopedia of Philosophy* (Winter 2020 Edition).

Miller, F. G. & Wertheimer, A. (2011). The Fair Transaction Model of Informed Consent. An Alternative to Autonomous Authorization. *Kennedy Institute of Ethics Journal, 21*(3), 201–218.

Millum, J. & Bromwich, D. (2021). Informed consent: What must be disclosed and what must be understood? In *The American Journal of Bioethics, 21*(5), 46–58.

Pugh, J. (2020). *Autonomy, Rationality, and Contemporary Bioethics.* Oxford University Press.

Schöne-Seifert, B. (2009). Paternalismus. Zu seiner ethischen Rechtfertigung in Medizin und Psychiatrie. In *Jahrbuch für Wissenschaft und Ethik, 14*(1), 107–127.

Diagnose –
Zwischen Natur und Kultur: Der Diagnosebegriff in den 1920er Jahren bei Richard Koch und Francis Crookshank

Heiner Fangerau

Im ausgehenden 19. Jahrhundert hielt der amerikanische Arzt John Herr Musser (1856–1912) in seinem Lehrbuch zur medizinischen Diagnose fest, dass die Diagnose nicht die Aufgabe habe, einer Krankheit einen Namen zu geben, sondern sie zu behandeln (Musser, 1894, S. 18). Genau diesen Gedanken machte Richard Koch (1882–1949) sich zu eigen, als er 26 Jahre später in seiner mittlerweile berühmten Schrift zur ärztlichen Diagnose die Diagnose als »Ausdruck für die Summe der Erkenntnis« bezeichnete, »die den Arzt zu seinem Handeln und Verhalten veranlasst« (Koch, 1920, S. 17). Dabei verschob Koch gleichzeitig den Fokus vom Krankheitsbegriff auf den leidenden Patienten und seinen individuellen Zustand (Töpfer & Wiesing, 2005a; Töpfer & Wiesing, 2005b).

Diese zielorientierte, praktische Seite als Wesen der Medizin hat u. a. Urban Wiesing zum Kern von Überlegungen zur Medizintheorie gemacht und dabei unterstrichen, dass der Medizin an »begründeten und effektiven Handlungen gelegen ist« und ihre gesamte Wissensproduktion auf dieses Ziel ausgerichtet sei (Wiesing, 2017, S. 18). Zielorientierung und Praxisorientierung verbinden sich in der begründeten Handlung gleichzeitig mit der Legitimation dieses Handelns (Rothschuh, 1978). Aus Sicht des Patienten sind fast alle medizinischen Handlungen unangenehm: Alles kratzt, beißt, brennt oder piekt. In diesem Sinne eröffnet zuerst das Ziel der Diagnose einen zwischenmenschlichen Handlungsraum, der sich sonst wegen des Eingriffs in die Integrität der anderen Person verbietet, um dann im nächsten Schritt als Diagnose therapeutische Handlungen zu begründen (Fangerau, 2017, S. 60 f). Jeweils wird die sogenannte Indikation zur angewandten Praxis aus dem Ziel heraus begründet (vgl. Wiesing, 2017).

Ein Problem des Diagnosebegriffs besteht dabei darin, dass er ein Ergebnis medizinischer Praxis und Logik beschreibt, das sich zum einen auf den aktuellen Zustand eines individuellen Patienten bezieht, zum anderen aber immer auf das referenziert, was jeweils allgemein und über den Moment hinaus als Krankheit begriffen wird. Über die Beziehung von Krankheit und Diagnose wurde in der Geschichte der Medizin besonders im 20. Jahrhundert viel nachgedacht, doch während der Krankheitsbegriff sich zunehmend ausdifferenzierte, reduzierte sich die Diagnose wieder auf zwei Bedeutungen. Zum einen meint sie aktuell Krankheitsprozesse im Allgemeinen, die sich unabhängig vom jeweiligen Patienten manifestieren und die Benennung eines Leidens ermöglichen. Zum anderen umfasst sie auf das Individuum bezogen den Prozess des Erkennens, Deutens und Einordnens von Krankheitszeichen (Fangerau, 2021, S. 39; Nicolson, 1993, S. 801; Iago, 1941, S. 382; siehe allgemein und ausführlich zu Krankheitszeichen: Eckart, 1998).

Diese Krankheitszeichen nehmen eine seltsame Stellung ein, die zwischen Deutungen biologischer Zustände und kulturgebundener Interpretation changieren. Genau dieser Spannung wendet sich dieser Beitrag zu. Er fragt danach, wie im Diagnosebegriff zwischen konstruktivistischen, kulturgebundenen Deutungen von Symptomen und biologischen, naturalistisch zu greifenden Zuständen im ersten Drittel des 20. Jahrhunderts umgegangen wurde und wie aus historischer Sicht das Zusammengehen von »Natur« und »Kultur« in der Diagnose adressiert werden kann.

Diagnosekonzepte

Bis ins 20. Jahrhundert bezog sich die Definitionsarbeit an der Diagnose vor allem darauf, sie als Versuch zu kennzeichnen, nosologische Entitäten, die sich bei einem Patienten zeigten, als solche zu erkennen (vgl. Martin & Fangerau, 2021, S. 23–27). Krankheiten wurden als eindeutig zu klassifizierende, ontologisch fassbare Abweichungen von der normalen Physiologie verstanden, die universell als natürliche Einheiten vom Körper Besitz ergriffen. Für Karl Friedrich Burdach (1776–1847) und Johann C. F. Leune (1757–1825) etwa war die Diagnostik Anfang des 19. Jahrhunderts eine »spezielle Semiotik«, die als »Vergleichung und Zusammenstellung verschiedener Symptome zu einem Ganzen« zu verstehen sei, um »Gattung und Art der vorhandenen Krankheit« zu erkennen (Burdach & Leune, 1803, S. 93 f). Wenig später definierte Jacob Friedrich Sebastian (1771–1840) die Diagnose als die »Erkenntnis der gegenwärtigen Krankheit« und bezeichnete die Diagnostik als »die Kunst […] und Wissenschaft die gegenwärtige Krankheit zu erkennen« und ihre »Eigenheit und Verschiedenheit« einzusehen (Sebastian, 1819, S. 9). Hermann Baas (1838–1909) fasste diesen Standpunkt 1883 zusammen, indem er festhielt: »Diagnostik ist derjenige Zweig der ärztlichen Wissenschaft und Kunst, welcher die dem jeweiligen Stande der Wissenschaft gemäss in der Pathologie aufgestellten Krankheitsindividuen oder Krankheitsbilder erkennen und trennen lehrt. Diese werden jedesmal als Ganze aufgefasst, die aus einer zwar im Grossen sich stets gleich bleibenden, aber dem Wechsel in Einzelheiten von Fall zu Fall unterworfenen Folge von Erscheinungen bestehen« (Baas, 1877, S. 1).

Der Diagnostik diente die Erhebung von Krankheitszeichen. Als Zeichen galt ein mit Bedeutung aufgeladenes Symptom (vgl. Eckart, 1998). Das auf normalen oder pathologischen Körperfunktionen oder -strukturen basierende Symptom war nach Meissners Encyclopädie eine »einfache Sensation, die nur durch eine besondere Operation des Geistes […] zum Zeichen wird« (Meissner, 1830–1834, Bd. 13, S. 199). In der theoretischen Befassung mit den Zeichen entwickelten Diagnostiker bis zur Hälfte des 19. Jahrhunderts ein ganzes Kategorienschema der Zeichentypen, wobei sie natürliche von künstlichen Zeichen zu differenzieren suchten. Die mit den fünf Sinnen zu erhebenden Zeichen galten als natürliche Zeichen. Ihnen wurde Anfang des Jahrhunderts von zum Beispiel Kurt Sprengel (1766–1833) noch ein höherer

Wert eingeräumt als den »künstlichen« Zeichen. Unter künstlichen Zeichen wurden solche verstanden, die eine technische oder chemische Intervention zu ihrer Produktion voraussetzten (Sprengel, 1801, S. 7; Sebastian, 1819, S. 10). Sprengel unterschied dabei Zeichen, die von jedem wahrgenommen werden können, Zeichen, die »kunstmäßige« Untersuchungen voraussetzten und Zeichen, die »bloß der Kranke« wahrnehme. Die Letzteren galten ihm als am unzuverlässigsten (Sprengel, 1801, S. 4–6.; S. 19–21).

In der Mitte des Jahrhunderts breitete Adolf Moser (*1810) eine verzweigtere Zeichenvielfalt aus. Er unterschied nur vom Patienten wahrnehmbare subjektive und vom Arzt festzustellende objektive Zeichen, daneben vitale und physikalische Zeichen sowie natürliche, künstliche, willkürliche, materielle, funktionelle, sichtbare, rationelle, absolute, unveränderliche, relative, akzidentielle, allgemeine, örtliche, wahre, hinreichende, gewisse, falsche, nicht zureichende, ungewisse und trügerische Zeichen. Auch Moser maß den natürlichen Zeichen eine höhere Aussagekraft und Zuverlässigkeit zu als solchen, die durch Nachdenken erhoben würden. Gleichzeitig hielt er aber die Zeichen, die gemessen und gezählt werden könnten oder die durch die Sinne erweiternde Hilfsmittel erhoben werden könnten, für am sichersten (Moser, 1845, S. 5–9; S. 34). Messen und Zählen waren für ihn weniger eine geistige Abstraktion von der Natur als eben der höchste Ausdruck des Erfassens von Naturphänomenen und ihren Gesetzlichkeiten.

Das »Als Ob« in Krankheit und Diagnose

Einer solchen materialistischen oder realistischen Deutung von Krankheit, ihren Zeichen und Diagnose standen seit der antiken Philosophie sogenannte nominalistische Positionen gegenüber, die der Idee von universellen Entitäten in der Welt den Gedanken gegenüberstellten, dass erst die menschliche Deutung und Benamung Universalien zu wahrnehmbaren Dingen werden ließen. An diese Debatte und diese Lesart schloss sich Richard Koch an, als er in seinen Überlegungen zur Ärztlichen Diagnose zum einen Krankheit als »Denkgebilde« (Koch, 1924, S. 51) deutete sowie zum anderen die Diagnose von ontologischen Krankheitskonzepten löste, um sie zu individualisieren: »Diagnostiziert wird nicht ein Krankheitsbegriff, sondern der Zustand des einzelnen« (Koch, 1920, S. 70). Normativ hielt er fest, dass die Diagnose »ganz auf die Therapie eingerichtet« sein müsse, sonst sei »sie etwas, das ausser der Medizin« liege (Koch, 1920, S. 149).

Koch bezog sich in seinen Überlegungen explizit auf die »Philosophie des Als-Ob« des Philosophen Hans Vaihinger (1852–1933) (vgl. Martin & Fangerau, 2021, S. 33–38). Vaihinger hatte diese Philosophie in den Jahren 1876–1878 verfasst, sie aber erst im Jahr 1911 publiziert (Vaihinger, 1911). Vaihinger ging davon aus, dass Wissensproduktionen bewusst und gezielt zu Fiktionen führen, die sich dadurch auszeichneten, dass sie entweder für die weitere Entwicklung von Wissen über einen Gegenstand notwendig oder auf praktischer Ebene für das Handeln nützlich seien.

Mediziner griffen diese Gedanken in den 1920er Jahren begeistert auf. Sie diskutierten Vaihingers Idee der »nützlichen Fiktion« und ihren Wert für medizinisches Handeln, für theoretische Grundannahmen und als »Ordnungssystem« (Kulenkampff, 1925; Rietti, 1924/1925, S. 386 f.).

Koch gab mit Bezug zu Vaihinger an, dass er lange im Zwiespalt gewesen sei, ob die Diagnose etwas erkenne, was es »streng genommen« nicht gäbe, nämlich die Krankheit, wobei ihm gleichzeitig klar gewesen sei, dass Krankheit »häufig aber nicht immer Abstraktion eines Seienden« sei. Gerade aus diesem Zwiespalt heraus habe ihm Vaihingers Idee geholfen. Am Beispiel eines differentialdiagnostischen Komplexes, in dem über die Diagnose Unklarheit herrscht, verdeutlichte Koch, dass der Arzt sich so verhalten müsse, »als ob eine dieser Möglichkeiten Wirklichkeit wäre. […] Wir verhalten uns, als ob nur der mögliche Zustand A, B oder C wirklich vorläge.« Eine solche Fiktion nennt er Existenzfiktion, die zur Begründung von Handeln notwendig sei (Koch, 1924, S. 40 f.). Mit der Diagnose gehe ferner eine Erkennbarkeitsfiktion einher, denn die Diagnose sei ja eine Momentbeschreibung eines längeren Verlaufs, der eine Krankheit keineswegs erst im Zeitpunkt der Untersuchung entstehen oder werden lasse (Koch, 1924, S. 37 ff).

Koch war mit seinen Überlegungen zu einer Theorie der Diagnose nicht allein. Kurz nach dem Erscheinen von Kochs Buch zum »Als-Ob im ärztlichen Denken« hielt der britische Arzt, Psychologe und Autor Francis Graham Crookshank (1873–1933) im Rahmen der prestigeträchtigen, seit 1881 vom Royal College of Physicians veranstalteten Bradshaw Lecture einen Vortrag zur »Theory of Diagnosis«, in dem auch er auf Vaihinger Bezug nahm (Crookshank, 1926b; Crookshank, 1926a; siehe auch Anonymous, 1926).

Crookshanks Bradshaw Lecture

Kochs Arbeiten erwähnte Crookshank, der deutsch sprach (Anonymous, 1934, S. 122), allerdings nicht, obwohl sich einige Parallelen zu Koch im Aufbau seines Vortrags und in seinem Denken zur Diagnose sowie zur Rolle von Geschichte in der Medizin finden lassen. Jenseits dessen wirkt Crookshank allerdings wie ein fremdes, thematisch wie inhaltlich seltsam weit ausgreifendes Gegenbild zu Koch.

Koch arbeitete zunächst als Internist und wandte sich dann der Medizingeschichte und -theorie zu (Rothschuh, 1980a; 1980b). Den Ersten Weltkrieg erlebte er als Zivilarzt zuerst im Reservelazarett und dann als Leiter der Frankfurter Medizinischen Poliklinik. 1917 erhielt er einen Lehrauftrag für Geschichte der Medizin. Insbesondere in den 1920er Jahren legte er einige Arbeiten zu den philosophischen Grundlagen und Grundfragen der Medizin vor (Preiser, 1988, S. 52; Rothschuh, 1980b, S. 240–243), wozu auch ausführliche Überlegungen zur Rolle und Funktion der Geschichte in der Medizin gehörten (Töpfer & Wiesing, 2005b, S. 327–332; Winau, 1988; Wiesing, 1997). 1933 wurde ihm aufgrund des Gesetzes zur Wiederherstellung des Berufsbeamtentums seine Lehrbefugnis entzogen. Er war gläubiger

Jude und galt nach nationalsozialistischer Lesart als nicht arisch. Schon 1932 hatte er sich vom nationalsozialistischen Arztbild und der Rassenhygiene distanziert, u. a. weil er ein kollektivistisches Verständnis vom Patienten ablehnte und die Individualität des Kranken betonte (Töpfer & Wiesing, 2005a). 1936 emigrierte er über Brüssel in die Sowjetunion (Preiser, 1988).

Crookshank war ebenfalls zunächst mehrere Jahre als Arzt in der Praxis, im Pflegeasyl und im Krankenhaus tätig. Seine Qualifikationsarbeit hatte er in der forensischen Medizin verfasst. Im Ersten Weltkrieg war er in Frankeich als Militärarzt stationiert. Ab den 1920er Jahren trat er als Autor von Arbeiten zur Medizinphilosophie und -geschichte in Erscheinung, wandte sich aber auch der Epidemiologie und Psychologie zu. Wie Koch (Rothschuh, 1980b, S. 230) maß er dem Geist und dem Willen maßgebende Kraft in der Deutung der Welt zu. Er publizierte viele kleinere Schriften, berühmt aber machte ihn sein umstrittenes Buch *The Mongol in Our Midst: A Study of Man and His Three Faces*, das 1923 erschien. In dieser Schrift, die unter anderem das Ergebnis einer längeren Beschäftigung mit Menschen mit Down-Syndrom war (Zihini, 1989, S. 251–275), postulierte er, dass das Auftreten des Syndroms die Folge eines Hervorkommens der Gene von »mongolischen« Vorfahren sei, die sich in früheren Zeiten mit Europäern gemischt hätten. Es handele sich um eine eigene Rasse, die sich in unterschiedlichen Graden der sozialen Devianz ebenso zeige wie in körperlichen Stigmata (Crookshank, 1923, S. 15–21). Dieses Buch durchlief bis 1931 drei Auflagen und traf durchaus den rassistischen und eugenischen Nerv der allgemein gebildeten britischen Leserinnen und Leser. Akademisch wurde es durchaus kritisch rezensiert. Der amerikanische Linguist und Ethnologe Edward Sapir (1884–1939) hielt es rundheraus für einen Witz, da die hier vertretene These eigentlich nur mit einem Lachen zurückgewiesen werden könne (zitiert nach: Keevak, 2011, S. 116–120, Zitat S. 118). Ein Nachruf auf Crookshank im British Medical Journal vermerkte zweideutig:

> »Whatever he talked about, he could hold his audience enthralled, even if afterwards his hearer began to wonder whether the welltold tale were not almost too good to be true« (Anonymous, 1933).

Seinen Bradshaw-Vortrag zur Theorie der Diagnose eröffnete Crookshank, indem er ebenfalls wie Koch den Wert der Diagnostik für die Therapeutik hervorhob und gleichzeitig den physikalischen Realismus kritisierte, der bis vor kurzem den Blick auf die Medizin dominiert habe. Diesem wollte er eine Philosophie der Medizin entgegenstellen, da er die Medizin für ein konzeptionelles System und nicht eine Wahrnehmungserfahrung hielt.

Mit Bezug auf die Philosophiegeschichte analysierte er im Folgenden die Diagnose als Begriff, Idee und Objekt (»words, thoughts and things«). In seiner historisch inspirierten Betrachtung kontrastierte er einen am Realismus orientierten naturalistischen Krankheitsbegriff, der die Idee der Diagnose als Praxis der Differenzierung ontologischer Krankheitsentitäten nach sich zog, mit dem nominalistischen Standpunkt, dass Krankheit und Diagnose interpretative Konstrukte seien, die durch ihren Nutzen und ihre Akzeptanz gerechtfertigt würden und eben nicht durch eine universelle, naturgemäße Wahrnehmung von Wirklichkeit. Er selbst sieht die Diagnose als Prozess der Urteilsbildung über den Zustand des Kranken, der zum einen die Aufgabe des Heilens anleite und zum anderen die Beobachtung, die Interpretation des Beobachteten und die Versinnbildlichung der Interpretation beinhalte (Crookshank, 1926a, S. 941).

Am Ende seines Vortrags argumentiert er dafür, den Widerspruch zwischen dem realistischen und nominalistischen Standpunkt durch einen Konzeptualismus zu überwinden, wie ihn unter anderem Vaihinger in seinem fiktionalen Ansatz vertrete. Unter Konzeptualismus versteht Crookshank die Idee, »dass das Universelle nicht anders als mental und als Terminus oder prädikativ existiert, ein mentaler Begriff, der eindeutig mehrere Singulare bezeichnet«. Ein Konzept ist für ihn nicht so sehr ein Objekt »als vielmehr ein Akt […], der keine andere Realität hat als den Akt und die Singularien, aus denen er zusammengesetzt ist, während der Akt der Abstraktion keine Aktivität des Verstandes oder des Willens voraussetzt, sondern ein spontaner sekundärer Prozess ist, durch den Wahrnehmungen gleichsam gespeichert werden, sobald mehrere ähnliche Vorstellungen vorhanden sind.« (Crookshank, 1926b, S. 998).[1] Dieser Konzeptualismus, so Crookshank weiter, habe immer einen Impuls zur direkten Beobachtung, ein Misstrauen gegenüber Abstraktionen und eine Abneigung gegen die Hypostasierung von Abstraktionen gezeigt. Er nehme somit eine Mittlerposition zwischen einem reinen Realismus und einem reinen Nominalismus ein. Die »beste Diagnose« aus der Perspektive des Konzeptualismus sei am Ende diejenige, die am ehesten die intellektuellen und affektiven Bedürfnisse befriedige und den Arzt in die Lage versetze, das Richtige zu tun und nicht nur den Patienten, sondern auch Begleiter und Umstände seinem Willen zu unterwerfen.

Diskussion: Koch, Crookshank und das Problem von Kultur und Natur

Die Beispiele von Koch und Crookshank zeigen, dass sich in den 1920er Jahren das vorherrschende Bild der Diagnose als Differenzierung von universellen Krankheiten bei individuellen Patienten medizintheoretisch überholt hatte. Koch hatte sich von einem Naturalismus oder Realismus mit Blick auf Krankheit und Diagnose getrennt und sich eher einem Rationalismus zugewandt, ohne den Zustand des Krankseins zu negieren. Crookshank wählte einen ähnlichen Weg und versuchte über einen wahrnehmungsgebundenen Konzeptionalismus Realismus und Nominalismus mit

---

1 Crookshank (1926b), S. 998: »… that the universal is not existent otherwise than mentally and as a terminus, or predicable, a mental concept signifying univocally several singulars; and that the concept is not so much a thing as an act, having no reality besides the act and the singulars of which it is composed, while the act of abstraction does not presuppose any activity of the understanding or will, but is a spontaneous secondary process by which perceptions are, as it were, stored as soon as several similar representations are present, though in a fading or evanescent state.« (Übersetzung HF).

Blick auf Krankheit und Diagnose zu versöhnen. Gemein ist beiden Autoren ferner, dass sie das Prozesshafte der Diagnose ebenso betonten wie die therapeutische Handlungswirkung, die sie mit der ärztlichen Diagnose verbanden.

In ihren Überlegungen zur Diagnose treibt Koch und Crookshank (wie viele andere Autoren vor und nach ihnen) dabei das Problem um, eine naturgebundene Wirklichkeit der Symptome und Krankheiten zu akzeptieren und gleichzeitig an der Wahrnehmung ihrer historischen Kontingenz ebenso festzuhalten wie an der Erkenntnis, dass nur über die Benamung und Konzeptionalisierung Symptome, Diagnosen und Krankheiten eine Wirklichkeit werden können, über die gesprochen und nach der im Folgenden gehandelt werden kann.

In heutiger Lesart versuchten beide Autoren, naturalistische und sozialkonstruktivistische Perspektiven auf Diagnose und Krankheit als miteinander vereinbar zu denken. Sie legten in den 1920er Jahren eine Grundlage für Arbeiten, die zum Beispiel durch den Fokus auf Dysfunktion und soziale Norm für einen »naturalistischen Sozialkonstruktivismus« plädieren (vgl. Conley & Glackin, 2021). Beide beriefen sich dabei in ihren Überlegungen auf Hans Vaihinger, wobei Koch sich allein schon in seiner Schrift über das »*Als Ob im ärztlichen Denken*« (Koch, 1924) differenzierter und ausführlicher mit Vaihingers Theorie auseinandersetzte als Crookshank, der ihn nur kursorisch aber ebenfalls explizit als Referenz heranzog, wenn er etwa festhielt:

> »Accepting the purely conceptual values of our universals, laws, and generalizations as convenient interpretative expressions of what we perceive, and so AS IF true, we recognize the relative and related values of the interpretations of the past as well as of those of today« (Crookshank, 1926c, S. xxiv).

Dabei waren sich beide auch der jeweiligen Rückwirkung von kultureller Interpretation und Naturgeschehen bewusst, wie sich insbesondere in ihren Betrachtungen zur Rolle der Geschichte in der Medizin offenbart. Für Crookshank sollte Geschichte der Medizin von einem philosophischen Standpunkt aus geschrieben werden, denn die medizinische Lehre sei in letzter Instanz Naturphilosophie (Crookshank, 1926c, S. xxvii). Für Koch wiederum waren Geschichte und Natur miteinander verbunden. Er sah Medizin als »Grundfunktion des Lebendigen«, die zugleich eine »Grundfähigkeit des Menschen und vor allem eine Kunst« sei (Koch, 1930, S. 25). Der Arzt wiederum handele in seiner Kunst, indem er nützliche Reaktionen des Organismus für seine Ziele nutzt und gegen schädliche anarbeitet (Wiesing, 1997, S. 230). Dieses Handeln wiederum solle in seiner historischen Dimension ernst genommen werden (z. B. Koch, 1930, S. 24–25, 30–31). Eine künstliche Trennung von Natur und Kultur oder eine Reduktion der Diagnose (wie auch der Medizin an sich) auf Naturwissenschaft wollten Koch und Crookshank also durch den Blick auf das Handeln, den Fokus auf nützliche Fiktionen und den Einbezug der historischen Dimension in das medizinische Denken überwinden.

Literatur

Anonymous. (1926). The Theory of Diagnosis. Dr. Crookshanks Bradshaw Lecture. *British Medical Journal* 2(3437), 955–956.
Anonymous. (1933). F. G. Crookshank, M.D., F.R.C.P. *British Medical Journal* 2(3800), 848.
Anonymous. (1934). Francis Graham Crookshank, MD. *The Journal of Nervous and Mental Disease* 79(1), 122–123.
Baas, J. H. (1877). *Medicinische Diagnostik mit besonderer Berücksichtigung der Differentialdiagnostik*. Encke.
Burdach, K. F. & Leune, J. C. F. (1803). *Realbibliothek der Heilkunst*. Friedrich Gotthold Jakobäer.
Conley, B. A. & Glackin, S. N. (2021). How to Be a Naturalist and a Social Constructivist about Diseases. *Philosophy of Medicine* 2(1), 1–21.
Crookshank, F. G. (1923). *The Mongol in Our Midst: A Study of Man and His Three Faces*. Kegan Paul, Trench, Trubner.
Crookshank, F. G. (1926a). Bradshaw Lecture on the Theory of Diagnosis. Part 1. *The Lancet* 208(5384), 939–942.
Crookshank, F. G. (1926b). Bradshaw Lecture on the Theory of Diagnosis. Part 2. *The Lancet* 208(5385), 995–999.
Crookshank, F. G. (1926c). The Relation of History and Philosophy to Medicine. Introductory Essay. In C. G. Cumston (ed.): *An Introduction to the History of Medicine. From the Time of the Pharaos to the End of the XVIIIth Century* (pp. xiii-xxxii). Dawsons of Pall Mall.
Eckart, W. U. (1998). Zeichenkonzeptionen in der Medizin vom 19. Jahrhundert bis zur Gegenwart. In R. Posner, K. Robering & T. A. Sebeok (Hrsg.): *Semiotik. Ein Handbuch zu den zeichentheoretischen Grundlagen von Natur und Kultur. 2. Teilband* (S. 1694–1712). Mouton.
Fangerau, H. (2017). Bilder, Zahlen und die Medizin der Zukunft: Das »Als ob« als Philosophie der Prävention. In S. Kessler, H. Fangerau & U. Wiesing (Hrsg.): *Präventionsentscheidungen: Zur Geschichte und Ethik der Gesundheitsvorsorge im 21. Jahrhundert* (S. 59–94). Frommann-Holzboog.
Fangerau, H. (2021). Krankheitszeichen und Stigma: Die Differenzierung der ärztlichen Sinne in der Diagnostik des 19. Jahrhunderts und ihre sozialen Folgen. *Werkstatt Geschichte* 29(83), 37–48.
Iago, G. (1941). Diagnosis in Historical Perspective. *Bulletin of the History of Medicine* 9(4), 367–384.
Keevak, M. (2011). *Becoming yellow: a short history of racial thinking*. Princeton University Press.
Koch, R. (1920). *Die ärztliche Diagnose. Beitrag zur Kenntnis des ärztlichen Denkens*. J. F. Bergmann.
Koch, R. (1924). *Das Als-Ob im ärztlichen Denken*. Rösl & Cie.
Koch, R. (1930). *Philosophische Grenzfragen der Medizin. Der Begriff der Medizin*. Thieme.
Kulenkampff, D. (1925). Über den Wert und die Bedeutung der Als-Ob-Betrachtung im medizinischen Denken. Ein Versuch. *Virchows Archiv* 255, 332–359.
Martin, M. & Fangerau, H. (2021). *Evidenzen der Bilder. Visualisierungsstrategien in der medizinischen Diagnostik um 1900*. Steiner.
Meissner, F. L. (Hrsg.) (1830–1834): *Encyclopädie der medicinischen Wissenschaften. Nach dem Dictionnaire de Médecine frei bearb. und mit nöthigen Zusätzen versehen*. Fest.
Moser, A. (1845). *Die medicinische Diagnostik und Semiotik, oder die Lehre v. der Erforschung u. der Bedeutung d. Krankheitserscheinungen bei den innern Krankheiten des Menschen*. Brockhaus.
Musser, J. H. (1894). *A practical treatise on medical diagnosis: for students and physicians*. Lea Brothers & Co.
Nicolson, M. (1993). The Art of Diagnosis. Medicine and the Five Senses. In W. F. Bynum & R. Porter (eds.): *Companion Encyclopedia of the History of Medicine* (Bd. 2, S. 801–825). Routledge.
Preiser, G. (1988). Richard Koch. Zu Leben und Werk eines Frankfurter Arztes. In G. Preiser (Hrsg.): *Richard Koch und die ärztliche Diagnose* (S. 48–60). Olms.

Rietti, F. (1924/1925). Das Als Ob in der Medizin. *Annalen der Philosophie und philosophischen Kritik, 4*(8), 385–416.

Rothschuh, K. E. (1978). *Konzepte der Medizin in Vergangenheit und Gegenwart.* Hippokrates.

Rothschuh, K. E. (1980a). Richard Hermann Koch (1882–1949): Arzt, Medizinhistoriker, Medizinphilosoph (Biographisches, Ergographisches) 1. Teil. Zur Biographie. *Medizinhistorisches Journal 15* (1/2), 16–43.

Rothschuh, K. E. (1980b). Richard Hermann Koch (1882–1949): 2. Teil: Werk und Würdigung. *Medizinhistorisches Journal 15*(3), 223–243.

Sebastian, J. F. C. (1819). *Grundriss der allgemeinen pathologischen Zeichenlehre für angehende Ärzte und Wundärzte. Zum Gebrauch bey seinen Vorlesungen entworfen von J. F. Chr. Sebastian.* Heyer & Leske.

Sprengel, K. (1801). *Kurt Sprengels Handbuch der Semiotik.* Gebauer.

Töpfer, F. & Wiesing, U. (2005a). The medical theory of Richard Koch I: theory of science and ethics. *Medicine, Health Care and Philosophy 8*(2), 207–219.

Töpfer, F. & Wiesing, U. (2005b). The medical theory of Richard Koch II: natural philosophy and history. *Medicine, Health Care and Philosophy 8*(3), 323–334.

Vaihinger, H. (1911). *Die Philosophie des Als-Ob. System der theoretischen, praktischen und religiösen Fiktionen der Menschheit auf Grund eines idealistischen Positivismus. Mit einem Anhang über Kant und Nietzsche.* Reuther & Reichard.

Wiesing, U. (1997). Die Einsamkeit des Arztes und der »lebendige Drang nach Geschichte«. Zum historischen Selbstverständnis der Medizin bei Richard Koch. *Gesnerus 54*(3–4), 219–241.

Wiesing, U. (2017). *Indikation. Theoretische Grundlagen und Konsequenzen für die ärztliche Praxis.* Kohlhammer.

Winau, R. (1988). Die Funktion der Medizingeschichte in der Sicht Richard Kochs. In: G. Preiser (Hrsg.): *Richard Koch und die ärztliche Diagnose* (S. 142–161). Olms.

Zihini, L. S. (1989). *The history of the relationship between the concept and treatment of people with Down's syndrome in Britain and America from 1866 to 1967.* Doctoral thesis, University of London.

Forschungsethik – Global Collaboration Needed: Research Ethics in Today's World

Ruth Macklin

The COVID-19 pandemic has made one thing clear: the need for ethical and scientific collaboration among nations is a global health imperative. Efforts to discover the source of the coronavirus (SARS-CoV-2) that causes the disease have led to arguments and disagreements among scientists, denials and possible cover-ups by governments, and the current stalemate that exists near the end of 2022. The leading international guidance documents in research ethics – the *Declaration of Helsinki* and the CIOMS *International Ethical Guidelines for Health-related Research Involving Humans* – say nothing about substantive collaboration among sovereign nations in world-wide pandemics. Debate has swirled around the origins of SARS-CoV-2: did it emerge from laboratory experiments on pathogens? Or were animals housed in an outdoor market in China the source of the virus? Scientists and government spokespersons argue that it is critically important to understand the origin of the current pandemic to protect against future occurrences that could be as bad as – or worse than – COVID-19. Nothing short of firm commitments by sovereign governments to share information and work together in scientific research is likely to prevent future global pandemics.

I begin with a brief review of some claims and counter claims about COVID and SARS-CoV-2, with reference to previous situations. In recent decades, the world has witnessed widespread outbreaks of infectious diseases: annual seasonal influenza; the novel swine flu (H1N1) pandemic in 2009; and perhaps most surprisingly, a resurgence of measles because of parents' refusal to vaccinate their children. This last example illustrates how widely a false belief – that vaccines can cause autism – can be disseminated by social media despite having been thoroughly discredited by scientists. The »anti-vax« movement is only one example of the tenacity of misinformation in today's interconnected world.

Misinformation and Disinformation

Striking similarities exist between the world-wide COVID pandemic and HIV/AIDS. A 1985 article published in the official journal of the Soviet Writers Union, Literaturnaya Gazeta, claimed that AIDS was the result of a virus made by biologists at Fort Detrick, Maryland, in conjunction with scientists at the U.S. Centers for Disease Control and Prevention (CDC). Now, more than three decades later, the blaming tactics continue and take new forms. An article in the *New York Times* reported that President Vladimir Putin of Russia spread misinformation about health for more than a decade. The article says that Putin's agents »have repeatedly planted and spread the idea the viral epidemics – including flu outbreaks, Ebola and now the coronavirus – were sown by American scientists« (Broad, 2020).

Just as myths existed about the origin and spread of AIDS, so too are myths abundant today about the COVID-19 pandemic in posts on social networks. One article begins with this observation: »When AIDS began rampaging through major US cities in the early 1980 s, it wasn't long before conspiracy theories sprouted. One widely repeated and baseless rumor had it that scientists working for the CIA had created HIV, the virus that causes AIDS, as part of an experiment that spun out of control. So perhaps it should be no surprise that a raft of myths and conspiracy theories are circulating online in connection with the coronavirus pandemic« (Castaneda, 2020). The AIDS epidemic emerged a decade before the internet became a method for widespread dissemination of information – and disinformation. Today's preferred way of disseminating these conspiracy theories is through social media, a method that can reach millions of people in a very short time. The possibility and danger of perpetrating false and damaging claims are heightened not only by the huge numbers of regular users of social media but also by the sharp political divisions that exist among politicians and the public, at least in the United States.

Laying blame is alive and well today, and not only in the form of false conspiracy theories. A subtler tactic is former U.S. President Donald Trump's continual references to the coronavirus as »the Chinese virus« and former Secretary of State Mike Pompeo's use of the term »Wuhan virus.« Although no plot perpetrated by Chinese scientists lies behind the use of those terms by former U.S. government officials, it's obvious that the point is to lay blame on China, where illness caused by the coronavirus first emerged. Reports of racist comments and even physical attacks against Asians in the United States during the current pandemic reveal how the »need to blame« appears to be a pervasive feature in such situations (Nelkin & Gilman, 2020).

Another phenomenon that isn't new in the COVID pandemic is that of political forces at work. First was the denial by Trump that the disease was very serious, likely to last a long time, or take many lives. He blamed Democrats. He blamed one of his favorite targets, the »fake media.« Trump's concern for his own image and his political future led to the government's delays in taking immediate action, resulting in rapid early spread of the disease in the United States (Peters, 2020).

Origin of COVID-19 Pandemic

The first cases of Covid-19 illness emerged in Wuhan, China in late 2019. Government officials in China took a variety of steps to minimize the outbreak. Among other actions, they tried to silence a key scientist who became ill with COVID and subsequently died. The »official« story of the origins of the outbreak was that the

SARS-CoV-2 virus emerged from an animal wet market in the city of Wuhan. The virus jumped from animals to humans – a well-known phenomenon – and that began the spread of the virus. That hypothesis was accepted by almost everyone at the time, but with one small detail omitted. The Wuhan Institute of Virology is a scientific research laboratory that studies viruses and the diseases they cause. This information led some scientists to wonder whether scientists in the lab were studying the SARS-CoV-2 virus and it escaped from the lab. The view that scientists created the coronavirus in a laboratory was viewed as a conspiracy theory. The Chinese government firmly denied that hypothesis, and the animal wet market hypothesis remained the widely accepted explanation of the origin of the pandemic. Still, some scientists left open the possibility that the virus escaped from the Wuhan lab.

It later emerged that a unit in the U.S. National Institutes of Health (NIH) was partially funding research in the Wuhan laboratory. This information led to a prolonged debate, not only about the origin of the pandemic but also whether the U.S. research may have contributed to the creation of the SARS-CoV-2 virus itself. A report from the BBC addressed the accusation that U.S. funding of research in the Wuhan lab was responsible for the creation and ultimate escape of the virus (Reality Check Team, 2021). This possibility became highly politicized in the United States, since one of the chief proponents of this theory was a right-wing Republican senator eager to discredit anything the Democratic party in power might be responsible for. The senator, Rand Paul, claimed that money from the NIH was funding a type of study known as »gain of function« research. That phrase refers to a situation in which an organism develops new abilities – something that can happen naturally or when scientists modify an organism like a virus. In this situation, the U.S. National Institute of Allergy and Infectious Diseases (NIAID), a branch of the NIH, funded the EcoHealth Alliance, an organization that collaborated with the Wuhan Institute of Virology. The grant was studying the possibility that the coronavirus existed in bats and somehow escaped from the Wuhan lab.

The head of the NIAID branch of the NIH, Dr. Anthony Fauci, adamantly denied the claim that his agency was funding gain-of-function research in the Wuhan laboratory. Dr. Fauci stated that the NIH »has not ever and does not now fund gain-of-function research in the Wuhan Institute of Virology« (Reality Check Team, 2021). The debate that ensued focused on whether the type of research the U.S. was funding in the Wuhan lab properly qualified as »gain-of-function« research. That debate soon involved other scientists, and eventually took a surprising turn. In late 2021 the NIH revealed that the EcoHealth Alliance had conducted studies in its collaboration with the Wuhan Institute of Virology that had an »unexpected result«: the research created a coronavirus that was more infectious in mice (Kaiser, 2021). The NIH said the EcoHealth Alliance failed to report that result at the time, which was a requirement in conducting the research. The NIH also maintained that the original grant it awarded for the study did not meet the definition of »gain-of-function« research. Political debates in the U.S. ensued, with critics of the NIH arguing that the agency lied about the work it funded in Wuhan but the NIH stood firm in its denial (Kaiser, 2021). The debate eventually subsided, but in July 2022 a proposed ban on U.S. funding of research labs in China or »any country the U.S. government has designated a foreign adversary« began to move through the U.S. Congress (Kaiser, 2022). The outcome of that proposal, which prompted an array of different criticisms, is not resolved at the time of this writing.

Global Collaboration in Research

Efforts to prevent future global pandemics, which could be as devastating as COVID-19 (or even worse), require international collaboration. Before commenting on this challenge, I review the two leading ethics guidance documents for international research to see what help, if any, they can provide. Neither of these guidelines – the *Declaration of Helsinki* (WMA, 2013) and the *CIOMS International Ethical Guidelines for Health-related Research* Involving Humans (CIOMS, 2016) – is issued by a government. However, both are products of internationally recognized organizations and are widely respected. Both focus on research with human participants and are therefore of questionable relevance to research designed to discover the origin if the SARS-CoV-2 virus. The type of research needed to identify the origins of a pathogen capable of producing a pandemic would appear to preclude the involvement of human subjects beyond the initial step of taking human samples to discover what causes the disease. However, it's worth a brief look at these two widely accepted guidelines for international research to see whether they contain any relevant points.

Declaration of Helsinki

Having undergone several revisions since its initial version in 1964, the *Declaration of Helsinki* (DoH), issued by the World Medical Association, is a widely accepted source of ethics in research involving humans, and has even been incorporated into some countries' laws or official guidelines. What, if anything, does the DoH say that could help future efforts at international collaboration?

The first thing to note about the DoH is its subtitle: »Ethical Principles for Medical Research Involving Human Subjects.« This would appear to rule out almost all relevance to research on the origins of a pathogen. However, the first paragraph in the Preamble refers to »medical research involving human subjects, including research on identifiable human material and data.« It's clear that material from human beings who acquire an infectious disease must be involved in identification of the source of their illness. It's true that humans are centrally involved in the type of research that searches for a prevention (such as a vaccine) or treatment. But that is not research that looks for the origins of the disease itself. Still, humans remain involved in ongoing research on COVID, such as the identification of variants and subvariants of the coronavirus that have emerged in the progression of the current pandemic. This is where the use of »human material« occurs in research. Even if that material is not »identifiable,« in the sense that the identity of the individual persons is revealed or is even necessary, the information is important for studying the geographic origins of new variants that emerge.

Paragraph 6 of the DoH says: »the primary purpose of medical research involving human subjects is to understand the causes, development and effects of diseases…« Our concern here is »the causes,« that is, the origin of the SARS-CoV-2 virus. The remaining paragraphs in the DoH address the various aspects of research that directly involves patients or healthy individuals as active participants. It's evident that this ethics guidance document, important as it is for much medical and biological research, is not intended to address the scientific origins of the disease itself.

CIOMS International Ethical Guidelines

The current version of the CIOMS guidelines, prepared by a non-governmental international organization in collaboration with the World Health Organization, was issued in 2016. The contents are more comprehensive than the DoH. Each guideline is followed by a commentary with further explication and analysis, so the document is much longer than the DoH. But like the DoH, the focus is on ethics in research with human participants, so almost all the guidelines address topics such as informed consent, privacy and confidentiality, research with special populations (pregnant women, vulnerable subjects, children, adults incapable of giving informed consent). The guideline most relevant to the origin of the coronavirus pandemic is Guideline 24: Public Accountability for Health-related Research. A section in the commentary to this guideline is titled »Data sharing.« The opening sentence says: »There are compelling reasons to share the data of health-related research.« Although the main focus of the guideline is on clinical research with human subjects, the data-sharing paragraph refers to generating new research hypotheses and increasing scientific knowledge. It is these last two features that are critical for learning the origins of the pandemic and seeking to prevent future occurrences.

Compelling Reasons for Global Collaboration in Research

The coronavirus pandemic continues to spread around the world. A recent report documents more than 550 million cases and more than six million deaths reported across almost 200 countries (The Visual and Data Journalism Team, 2022). Global commerce and recreational travel in today's world have caused an unprecedented number of countries involved in the COVID-19 pandemic and possible future pandemics. In addition to the number of deaths and illnesses, the pandemic has had an adverse effect on the economies of countries and has interrupted numerous supply chains throughout the world. A leading example is that of China, where the

COVID pandemic originated. One report says that »the economic fallout from China's Covid-19 lockdowns is widening both at home and abroad« (Murray, 2022). This report documents the effect on some industries with delivery networks, such as auto and electronics manufacturing. Also, »hospitals from the US to Australia are wrestling with a shortage of chemicals used in X-rays, carmakers are struggling to get back to full strength, and building projects in the US are still being held up by delayed materials« (Worobey et al., 2022). The article describes effects on a Danish company that manufactures luxury stereos and TVs and says that clothing and shoe factories are struggling to meet orders as supplies of Chinese materials are dwindling. In today's globalized world, almost everything is affected negatively by a world-wide pandemic. Scientists caution that the current COVID pandemic is not likely to be the last.

Getting to the bottom of the origins of COVID would set an important precedent for the future. The point is not to lay blame on China for being the country where the pandemic originated. If any blame is warranted, it should occur only where a country's leaders engage in cover-ups and lies, refusing to acknowledge facts or circumstances related to the origins of a pandemic or other devastating event with global implications (a major nuclear accident, for example). If the COVID pandemic originated in the Huanan Wholesale Seafood Market in Wuhan, as most accounts have reported, that is critically important information for taking appropriate steps in all animal markets to prevent future occurrences. But as one article notes, »…the observation that the preponderance of early cases were linked to the Huanan market, alone, does not establish that the pandemic originated there« (Worobey et al., 2022).

As noted earlier, an alternative explanation is that scientists created the coronavirus in a Wuhan virology laboratory and the virus somehow escaped from the lab. The World Health Organization (WHO) assembled a group of scientists to study the origins of the COVID pandemic. The Scientific Advisory Group for the origins of novel pathogens (SAGO) issued its first preliminary report in June 2022 (WHO, 2022). An article in the *New York Times* commented: »The report said that bats likely carried an ancestor of the coronavirus that may have then spilled over into a mammal sold at a wildlife market. But the team said that more Chinese data was needed to study how the virus spread to people, including the possibility that a lab leak played a role« (Mueller & Zimmer, 2022). The WHO team includes scientists from China, the United States, and two dozen other countries. The *NY Times* article noted that gaps in earlier Chinese reports about the disease made it difficult for this group to determine when and where the outbreak emerged. The *Times* also said there is likely to be more openness to a lab leak in this current team examining the origins of the pandemic than a previous WHO team sent to China in early 2021. Yet even at this early stage, the newly appointed WHO team appears not to be in total agreement. The *Times* article reports that »Efforts to study a lab leak met resistance from team members from China, Russia, and Brazil« (Mueller & Zimmer, 2022). It appears that politics rears its head even in a select group of international scientists working with the World Health Organization.

If these latest efforts are to succeed at finding and explaining the origin of the current COVID pandemic, it is important to look forward, not backward, avoiding blame or sanction for whatever occurred in Wuhan. Diligence and global cooperation are required to gain knowledge that could prevent future pandemics, with the current one still claiming the lives and health of people throughout the world. The best path is a global willingness to fully investigate the origins of the current COVID pandemic and take appropriate steps to avoid future occurrences.

Bibliography

Broad, W. J. (2020, April 13). Putin's Long War Against American Science. *New York Times.* https://www.nytimes.com/2020/04/13/science/putin-russia-disinformation-health-coronavirus.html

Castaneda, R. (2020, March 23). 12 Myths About Coronavirus. *U.S. News and World Report.* https://health.usnews.com/conditions/slideshows/myths-about-coronavirus

Council for International Organizations of Medical Sciences (CIOMS). (2016). *International Ethical Guidelines for Health-related Research Involving Humans.* https://cioms.ch/wp-content/uploads/2017/01/WEB-CIOMS-EthicalGuidelines.pdf

Kaiser, J. (2021, October 21). NIH says grantee failed to report experiment in Wuhan that created a bat virus that made mice sicker. *Science.* https://www.science.org/content/article/nih-says-grantee-failed-report-experiment-wuhan-created-bat-virus-made-mice-sicker

Kaiser, J. (2022, July 12). Draft bill would ban CDC, NIH from funding lab research in China. *Science.* https://www.science.org/content/article/draft-bill-would-ban-cdc-nih-funding-lab-research-china

Mueller, B., & Zimmer, C. (2022, June 28). Mysteries linger about Covid's origins, a W.H.O. report says. *New York Times.* https://www.nytimes.com/live/2022/06/09/world/covid-19-mandates-vaccine-cases#covid-origins-who-report-china

Murray, B. (2022, May 16). China's Lockdowns Are Squeezing Factories Far and Wide. Bloomberg, US edition. *Bloomberg Newsletter.* https://www.bloomberg.com/news/newsletters/2022-05-16/supply-chain-latest-china-s-lockdowns-squeeze-factories-far-and-wide

Nelkin, D., & Gilman, S. (2020). Placing Blame for Devastating Disease. *Social Research*, 87(2), 335–351.

Peters, J. W. (2020, April). Alarm, Denial, Blame: The Pro-Trump Media's Coronavirus Distortion. *New York Times.* https://www.nytimes.com/2020/04/01/us/politics/hannity-limbaugh-trump-coronavirus.html?searchResultPosition=1

Reality Check Team. (2021, August 2). Coronavirus: Was US money used to fund risky research in China? *BBC News.* https://www.bbc.com/news/57932699

The Visual and Data Journalism Team. (2022, July 5). Covid map: Coronavirus cases, deaths, vaccinations by country. *BBC News.* https://www.bbc.com/news/world-51235105

World Health Organization. (2022, June 9). COVID-19: Scientific Briefs. Preliminary Report for the Scientific Advisory Group for the Origins of Novel Pathogens (SAGO). https://www.who.int/publications/m/item/scientific-advisory-group-on-the-origins-of-novel-pathogens-report

World Medical Association (2013, October). *WMA Declaration of Helsinki—Ethical Principles for Medical Research Involving Human Subjects.* https://www.wma.net/policies-post/wma-declaration-of-helsinki-ethical-principles-for-medical-research-involving-human-subjects/

Worobey, M., Levy, J. I., Malpica Serrano, L., et al. (2022). The Huanan Seafood Wholesale Market in Wuhan was the early epicenter of the COVID-19 pandemic. *Science (New York, N.Y.)*, 377(6609), 951–959. https://doi.org/10.1126/science.abp8715

Globale Bioethik –
A Reluctant World Citizen

Henk ten Have

There is hardly a topic in contemporary medical ethics which is not examined and studied by Professor Wiesing: genetic screening, in vitro fertilization, death and dying, evidence-based medicine, professional responsibility, medical research, prevention and health promotion, doping in sport, nanomedicine, enhancement, aesthetic medicine, and face transplantation, – all the bioethical hot potatoes have been tackled by him. But what makes his work really interesting, and in a certain way unique, is that these practical issues are always mixed with other »digestibles« of a theoretical nature. Publications on the philosophical foundations of medical science and practice show that ethical dimensions of medicine cannot be separated from the philosophy of medicine. Moreover, faced with the challenges of today, we can also learn from the past, as studies of the publications of Richard Koch nicely illustrate.

A missing topic?

One topic that is relatively absent is global bioethics. This is remarkable since the processes and practices of globalization has not escaped his attention. Already in 1999, Dr Wiesing published an article on global bioethics in the Italian journal *Bioetica. Rivista interdisciplinare* (Wiesing, 1999). However, I could not get a hold on this article so that the ideas about global bioethics will remain a mystery for me. Together with Professor Ehni, an article on globalization of medical research was published in 2018 (Ehni & Wiesing, 2018). The authors argue that a global approach to ethics in medical research is inescapable since clinical trials are increasingly implemented in developing countries. They make a distinction between ethical rules that are generally accepted and those that are contested and sometimes controversial. Having mentioned various examples of abuse and violation of general research ethics principles, when it is clear what should have been done, they proceed to discuss problematic issues such as the standard of care and benefit sharing in global research. In fact, these issues are the result of the inherent tension between globalization and localisation, or between universalism and particularism. The authors avoid taking a normative position themselves but observe that over time consensus has emerged regarding crucial elements such as informed consent and review by local ethics committees, as reflected in international declarations and standard-setting guidelines.

It is intriguing to search for an explanation of the relative absence of global bioethics in the rich scientific work of professor Wiesing. The Tübingen Institute which he is directing is an international research center. He himself is involved in the World Medical Association since 2010 as well as in numerous international research projects (e.g. on priorities in healthcare, genetic screening, disaster ethics, and HPV vaccination). On his website one can find videos on organ trade, health and economics, and the corona-crisis. Especially the Covid-19 pandemic has encouraged bioethical self-reflection on the way ethical issues in relation to health and healthcare are usually approached. Critical analyses conclude that the dominant approach of bioethics is inadequate in the face of the pandemic because it does not provide consistent normative policy guidance, and overemphasizes personal autonomy and individualism (Lewis & Schuklenk, 2021; Chadwick, 2020; Klugman, 2020). The pandemic has exposed shortcomings and misconceptions in bioethics (Wolf, 2021). Others argue more forcefully that post-Covid bioethics should have a global perspective (Ravitsky, 2020). More attention should be given to embeddedness and connectedness of human beings, thus not only to the broader context of healthcare but also to the social and cultural networks in which individuals are included. That means articulating the importance of the common good, and the perspectives of justice, vulnerability and solidarity. In the age of Covid-19, global bioethics should be reimagined in order to address global phenomena, so that a new global health governance landscape can emerge, while the conditions for global solidarity and cooperation are examined, and the voices of marginalized and disadvantages populations are included in ethical discourse (Gostin et al., 2020). If a global disease threat such as Covid-19 demands global responses, a broader and more encompassing ethical framework is needed than that provided by the dominant model of bioethics, taking into account the persistent inequities in today's world.

A first explanation

Given this background, how then to explain the relative absence of global bioethics in the oeuvre of Dr Wiesing? One potential interpretation refers to the contested status of the phenomenon of globalization itself. We all know Dr Wiesing as a careful, prudent, thoughtful and rigorous scholar, and he might not want to focus his intellect on such a muddy area as global bioethics while globalization itself is currently under critical review, and the subject of intense philosophical and political polemics. Surveys of the BBC World Service, asking people in 18 different countries whether they identify themselves as global rather than national citizens show that people increasingly identify themselves as global citizens, particularly people in emerging economies (for example, 73% in Nigeria, 71% in China, 70% in Peru, and 67% in India). The only exception is Germany where only 30% of the population regards itself as global citizen (Grimsley, 2016). These data are published in 2016, and it would be interesting to explore the notion of global citizenship after the Covid-19 pandemic. The global public health emergency has reinforced the sentiment that we are all connected, and subjected to the same disease, regardless where it has emerged. But it has also exposed significant vulnerabilities and dependencies, for example in the supply of basic medical materials (not only face masks or ingredients for medication during the pandemic but also materials such as needles, resuscitation equipment, and prostheses that are scarce even today when efforts are directed to provide postponed care to numerous non-Covid patients). It seems to me that bioethics has important work to do here in order to critically reflect on processes of globalization, ensuring that they will benefit the global population rather than selectively promoting national interests.

A second explanation

Another potential explanation of the underwhelmed attention to global bioethics might have to do with the local setting. Tübingen is the place where initiatives and calls for global ethics have been launched at an early stage, particularly through the work of Hans Küng who has been professor at this university since 1960. In the early 1990 s, Küng started the project *Weltethos* (»global ethic«) as an effort to identify what values world religions share. The search for common values was primarily a practical effort. It is demonstrated for example in the activities of the Parliament of the World's Religions. In 1993, approximately 200 leaders from more than 40 religious and spiritual traditions signed the statement *Towards a Global Ethics*. This statement, drafted by Hans Küng, declares that all traditions share common values such as respect for life, solidarity, tolerance, non-violence, and equal rights. The document shows what world religions have in common rather than point out how they differ. It affirms the priority of ethics over the market economy (Parliament of the World's Religions, 1993). Around the same time, the Council for International Organizations of Medical Sciences launched a call for a global agenda for bioethics in the Declaration of Ixtapa (CIOMS, 1995). The basic idea is that the fact that moral values differ and that moral practices vary cannot be accepted as excuses not to identify fundamental ethical principles to guide medical research and healthcare. Both documents have been major sources of inspiration for initiatives of UNESCO to develop a common ethical framework for bioethics. The impetus to draft such framework came explicitly from representatives of developing countries. They were concerned that the rapid evolution of medical science would insufficiently benefit them, disproportionally harm them, or discriminate them with double standards. This call from developing countries to create a global normative framework demonstrates that global bioethics principles are not necessarily imposed by rich and powerful countries on the rest of the world. The role of such framework is first of all to protect parties that are weaker.

Philosophy of cycling

As I have said, Professor Wiesing is a prudent and cautious scholar, and his underwhelmed attention to global bioethics might be due to fact that he does not want to go into troubled waters, and also that he does not like to go into someone else's water. What he seems to prefer is more astute: he simply takes another route. The topic of global bioethics is not avoided but approached in an indirect way. Visitors of his website can admire the professor on his bike, indicating that cycling is one of his hobbies. Studies of characteristics of bicyclists show that about half of them use the bike for non-utilitarian purposes: they do not simply wish to go from destination A to B but want to race, exercise or recreate. Bicycling behaviour is much influenced by perceptions of safety; you do not want to hurt yourself and thus avoid obstacles; there is always a way around them (Sener et al., 2009). Furthermore, cycling is not just a mechanistic automated activity. It has been called an extended form of thinking, a modern peripatetic or philosophy on wheels. You sometimes have your best ideas when cycling. In the philosophy of cycling, the bicycle is also a metaphor for the good life (Welten, 2018; Hibbard, 2021). In 1974, Ivan Illich underlined the importance of a life conducted on two un-motorized wheels since it is the perfect tool to bring about a more sustainable lifestyle (Illich, 1974). This was the reason for an exclamation, ascribed to H. G. Wells: Every time I see an adult on a bicycle I no longer despair for the future of the human race. In his phenomenological reflections on cycling, the Danish philosopher Steen Nepper Larsen also made a connection with globalization: »The trajectories and escape routes of the bike do not follow the flows of commodities, money, and capital. The mobility of the bicycle reminds us much more of the old dream of being as free as a bird in the sky than a trip on the discounted economy expressway that commodifies our experiences. The freedom of the road contains much more than the modern, ›creative‹, self-managed workplace and is much richer than the freedom to consume. It is possible to accelerate your bike, but at full throttle it ironically contributes to a deceleration of the accelerating technologies of globalization. Cycling is an alternative version of rich global communication« (Larsen, 2010).

As a cyclist, Professor Wiesing therefore is used to explore roads, and find alternative ways to proceed. While he is practising philosophy on wheels, he is implicitly criticizing globalization. But what is more, another characteristic of riding a bicycle, at least according to an analytic philosopher and cyclist is that cyclists love rules (Sam, 2013). This gives us a hint how global bioethics can be approached in an indirect manner.

Rules and regulations

Several publications of Dr Wiesing concern international documents such as the Declaration of Geneva, the Declaration of Helsinki, and the revised CIOMS Guidelines. These are surely global documents, intended to guide and regulate international research and healthcare. In a comparison of the Hippocratic Oath and the Declaration of Geneva, the author claims that only the latter, as revised recently in 2017, can legitimately claim »to come close to representing the most important principles of professional medical conduct in today's globalized world.« (Wiesing, 2020, p. 86). In order to promote and maintain patient trust in the medical profession, it is important that members of the profession bind themselves to certain rules. Patients need to be assured that their well-being will be prioritized. The Declaration of Geneva can claim legitimacy in articulating these rules for two reasons: it is written by the World Medical Association, »the global and self-governing, professional organisation«, and it is developed in a transparent and public process (Wiesing, 2020, p. 85).

This publication demonstrates an interest in at least the effects of globalization on medical ethics. It testifies for the need of international cooperation to make sure that underlying principles of professional conduct are harmonized and standardized across the globe. At the same time, the article highlights a particular perspective on the globalized world: the significance of rules and regulations. While other scholars analyse and elaborate controversial issues in global bioethics or examine the possibilities and difficulties for implementing global principles in diverse practices and policies, Dr Wiesing concentrates on the documents and codes that illuminate the global landscape in order to provide direction. He knows perfectly well that this is only part of the story of ethics, and that global ethical reflection and activities are facing many other issues and challenges: »A professional code of conduct can regulate important elements of the doctor-patient relationship, but it cannot solve all the problems of medical ethics.« (ibid, p. 86)

Individualistic professionalism

The last quotation reveals another fundamental characteristic of Dr Wiesing's approach: his emphasis on medical professional ethics and the central role of the doctor and the doctor-patient relationship. This is evident in one of his recent publications when he criticizes the Planetary Health Pledge for Health Professionals in the Anthropocene (Wiesing, 2022). This pledge is an effort to redefine the roles and responsibilities of physicians in regard to climate change and environmental degradation. This effort is criticized from the perspective of medical professionalism, and can find no mercy in the eyes of the author because it compromises the primary responsibility of the physician, which is acting in the best interests of the individual patient. The medical profession has an individualistic orientation, and any move away from this orientation should be resisted. While such position is understandable for a medical historian and physician, it has also somewhat of a nostalgic aura. Is it still tenable in an era where healthcare has become a massive bureaucratic and technocratic commercial enterprise, when doctors themselves complain that medicine has lost its soul, and more and more patients are unsatisfied with the care they receive (Ten Have & Pegoraro, 2022)? Is it true that in the doctor-patient relationship, a physician is »to a large extent relieved of further social responsibility...« as the author argues? (ibid, p. 161). The examples related to the Covid-19 pandemic show that there are problems. In many countries crisis standards of care have not been formulated and promulgated by medical organizations or committees but have been applied, at least initially by individual doctors without much transparency. The same is true for triage decisions. Many physicians were agonized by these decisions, nonetheless made them and were hesitant to explain how they were made (Ten Have, 2022). I remember quite well a television interview with a leading Dutch intensivist when he was asked what he did when insufficient beds were available to treat all patients. His answer was: I decide, the patient and his or her family are not involved. But his decisions were definitely not in the best interests of each individual patient since the conditions and prognoses of multiple patients were weighted. Nonetheless, he did not doubt his capacity to make these decisions.

Another curious comment in Dr Wiesing's article is that health is not a human right, although it is explicitly recognised as a human right in the 1966 International Covenant on Economic, Social and Cultural Rights, ratified by 160 countries and in many countries adopted in domestic laws or Constitutional law. It is also mentioned on the website of the World Medical Association where the organisation states that it is committed to protecting and promoting the right to health in an inclusive manner (WMA, 2022). We know that the provision of healthcare is only one among many factors contributing to the maintenance and improvement of human health. The role of the physician is therefore much broader than simply providing care services to individual patients. But from the perspective of individualistic professionalism, the right to health is often transformed into the right to healthcare since the basic assumption is that the patient cannot and should not expect more from a physician than concern with his or her individual well-being.

The emphasis on individualistic professionalism is associated with a limited ethical framework. A narrow set of ethical principles will suffice to define medical practice: respect for autonomy, beneficence and non-maleficence, and derived from these, informed consent and confidentiality. There is no need for a broader set of principles since the primary role of the physician is towards the individual patient. Of course, it is recognized that the physicians can have different roles, such as expert, consultant, policy-advisor, advocate, and educator. But in Dr Wiesing's vision, these roles should be clearly separated from the primary role. I think that this is an impossible requirement since it isolates doctor as well as patient from their embeddedness in a context which is socially, culturally, economically and politically determined. This context positively enables the doctor-patient relationship, whereas embeddedness at the same time may have all kinds of negative impacts on the relationship, and may be the source of ethical problems. But it cannot simply be denied. The consequence is that the physician has multiple roles at the same time which are hard to disentangle because they are implicated in each other. In order to heal or help a patient, a doctor may have to advocate a cause, or educate others. In

2015, when more and more children, especially from Black and low-income families, started to develop symptoms such as hyperactivity, emotional agitation, skin rashes and learning problems, pediatrician Mona Hanna-Attisha in Flint, Michigan, searched for the causes, and discovered that the drinking water contained high levels of lead. Because the authorities denied any problems, she alerted the media. In the interest of each of her individual patients, she acted as a whistle blower and advocate. This example shows two things according to me: first that a doctor as a healer has at the same time an individual and social responsibility, and second that an individual is always more than an individual. Human beings are not Leibnizian monads. Their embeddedness implies that often what is best for one person is good for the community. This is why doctors recommend vaccination to their individual patients: it is not only in their own interest but simultaneously in the interest of all people.

Conclusion

His preference for an individualistic orientation of medical professionalism seems to be a more fundamental reason why Dr Wiesing is reluctant about global bioethics. He does not deny the relevancy of globalization and its ethical impact on the practices and policies of healthcare across the world. But he wants to shield what he regards as the core of professionalism, i.e. the doctor-patient relationship, even amidst surrounding storms of climate change, environmental degradation, degrading standards of living, corruption, and violence of war. He likes to follow the advice of Sherlock Holmes in Conan Doyle' story *The Adventure of the Priory School*, when they follow bicycle tracks after the disappearance of a boy and his German school master Heidegger: »Before we begin to investigate that, let us try to realize what we *do* know, so as to make the most of it, and to separate the essential from the accidental« (Doyle, 1905, p. 104)

Bibliography

Chadwick R. (2020). COVID-19 and the possibility of solidarity. *Bioethics*, 34(7), 637. https://doi.org/10.1111/bioe.12813
CIOMS (1995). A global agenda for bioethics: Declaration of Ixtapa. *Canadian Journal of Medical Technology*, 57(2), 79–80. PMID: 10143000.
Doyle, A. C. (1905). *The return of Sherlock Holmes.* George Newness.
Ehni, H.-J., & Wiesing, U. (2018). Globalisierung in der medizinischen Forschung. *Der Chirurg*, 89(3), 178–184. https://doi.org/10.1007/s00104-017-0570-5

Gostin, L.O., Moon, S. & Meier, B, M. (2020). Reimagining global health governance in the age of Covid-19. *American Journal of Public Health,110*(11), 1615–1619. https://doi.org/10.2105/AJPH.2020.305933

Grimsley, N. (2016, April 26). *Identity 2016: ›Global citizenship‹ rising, poll suggests.* https://www.bbc.com/news/world-36139904

Hibbard, J. (2021). *The art of cycling. Philosophy, meaning, and a life on two wheels.* Quercus.

Illich I. (1974). *Energy & Equity.* Harper & Collins.

Klugman, C. (2020, September 24). The cult of autonomy and why bioethics needs to become more communal. *Bioethics.net.* http://www.bioethics.net/2020/09/the-cult-of-autonomy-and-why-bioethics-needs-to-become-more-communal/

Lewis, J., & Schuklenk, U. (2021). Bioethics met its Covid-19 Waterloo: The doctor knows best again. *Bioethics, 35*(1), 3–5. https://doi.org/10.1111/bioe.12840

Nepper Larsen, S. (2010). Becoming a cyclist. Phenomenological reflections on cycling. In J. Ilundáin-Agurruza, & M. Austin (ed.), *Cycling philosophy for everyone: A philosophical tour de force.* Wiley Blackwell.

Parliament of the World's Religions. (1993). *Toward a global ethics.* Council for a Parliament of the World's Religions.

Ravitsky, V. (2020, May 20). Post-Covid bioethics. *The Hastings Center.* https://www.thehastingscenter.org/post-covid-bioethics/

Sam, B. (2013, January 30). *Road cyclists are to bike riding as analytic philosophers are to philosophy: Discuss.* https://fitisafeministissue.com/2013/01/30/road-cyclists-are-to-bike-riding-as-analytic-philosophers-are-to-philosophy-discuss/

Sener, I.N., Eluru, N., & Bhat, C. R. (2009). Who are Bicyclists? Why and how much are they Bicycling? *Transportation Research Record, 2134*(1), 63–72. https://doi.org/10.3141/2134-08

Ten Have, H., & Pegoraro, R. (2022). *Bioethics, healthcare and the soul.* Routledge.

Ten Have, H. (2022). *The Covid-19 pandemic and global bioethics.* Springer Publishers.

Welten, R. (2018, October 30). *Cycling for Life Towards a Sustainable Philosophy of Endurance Sport.* Proefschrift Radboud Universiteit Nijmegen. https://repository.ubn.ru.nl/bitstream/handle/2066/196531/196531.pdf?sequence=1&isAllowed=y

Wolf, S. M. (2021). What has Covid-19 exposed in Bioethics? Four Myths. *Hastings Center Report, 51*(3), 3–4. https://doi.org/10.1002/hast.1254

Wiesing, U. (1999). Bioetica globale e vicende storiche particolari nel caso della genetica. In C. A. Viano (ed.), Bioetica. *Rivista interdisciplinare, 7*(4), 639–644.

Wiesing, U. (2020). The Hippocratic Oath and the Declaration of Geneva: legitimisation attempts of professional conduct. *Medicine, Health Care and Philosophy, 23*(1), 81–86. https://doi.org/10.1007/s11019-019-09910-w

Wiesing. U. (2022). Climate change and the different roles of physicians: a critical response to ›A Planetary Health Pledge for Health Professionals in the Anthropocene‹. *Medicine, Health Care and Philosophy,* 25, 161–164. https://doi.org/10.1007/s11019-021-10051-2

World Medical Association (2022). *Right to health: An inclusive right for all.* https://www.wma.net/what-we-do/human-rights/right-to-health/

Heilswissenschaft – The Medicalization of Salvation

Jos Welie

Introduction

»Die Medizin feiert Advent – es dauert nicht mehr lange, bis eine neue Zeit anbricht«. Medicine is celebrating Advent – it won't be long and a new era will commence. Thus Wiesing posits at the start of his *Heilswissenschaft – Über Verheißungen der modernen Medizin* (Wiesing, 2020, p. 7). Advent is the 4-week period in the Christian calendar awaiting, quite literally, the coming of the Lord, the birth of Jesus at Christmas, the moment at which God comes into the world.

In what sense would medicine be celebrating the impending emergence of the divine? In what sense is medicine on the brink of generating not merely healing (German: *Heilung*), but becoming the science of salvation (German: *Heil*)? It is, as hinted at by the subtitle of Wiesing's book, because of the *Verheißungen der modernen Medizin*, the promises, even prophecies of modern medicine. Here, it is important to underscore that medicine is not merely doing the prophesying, predicting a wondrous future. Medicine itself is the promise. It is in medicine that we should put our trust if we want a better future. Individually, but also and more importantly of course for humankind as a whole.

The attempt to adopt a religious agenda is surprising. For as Wiesing explains, medicine is not connected to any religion nor, for that matter, to ethnicity, nationality, or any other social configuration (ibid., p. 67). There is something paradoxical about medicine embracing the idea of a paradise of sorts, an ultimate era in which all will be well: »Because the sciences, in their historical unfolding, are not working towards salvation; finality is a foreign idea to them. The kinds of skeptical questions that any philosophy of science raises will evoke justified doubts about such ideas« (ibid., 2020, p. 73). In other words, by embracing this kind of »adventist« conviction, medical science is at risk of undermining its own identity precisely qua science.

The paradox may not be as sharp as Wiesing contends. After all, in many cultures medicine *is* a religious practice, performed by the same persons who perform religious rites. While in Christianity, the role of physician was rarely combined with that of priest (with the merger at times being explicitly prohibited by church authorities), health care has always been a religious ministry and whole religious orders (notably of nuns) were founded with health care as their primary mission.

Conversely, the importance of hope, faith, and spirituality more generally for the process of human healing is widely acknowledged in today's medical practice as well. Still, most 21st century physicians will prefer to leave the domain of spirituality to other experts within the interprofessional health care team, such as hospital chaplains. Wiesing is right in insisting that 21st century western medicine does not consider itself part of, or even linked to any religion. And hence the question arises why biomedicine is eager to fulfill »a quasi-religious function« (Reuter, p.12), a question Wiesing probes with great acuity in his *Heilswissenschaft – Über Verheißungen der modernen Medizin*.

In this chapter, I seek to approach the same phenomenon from the other side, that is, the side of the user of health care services, the patient, medicine's clients, the public. Why is it that medicine can serve as a substitute of religion? Why are its promises of a better future trusted? We may be tempted to answer this question by pointing to the phenomenon of secularization. In many parts of the world, people have been losing faith in the divine and abandoning religious practices. And medicine fills the void thus created. Indeed, Wiesing (2020) concludes his book-length treatise with the following speculation:

> People not only want science from the sciences; they want more. The sciences should proclaim what they are in fact incapable of delivering, what previously had been the domain of religions, that is, salvation. And one cannot really blame the sciences for pretending to deliver this. After all, who else should do so? Who else can establish meaning? Who else can soften the frightful conditions of our fragile human existence? Today, there are hardly any other candidates left (p. 138).

But Wiesing's thesis only makes the aforementioned question more urgent: Why is it that 21st century biomedicine *can* fill this void, a void left by the disappearance of a phenomenon so different from it?

Literally, salvation means being saved from some evil, being rescued. For sure, medicine is also about rescue. Its focus on rescue has enabled remarkable innovations, from ambulances to emergency medicine, and from cardio-pulmonary resuscitation to neonatal intensive care units. But this is not the rescue that the term salvation connotes. Salvation has acquired a much more expansive meaning that suggests a rescue from our earthly predicament altogether, a transcendence of the human condition as we know it into a more perfect existence. Evidently, this kind of salvation includes freedom from physical trauma, illness and suffering. And in that sense, it will also include the kind of rescue that medicine seeks to offer. But salvation encompasses much more. It includes individual self-realization, happiness, love, belonging, justice, beauty, *the* good. Indeed, in the Judeo-Christian faith, true salvation can be attained only – and will be attained eventually – when God reestablishes paradise at the end of times.

Thus, the question before us is how and why contemporary biomedicine can widely instill in people trust, indeed faith, that biomedicine will be able to rescue people not just from life-threatening traumas, sickening illness, or a debilitating disorder; but also – and more importantly – that biomedicine will deliver a better life altogether, a more satisfying and happy existence, in short *being-well/well-being*.

The phenomenon of medicalization

It is not at all unusual for medicine to exceed its boundaries. Or more precisely, for society to expect from medicine that it exceeds its boundaries. This process is known as medicalization (Bodea, 2016; Nye, 2003). Thus, the medicalization of salvation might be understood as the logical next step in an ever-expansive array of non-medical phenomena being medicalized.

Human sexuality is a classic example. In the 19th century, homosexuality changed from an immoral practice into a psychiatric illness, and masturbation became a medical condition for which many a person was hospitalized (Engelhardt, 1974). Today, we may chuckle at the scientific theories that justified this medicalization of masturbation. But the medicalization of human sexuality has not itself ended, only shifted. Much of female contraception is medicalized, as is abortion. Many children today are conceived through medically assisted and hence medically regulated processes. And ever more births happen in medical clinics. Many surgical procedures are performed with the aim of becoming sexually more attractive, or to improve sexual function and increase sexual pleasure itself. Even gender itself has been medicalized.

In order for a practice or phenomenon to be medicalized, a number of conditions must be met. First and most evidently, the medical profession must be willing to view it as something medical, something that belongs within the domain of medicine both as a science and as a practice. A good example is the practice of esthetic plastic surgery. When restorative plastic surgery developed in the early 20th century and plastic surgeons realized these techniques could also be used to cater to people seeking beautification, the medical profession issued terse prohibitions on the practice of cosmetic plastic surgery. The dental profession did the same (Welie, 1999). Needless to say, this prohibition soon succumbed and today, roughly half of all dental interventions are also or only esthetic in their objectives. And yet, many examples of cosmetic medical interventions remain that make most plastic surgeons cringe, such as people trying to acquire the appearance of an animal by means of surgical interventions. Most orthodontists may be willing to place braces for purely esthetic reasons, even fake braces when a teen does not need them but wants to fit in. They may whiten teeth, place veneers, or even perform more invasive surgeries purely to make their clients be more attractive. But extraction of all healthy teeth, whether requested for cultural, sexual or financial reasons, is still refused by most dentists (Broers et al., 2022).

Once embraced by the medical profession, the medical intervention must also be seen as preferable over non-medical means of bringing about a desired outcome, not only by the medical profession but first and foremost by the consumers of the medical services. Antibiotics are clearly preferred over more sick days. Pain is poorly tolerated in western countries, and vast amounts of analgetic medicines are consumed to relieve it. And if pregnancy at a premenopausal age is not convenient, ovum freezing followed by IVF provides a solution. We see similar patterns taking hold in social domains. Educational challenges are now often seen as medical conditions to be addressed by medical professionals. And the insertion of medical processes and practices into the legal system is widely believed to increase justice as well.

The most extreme version of medicalization occurs when a particular action or event is not merely inconvenient, with the medical intervention being the better alternative. Rather, the action or event is widely seen as a bad, even as a serious criminal act, *unless* it is performed by physicians. The paradigmatic example of this ultimate form of medicalization is intentionally ending a person's life. When performed by a layperson, this constitutes the criminal act of homicide, even if done at the victim's request. But when done by a physician, it is called euthanasia, which is now legal in a dozen countries with the number steadily growing. Euthanasia and physician assistance in suicide (PAS) not only are acts that only physicians (and in Canada nurse practitioners too) legally may perform. These two modes of dying now are labeled as »death with dignity«, implying that all other forms of dying (not only homicidal death but also death by natural causes) are *not* dignified. The only death that is dignified is a death brought about by medical means.

So what is it that makes medicalization so attractive? What guarantees that anything done by physicians in their role as physicians, is good? Or more precisely (since it evidently is not the case that anything physicians do is good): What nevertheless causes people to have so much faith in physicians and in biomedical practices and technologies more generally? And what is it that gives these practitioners the self-confidence that they can live up to these expectations?

The examples provided above – human sexuality, procreation, education, justice, well-being, and longevity – all involve core aspects of being human. They all involve goods that most humans seek, indeed humanity as a whole has been seeking forever. Salvation consists precisely in the realization of these goods.

Control and regulation of life

From the moment we come into this world, our way of being nowadays is shaped by biomedical science and systems. Today, more than 98 % of all births in the United States happen in a hospital (MacDorman & Declercq, 2019). In fact, for many of us, that control started long before our birth. Most couples use medical means of contraception to determine the optimal time to become pregnant. Those who are unable to have children naturally will typically seek medical assistance. About 12 % of all American women ages 15 to 44 seek such help each year (CDC, 2017); and in France roughly 1-in-27 children is now born with the help of artificial reproductive technologies (INED, 2022). IVF can also be used to select the number of fetuses and the gender, as well as check for other (un)desirable characteristics in one's offspring. If the pregnancy is unwanted, there is a medical solution for that too: in 2020 slightly more than one in five pregnancies in the US was medically terminated (Guttmacher Institute, 2022). Couples wishing to bring their pregnancy to term are of course urged to seek regular prenatal care too. As already mentioned, the birth itself is almost always medically supervised these days.

And from that moment on, children's growth is carefully measured and charted by neonatologists and child psychologists, pediatricians and pedodontists, school nurses and speech therapists. Some medical interventions are recommended for all kids, such as an array of vaccinations, twice yearly dental exams, school aptitude tests, and nowadays also anxiety screens for youngsters between 8 and 18. For children with specific challenges, such as short stature, an overbite, or ADHD, there are additional drugs and surgical interventions available.

The older we get, the more medical needs we will have. Glasses, vitamin supplements, contraceptives, and botox injections have become so common that they are no longer thought of as medical interventions. One in four of us will need the assistance of a mental health care provider at some point during our adulthood. At-home predictive genetic test kits are now available for dozens of conditions. The number of prescribed medications will generally increase with our age, as will be the number of joints and other organs that need to be replaced. And most of us will eventually die in the same place in which we were born, that is, the hospital (Adair, 2021).

None of these medical interventions is forced onto us. Informed consent from the individual concerned (or else parental consent for children) is a necessary condition. Thus, we tend to think about all of these medical interventions as means to exert our own autonomy. Cosmetic plastic surgery supposedly is a way to really become myself; reproductive technologies a way to control my own body; predictive genetic tests a way to determine my own future; and euthanasia a way to die on my own terms. If, for the sake of argument, we overlook the many subtle but pervasive social, cultural and commercial pressures that lead people to undergo such medical interventions and if we instead assume that people choose to undergo them in complete freedom, the fact still remains that these choices render us completely dependent on medical providers, medical technologies, and medical structures and systems. Only if our choices meet the objectives, norms, methods and routines of health care professionals will we be able to realize our autonomous desires.

Biomedicine has thus acquired an awesome power. And with it comes an awesome responsibility. But it is a responsibility that today's biomedical professionals are eager to shoulder. Indeed, many biomedical scientists are absolutely convinced that the revolution they are leading is the only way forward and the greatest blessing to humankind ever. He Jiankui, the Chinese scientist who created the first genetically edited babies, flaunting international and Chinese regulations in the process, was listed by Time Magazine as one of the 100 most influential people of 2019 (Regalado, 2019). He is unusual in that he ended up convicted as a criminal and serving jail time, a fate extremely rare for biomedical scientists. To be sure, biomedical scientists have been subjected to stiff fines and even jail time for committing fraud (notably when changing research data to obtain grants or commercial loans). But since the Nuremberg trials ended, few biomedical scientists have been imprisoned for the barriers they broke.

Notwithstanding the shocking nature of the Nuremberg trials, the Tuskegee experiments continued, ending only in 1973. The remaining survivors won a civil suit. But none of the researchers involved was ever sanctioned. In the same year, the first Dutch euthanasia court case took place, with the physician being found guilty of homicide at the victim's request, but receiving a suspended sentence only. In the 30 years between that case and the decriminalization of euthanasia in 2003, no Dutch physician ever went to jail for committing euthanasia, even though such medically procured homicide was punishable with 12 years imprisonment.

Of course, this near-immunity of judicial sanction for intentionally breaking barriers is not merely indicative of the audacity of the biomedical scientists themselves but also of the public's tolerance and even appreciation of their revolutionary approaches. Patients, patient advocates, and medical reporters alike love »breakthroughs« (Dresser, 2001). We expect and want biomedical science to improve creation, to finally realize the most fundamental desires of humankind that we have sought forever, but always in vain – until now.

Superceding Nature

Traditionally, medical interventions have been curative or restorative. They presume a previously existing situation, generated by nature itself, that the person is being returned to by means of a medical intervention. The intervention is aimed at undoing (unnatural) harm (e.g., trauma-induced concussion or smoking-induced cancer); or at slowing down a natural but undesirable process (e.g., aging-induced cardiac failure); or at a »return« to a »wholesome« state (that is, healing). Of late, however, biomedical scientists have been able to set aside or otherwise circumvent nature and create completely new beings. Using reproductive science and technologies as a foundation, biomedical scientists have been able to create clones (such as Dolly, the first cloned sheep). Importantly, this technique does not simply involve splitting the earliest two-cell zygote into two identical twins, mimicking the natural emergence of monozygotic twins. Rather, the nucleus of a cell taken from an adult organism is transplanted into a different cell from which the nucleus has been removed, so-called Somatic Cell Nuclear Transfer (SCNT). Although many countries prohibit human cloning, there is little doubt that some biomedical scientists continue to advance the process of human cloning.

These technologies also render it possible to create chimeric beings in which human genetic material is merged with non-human DNA. Even more countries prohibit this type of experimentation. But given the ethos of contemporary biomedical science in which breaking down barriers is widely seen as a calling, it is highly probable that experiments with human chimeras are taking place too.

Far less controversial, but no less an example of modern biomedicine's success in pushing nature's boundaries, is the creation of artificial organs for transplantation purposes, including organs grown in the laboratory, and the production of laboratory-generated animal meat for human consumption. Different, but equally awe-inspiring technical developments involve interfacing neuronal tissues with computers. Even if cyborgs are still pure science fiction, much more limited applications aimed at restoring some degree of sight in blind persons, or some degree of computer-generated motor control in a paralyzed person, suggest that in principle cyborgs can indeed become reality in the not-too-distant future.

This kind of control over nature was previously only the domain of the divine, whether specific Gods with limited powers to control the wind, the sun, the harvest, or the herds of buffalos; or a single all-powerful God who has created the whole universe and everything alive in it. But now this power is in human hands, thanks to modern biomedical science. Or so many scientists and much of the public at large believe.

Eternal life

Awe-inspiring as all of the previous examples of controlling and overcoming nature are, they pale in comparison with the one good that has humans have sought forever, that is, eternal life here on earth. In Greek and Roman mythology, we already find stories about mere human beings becoming divine and thus enjoying eternal life. But only a select few humans would enjoy this fortune. Some world religions have tried to meet this deep human desire by promising a never-ending series of reincarnations. But even this is not quite the same as eternal life precisely as the person I am here and now. Within Christianity, all human beings have the possibility of eternal life as the same person, no less in an embodied human form. But only in the hereafter.

And hence, throughout human history, people have looked for means of creating eternal life here on earth. Classic examples include the search for the fountain of youth, or some other drink or food existing somewhere on earth that will prevent human death. Not surprisingly, when Europeans discovered the New World, efforts to finally locate this fountain in the Americas doubled. In the meantime, alchemists doubled their own efforts to chemically produce a similar product. The invention of distillation enabled them to generate »aqua arsens«. This water, due to its supernatural ability to actually burn, became also known as »aqua vita«, water of life. The efforts of many alchemists notwithstanding, Francis Bacon (1561–1626) complained that medicine was not seriously searching for life-extension. And for good reason; for in his era, roughly half of people did not reach the age of 25. Only in the late 19th century did the average life-expectancy begin to increase, with dramatic gains in the first half of the 20th century.

Medicine is often believed to be the cause of this increase. More likely changes in public sanitation were the primary cause (though specific biomedical interventions such as antibiotics surely were a major contributor too). Extension continued in the second half of the 20th century, but with ever smaller gains – and in many western countries, the expected life-span is now actually declining in spite of the continuous growth of medical science and technology. The lack of evidence that modern medicine can and does extend life does not appear to matter much. The enormous amounts of money that continue to be spent on biomedicine trying to stop aging and to bring about life-extension reflect society's great faith that medicine can. Many believe – and some explicitly proclaim – that either in the lifetime of the current generation of scientists, or else of our kids, all illnesses will be curable and immortality will be attained. This hope is not irrational, but certainly not supported by true scientific skepticism and reasonability. Then again, miracles typically are not irrational; just not reasonable.

Concluding observations

As Wiesing has already pointed out, optimistic predictions about future successes of interventions continue to be made, even if all too often those predictions turn out to be premature at best. It simply does not seem to make a difference that time and again, the optimistic predictions are proven wrong. Health care providers, patients, patient advocates, and health policy makers alike all continue to believe steadfastly that cures for the direst diseases are just around the corner (Dresser, 2001). And with a little bit of luck, for some patients willing to undergo experimental treatments, that future can already happen today.

This pattern of hoping, even expecting against all odds, is reminiscent of the zeal with which some Christians prepare for the end of times, being convinced it is imminent. It matters little that there is, for the neutral, impassioned observer, very little to support the dawn of this paradisial era. Indeed, their faith is not in the least weakened when the expected date of Christ's return arrives, but without Him returning. The date is simply adjusted to a future date, arrives again and passes, over and over again. Likewise, to believers in modern medicine it matters little that the date at which medicine will have finally conquered cancer is being announced, passes to no avail, is reset to a later date, which then passes, and over and over again (Wiesing, 2020, p 70).

One may trust the promises of medicine against all odds because medicine is not about odds. Medicine's progress is not the result of a series of accidental events that could have also unfolded differently. Rather, there is a logic to its development. It cannot but develop in this way. This factual observation also has prescriptive power. For if it cannot but develop this way, any attempt to stop or even redirect the process would be illogical, irrational, and thus wrong (ibid., 2020, p. 21). Instead, this development should be trusted, embraced, and if possible accelerated – by the biomedical scientists and health care professionals procuring the development, and *a fortiori* by those benefiting from it, that is, patients, health policy makers, and society at large.

And any such new medical development is good. It is good because it is new. We no longer need to worry whether, ethically, a new medical development is good. It is so precisely because it is new, thus bringing the future forward, a future of promise and hope, a future of salvation (ibid., 2020, p. 25). By definition, salvation presumes transcendence. It presumes the existence of a world that is better than the one we find ourselves in and from which we want to be rescued. But if we no longer can believe in a transcendent reality that exists right now, in a Being that is always among us, yet is not from this world and infinitely better, then where will we find this transcendence? In the future. For the future by definition transcends the present. The future thus can bring salvation, provided of course it is always better. And this is why it would be heretical to even doubt its goodness. And worse would be any slowing down of emergence of the future (ibid., 2020, p. 25, 71).

Those who nevertheless insist on doubting the logic and hence goodness of the progression may, of course, hold on to those personal views. But they have to realize that those are their own, personal views only. And they should hence not try to erect barriers. Every person is free to forego the benefits of modern medicine. But it would be most disrespectful, even sinful, to deny others their well-being, their health, youth, longevity, self-realization, and happiness, in short, their salvation.

Bibliography

Adair, T. (2021). Who dies where? Estimating the percentage of deaths that occur at home. *BMJ Global Health*; 6(9), e006766. https://doi.org/10.1136/ bmjgh-2021–006766.

Bodea, A. (2016). Medicalization. In H. Have (ed.), *Encyclopedia of Global Bioethics*. (pp. 1846–1857). Springer.

Broers, D.L.M., Dubois, L., Lange, J. de, et al. (2022). What are non-dental reasons for tooth removal? A systematic review. *International Dental Journal*, 72 (1), 52–57[s]. https://doi.org/10.1016/j.identj.2021.01.011.

CDC (Center for Disease Control). (2017, June). *Key Statistics from the National Survey of Family Growth – I Listing*. https://www.cdc.gov/nchs/nsfg/key_statistics/i.htm#infertility; accessed 17 January 2023.

Dresser, R. (2001). *When Science Offers Salvation: Patient Advocacy and Research Ethics*. Oxford University Press.

Engelhardt, H.T. (1974). The disease of masturbation: values and the concept of disease. *Bulletin of the History of Medicine*, 48(2), 234–248.

Guttmacher Institute. (2022). Abortion incidence and service availability in the United States, 2020, *Perspect Sex Reprod Health*, 54(4), 128–141. https://doi.org/10.1363/psrh.12215

INED (Institut National d'Etudes Démographiques). (2022, February). *How many children have been conceived by IVF (in vitro fertilization) since the first »test-tube baby« was born in France*. https://www.ined.fr/en/everything_about_population/demographic-facts-sheets/faq/how-many-children-have-been-conceived-by-IVF-since-the-first-test-tube-baby-was-born-in-France/. Accessed 17 January 2023.

MacDorman, M.F. & Declercq, E. (2019). Trends and state variations in out-of-hospital births in the United States, 2004–2017. *Birth*, 46(2), 279–288. https://doi.org/10.1111/birt.12411

Nye, R. A. (2003). The evolution of the concept of medicalization in the late twentieth century. *Journal of History of the Behavioral Sciences*, 39(2), 115–129. https://doi.org/10.1002/jhbs.10108

Reuters, L. (2005). The Saving Power of Biotechnology: On Public Perceptions of a Field of Technology. *Ethical Perspectives*, 12(1), 3–16. https://doi.org/10.2143/ep.12.1.583360.

Regalado, A. (2019, August). *Disgraced CRISPR scientist had plans to start a designer-baby business.* MIT Technology Review. https://www.technologyreview.com/2019/08/01/133932/crispr-baby-maker-explored-starting-a-business-in-designer-baby-tourism/. Accessed 16 January 2023.

Welie, J.V.M. (1999). Do you have a healthy smile? Ugliness as a medical indication for dental and surgical treatment. *Medicine, Healthcare and Philosophy, 2*(2), 169–180.

Wiesing, U. (2020). *Heilswissenschaft – Über Verheißungen der modernen Medizin.* Fischer.

Hype –
The Unbearable Lightness of AI Hype: The Moral Pitfalls of Inflated Technological Enthusiasm

Alex John London

Author's note: this paper was inspired by Urban Wiesing's »Life-time and world-time in accelerated medicine: An essay on the consolation of synchronization« and it is offered in celebration of a most thoughtful and generous colleague who I am proud to call my friend.

New technologies often generate excitement, fueled by a combination of novelty and anticipation of the many ways they might make life easier, better, or more productive. Eager to be at the vanguard of such advances, stakeholders adopt new technologies and apply them to old problems or search for new ways to unlock their utility. While some of these early explorations succeed, many do not. It is unlikely that failures in the development or deployment of new technologies could be eliminated entirely without smothering the process of innovation (London & Kimmelman, 2015). This is due, in part, to natural limitations on our ability to grasp: the relevant causal structure of the world, practical complexities of new practices, mismatches between new practices and the needs of other stakeholders, or the alternative means that those stakeholders might use to meet their needs. Even if failure cannot be eliminated, it is imperative to distinguish residual risks of responsible innovation from avoidable risks and other moral pitfalls associated with the hype that accompanies some of the most celebrated new technologies.

To sharpen the focus of this analysis I begin by clarifying two aspects of hype, one associated with its effects and another associated with intent. I then explore two kinds of moral problems associated with inflated expectations about new technologies that hype often produces. The first set of problems are practical, mostly immediate, and so relatively easy to understand. This set includes the use of technologies for purposes that are not supported by evidence of safety or efficacy, and the risks this imposes on various parties. Saying that problems in this first set are relatively easy to grasp is not to denigrate their moral importance; it is only to say that it does not take much philosophical work to identify and explain the nature of such concerns or their social significance. In contrast, the second set of problems are more diffuse and so are less easy to identify although their social and practical importance is, in some ways, deeper and more profound. This depth and profundity derives from their impact on forms of social reliance and the division of labor that are essential to a functioning Republik and, thus, from their connection to issues of justice. After making these points I close with some reflections on their implications for the ideas of residual risk and responsible innovation.

Two Aspects of Hype

Efforts to define hype often focus on two related, but potentially independent aspects of the concept. Borrowing a term from the ordinary language philosopher J. L. Austin, I refer to the first aspect as the perlocutionary effect of hype (Austin, 1962) – the effect that hype produces in those who are exposed to the utterances, statements, advertisements or other »vehicles« of hype. This aspect is stressed by definitions of hype as a kind of exaggeration or overstatement, whose defining feature is the »illegitimacy of the conclusions it invites,« understood as the propagation of ideas or claims »without needed evidence« (Weingart, 2017, p. 112). The second aspect treats hype as an intentional act, something that an agent intends to do, such as exaggerating claims about a technology as a strategy to bolster sales or increase market share. For our present purposes it is important to note that intentional hyping aims to achieve the perlocutionary effect defined here but this perlocutionary effect can be achieved by activities that are not themselves intentional efforts to exaggerate.

It is undoubtedly the case that powerful players intentionally hype their products to advance their own, often narrow and often pecuniary, interests. But the most successful efforts to exaggerate the merits of a technology often exploit pathways for transmitting the effects of hype through conduits in which this intention is absent. This is possible, in part, because free societies rely heavily on a division of epistemic labor (Muldoon, 2013). Most people are not experts in any technical area and even individuals who are experts in some field often must rely on other experts to assess claims that are made about matters that fall outside their area of expertise. For example, when scientists announced that a surplus of energy could be created from a fusion reaction without the intense heat of concentrated lasers (so-called »cold fusion«) some hailed the discovery as a breakthrough while others were skeptical (Huizenga, 1993). In most cases, both enthusiasts and skeptics were constrained to rely on experts in physics to fully assess the veracity of this amazing, and ultimately false, claim.

The division of epistemic labor creates a context in which intentional hype can be »laundered« in the sense that it is transmitted to consumers of expert information by intermediaries who are earnest in their acceptance of the veracity of the information they receive and pass on. Hype can also be amplified or even originate through a process of distortion as information passes through social networks. This process of distortion is analogous to the »telephone« effect in which subtle changes are introduced into a message that is passed along a long chain as one party repeats it to another (Carlson, 2018). In this process, the earnest anticipation and excitement of interlocutors can result in the production of inflated expectations even in cases where there is no intentional effort to hype at the start. It can also amplify and multiply forms of intentional exaggeration when they are present.

The social division of epistemic labor is a relationship of mutual interdependence. This relationship creates a kind of vulnerability in the sense that individuals without sufficient expertise to verify technical claims must rely on others to determine the validity or veracity of those claims. This creates a context in which powerful parties can message to those who are closely connected to them in a social network and disseminate exaggerated information across that network through a means that ensures that more distant parties receive that information from a source they are likely to regard as trustworthy, credible, or as not having a direct stake in exaggerating the information they pass on. Individuals who are more distantly related to the source of hype report what they take to be legitimate information about a new technology and so may not meet the criteria for intentionality. But if the information they pass on is incorrect and causes those who are exposed to it to form unwarranted beliefs about the merits of a technology, then those reports can propagate hype as perlocutionary effect.

This relationship of interdependence thus creates a context in which members of an open society become vulnerable to an assortment of risks, burdens, harms, and wrongs.

Some Concrete Risks of Hype

From the definition of hype considered in the previous section, one of its main moral problems follows immediately – hype involves the propagation of claims, beliefs, or ideas that go beyond what is warranted by the available evidence. In healthcare, the propagation of inflated beliefs has a number of ethically relevant consequences. I begin by distinguishing first-order from second-order effects of such unwarranted enthusiasm.

By a first-order effect, I mean a consequence that follows directly from the judgments or conduct of a stakeholder acting on a faulty belief or idea. For example, hype can expose patients to burdens, risks, or harms if their health care provider acts on the belief that an intervention has a degree or a kind of clinical utility that it does not in fact possess. To use an example unrelated to AI, during the COVID-19 pandemic some physicians, politicians and others presented certain interventions as having an efficacy that was not supported by available evidence. Rather than articulating the uncertainty surrounding interventions such as chloroquine / hydroxychloroquine or ivermectin, some stakeholders touted their efficacy in a way that went beyond the available evidence. In the case of hydroxychloroquine in particular, there is evidence that instead of providing benefit to patients, this intervention had no clinical benefit and likely made some patients worse off (Horby et al., 2020; Ulrich et al., 2020; Kashour et al., 2021; Axfors et al., 2021; Deng et al., 2022).

The burdens, risks, and harms associated with inflated expectations are not merely a concern for clinicians and patients. Many stakeholders make decisions that affect the rights and welfare of other stakeholders and inflated expectations can lead to similar problems in these relationships. For example, health system administrators make decisions about which practices to regard as standard and so to permit or to promote and which to discourage or prohibit. This includes decisions about formularies and which interventions to stock. Likewise, researchers draw on background beliefs about evidence to determine which questions remain open and would benefit from investigating and which questions are closed and should instead be the subject of medical education. Journalists and organizations in civil society draw on this information to identify cases that fall inside or outside of acceptable norms to identify experts whose voices should be amplified and hucksters whose communications should be treated with a deeper form of skepticism.

First-order effects are directly produced by individual actors acting on exaggerated information. When we consider first-order effects it is important to recognize that a wide range of stakeholders rely on technical information to make important decisions and so the actions of those different stakeholders can produce first-order effects in different spheres of society. These spheres include public health, health care, politics and democratic governance, finance and business, law, and policy.

The collective consumption and production of specialized information by a wide range of stakeholders constitutes an economy of information or an information economy (London et al., 2012). Together, the cumulative first-order effects from the actions of the diverse stakeholders in the information economy can produce a range of second-order effects.

Second-order effects are outcomes that arise, not from the direct actions people take based on an inflated belief or idea, but that emerge from the cumulative effects of those direct actions. Sticking with examples from the COVID-19 pandemic a bit longer, the belief that a particular intervention is effective might lead clinicians to prescribe or patients to take that intervention. This is a first-order effect. But the cumulative effect of such widespread behavior can make it difficult to recruit patients into the clinical trials needed to determine the efficacy of such interventions – a second order effect. In other words, an indirect effect of the proliferation of overly optimistic views about a technology can be our inability to learn (London & Kimmelman, 2020). The deeply held convictions of some parties that new technologies are superior to the old can make it difficult to conduct the studies needed to fully ascertain the merits of the various interventions in question.

Challenges to our ability to learn can derive from a more general second-order effect of hype that I will call bandwagons of harm. Bandwagon effects occur when people act at least partly out of a desire to do or to be like others (Leibenstein, 1950). Bandwagon harms arise from activities that individuals undertake at least in part because of their perception that others are doing the same. The perception that an intervention is associated with membership in a social group or is indicative of political commitments is a second-order effect that can lead others to utilize that intervention in an effort to belong or to signal their group membership.

But bandwagon effects are not limited to a narrow band of stakeholders, such as clinicians and patients. The social salience of interventions like Ivermectin or hydroxychloroquine led to the proliferation of clinical trials examining similar hypotheses. When these trials are small and poorly designed they exacerbate rather than reduce or eliminate uncertainty because they are prone to spurious signals of safety or efficacy. The social salience of these interventions along with the persistence of commitment to them thus leads many different research teams to investigate these interventions. Recently, for example, a fourth randomized clinical trial demonstrated that Ivermectin does not provide clinical value to patients. At that time, despite three prior trials and a large meta-analysis that came to the same conclusion, there were at least ten more studies of ivermectin registered on clinical trials dot gov (London & Seymour, 2023).

Opportunity costs are another second-order effect. Shifts of attention or interest to a new intervention can cause older but more effective alternatives to be deprioritized and resources of various kinds to be reallocated to accommodate the use of the intervention in question. At the peak of demand for hydroxychloroquine, for example, some patients with Lupus, for whom this is an established effective therapy, were unable to secure an adequate supply of this treatment (Ornstein, 2020). Time and effort spent procuring and delivering interventions of questionable efficacy or safety produce opportunity costs as well. These range from the opportunity costs to patients who might have received safer or more effective interventions, to health centers that might have spent their money, time, and effort implementing safer or more effective practices or interventions, and policy makers whose decisions about how to allocate resources or best practices help to shape the way health systems operate and how prepared they are for various eventualities.

All these effects of hype also attend the use of AI. In some cases, the hype surrounding AI appears less consequential than the hype surrounding interventions in a pandemic because the stakes are lower. When AI is used for its entertainment value, or in aspects of business that do not directly affect important interests, such as health, the hype can sometimes be dismissed as a normal part of business. But this attitude misses the extent to which hype can itself encourage the use of novel technologies in more consequential decisions or practices.

For example, ChatGPT is a large language model that became an overnight sensation. Users provide a prompt to the chatbot and it produces often lucid text that gives the appearance of intelligent thought. The widespread perception within social media and from traditional media outlets that people are finding amazing new uses for this platform likely contributes to the willingness of some stakeholders to try it out for use cases in their domain. Almost immediately, speculation emerged about whether ChatGPT would upend secondary and university education because students could use it to cheat on essay assignments (Symons, 2022). The rash of articles on this topic almost certainly helped to popularize this potential use case and likely led to more students exploring this tool as an element within, if not a replacement for, their own writing process. In other cases, users have experimented with ChatGPT as a means of rending verdicts in legal proceedings (Rose, 2022), as a tool for writing appeals to insurance companies on the part of patients (Landi, 2023), and as a medical decision aid (Doshi & Bajaj, 2023).

In response to these activities, a range of stakeholders have had to shift the way they allocate their time, efforts or attention. Some schools, for example, have invested in methods of identifying or policing algorithmically generated essays and course instructors have had to incorporate the possible use of this tool into their teaching (Huang, 2023). Among the resulting opportunity costs is the prospect that student performance will suffer if the time both faculty and students spend using, or taking steps to detect the use of, ChatGPT winds up crowding out time that might otherwise have been better spent writing, commenting, revising, and otherwise engaging in the practice of writing and critique.

Similarly, in the health context, ChatGPT often generates text that is coherent but false (The Lancet Digital Health, 2023; Borji, 2023). Appeals to insurance companies written with this system contain citations to references that do not exist and treatment recommendations that it generates are not grounded in a comprehensive assessment of the relevant medical literature. The first-order effects of such use cases are clear – patients might be harmed, or insurance claims might be rejected as fraudulent. Even when these are presented as proof-of-concept examples on social media and not as examples of actual clinical practices, bandwagon effects, information distortion as it is transmitted to others, and the general increase in hype itself create a context in which the likelihood of such real-world use increases. This results in the second-order effect that stakeholders in this space now must be on the lookout for automatically generated text that is coherent but false and spend time and effort safeguarding against such problems as people act on inflated expectations propagating through the information economy.

Justice, Equality, and Informational Oligarchies

I said earlier that hype is sometimes dismissed, especially when associated with technologies that are not directly intended for sensitive or momentous tasks such as health care delivery. But there are larger impacts from hype that only emerge when we step back from particular examples and specific cases. The hype in the AI space is not limited to one system or even to one class of systems and although hype flows with a special purity and richness in the AI space, it is an issue in other areas of science, medicine, and society. Exaggerated claims about different technologies wax and wane and the cycle of hype boom and bust plays out over extended periods. As a result, individuals and groups don't simply participate in individual hype cycles; they form perceptions about the frequency and salience of such events which, in turn, can affect their beliefs about issues that reach to the heart of our social connectedness and democratic governance.

The social division of epistemic labor is structured, in part, by social institutions. These social institutions are both consumers and producers of technical or scientific information and are often required to act on expert assessments of the totality of available information to promote the public interest. Such institutions include the organs of public health in a community, such as the Centers for Disease Control and Prevention in the U.S. and local public health departments. They include health care institutions such as hospitals, clinics, and pharmacies. They include regulatory bodies such as the Food and Drug Administration in the U.S., medical licensing boards, and perhaps also the professional societies that articulate standards for professional conduct, competence, and practice. They include the public bodies that shape the scientific agenda through funding, such as the U.S. National Institutes of Health, and the National Science Foundation. They also include the network of government officials and policy makers who influence the levers that society uses to direct the narrow, parochial interests of private parties toward ends that also advance the public interest. These levers include regulatory requirements that set the terms for market participation including standards for safety or efficacy, intellectual property regimes, reimbursement practices and so on. The private parties they affect include academic institutions, biotech firms, pharmaceutical companies, insurance providers, and commercial entities of all kinds.

This network of institutions is a critical element in a division of social labor in which actors with important social responsibilities produce and consume information they require to carry out their social mission. Widespread perceptions of proliferating dissensus provoke concerns that some portion of this network of social institutions has been captured by the powerful and coopted to serve their narrow partisan or pecuniary interests rather than the common good. When expert assessments from stakeholders in these institutions diverge from popular assessments of novel technologies and are dismissed as conservative vestiges of intrenched interests, stakeholders are incentivized to look to other voices for their information. This can create a niche for charlatans, hucksters, and profiteers of various kinds who increase their social credibility by supporting popular perceptions in opposition to what is painted as the moribund mainstream.

In open, democratic societies, these perceptions about the capture and compromise of social institutions will have profound implications for democratic governance. That is, in part, because national, state, and local governments have the ultimate social responsibility for ensuring the integrity of these social institutions. Perceptions regarding the functioning of those institutions will influence the public's perceptions about whether reforms are needed, at what levels, in which directions, and who is best situated to bring these about.

Diversity of opinion, dissensus, and disagreement are ineliminable components of a free society. Prior to the age of the internet and social media, it was more difficult for proponents of fringe ideas to find one another, to form communities of likeminded believers, to spread their message to others, and to coordinate social action. Social disagreement about a wide range of issues might have been widespread, but the social institutions mentioned in this section played a critical role in upholding scientific and professional norms, including evidentiary standards for claims of safety, efficacy, or social utility. The point is not that this was an age of social consensus, free from prejudice, inequity, or the abuse of power and authority —quite the contrary. It is simply to say that the flow of information through a system structured by a division of epistemic labor across social institutions that formed a system of checks and balances served as a bulwark against cooptation by particular factions.

The concern is that the social connections created by the internet and social media create pathways for the flow of information that can circumvent this system of checks and balances. Dynamics that weaken the willingness of citizens to rely on, confide in, contribute to, or support these institutions are a special danger to the extent that they represent a shift of social power and influence away from important components in this system of checks and balances. Because one role of this system of checks and balances is to prevent the accretion and consolidation of social power in the hands of any single faction or segment of society, the erosion of trust in institutions that form the bulwark of democratic governance creates a special social vulnerability.

To the extent that the division of epistemic labor can be shaped to flow information around institutions that uphold standards of evidence, this information can then be directed to groups who identify with their place outside the traditional system of checks and balances and who coordinate social action on political levers of that system. Even if such alternative epistemic pathways were to emerge naturally from the federated activities of different groups responding to novelty, change, and the incentives of social media, the structures they create would be enticing targets for powerful actors looking to establish epistemic oligarchies with the power to shape democratic social systems to their parochial advantage.

Conclusion

Inflated claims about the wonders that can be achieved with new technology are likely as old as technological innovation. In open societies, diversity of opinion about the value of innovation relative to older or status quo forms of social organization are likely to be widespread and reflect but one aspect of the larger pluralism that emerges in such communities. Against this background, it is reasonable to be skeptical about exaggerated claims regarding the negative effects of unwarranted claims about the power of technological innovation – hype about hype.

Nevertheless, hype about technology is not mere cheap talk. Exaggerated claims of safety and efficacy travel through the division of epistemic labor, influencing the conduct of individuals and groups in ways that are not confined to their private affairs. The impact of hype includes first and second order effects, some of which are likely to have profound influence on social attitudes regarding the state of social institutions that play an important role in curbing the accretion of power and ensuring that the division of social labor works to advance the common good.

How to intervene in this process to strengthen democratic social institutions is itself a delicate empirical question. But a likely first place to begin is with the articulation and enforcement of clear standards for safety and efficacy regarding new technologies. The goal, in effect, is to provide stakeholders with clear yardsticks against which the performance of new technologies can be measured. Investing in such standards is a way to empower a broad range of stakeholders to adopt a more critical stance toward claims of benefit and is more likely to generate debate about the warrant for such claims. It also is a means of trying to align the interests of developers, users, and the community more broadly in rewarding firms that produce genuinely useful innovations while preventing firms that create the trappings of innovation without social value from thriving.

Bibliography

Austin, J. L. (1975). *How to do things with words.* Oxford university press.

Axfors, C., Schmitt, A. M., Janiaud, P., et al. (2021). Mortality outcomes with hydroxychloroquine and chloroquine in COVID-19 from an international collaborative meta-analysis of randomized trials. *Nature communications*, 12(1), p. 2349.

Borji, A. (2023). *A categorical archive of chatgpt failures.* arXiv preprint arXiv:2302.03494.

Carlson, T. N. (2018). Modeling political information transmission as a game of telephone. *The Journal of Politics*, 80(1), p. 348–352.

Deng, J., Zhou, F., Heybati, K., et al. (2022). Efficacy of chloroquine and hydroxychloroquine for the treatment of hospitalized COVID-19 patients: a meta-analysis. *Future virology*, 17(2), p. 95–118.

Doshi, R. H. & Bajaj, S. S. (2023). *Promises – and pitfalls – of ChatGPT-assisted medicine.* https://www.statnews.com/2023/02/01/promises-pitfalls-chatgpt-assisted-medicine/

Horby, P., Lim, W. S., Emberson, J., et al. (2020). Effect of dexamethasone in hospitalized patients with COVID-19-preliminary report. *MedRxiv*.

Huang, K. (2023). *Alarmed by AI chatbots, universities start revamping how they teach.* New York Times.

Huizenga, J. (1993). *Cold Fusion: The Scientific Fiasco of the Century.* University of Rochester Press.

Kashour, Z., Riaz, M., Garbati, M. A., et al. (2021). Efficacy of chloroquine or hydroxychloroquine in COVID-19 patients: a systematic review and meta-analysis. *Journal of Antimicrobial Chemotherapy*, 76(1), p. 30–42.

Landi, H. (2023). *Doximity rolls out beta version of ChatGPT tool for docs aiming to streamline administrative paperwork.* https://www.fiercehealthcare.com/health-tech/doximity-rolls-out-beta-version-chatgpt-tool-docs-aiming-streamline-administrative

Leibenstein, H. (1950). Bandwagon, snob, and Veblen effects in the theory of consumers' demand. *The quarterly journal of economics*, 64(2), p. 183–207.

London, A. J., Kimmelman, J., & Carlisle, B. (2012). Rethinking research ethics: the case of postmarketing trials. *Science*, 336(6081), p. 544–545.

London, A. J., & Kimmelman, J. (2015). Why clinical translation cannot succeed without failure. *Elife*, 4, e12844.

London, A. J., & Kimmelman, J. (2020). Against pandemic research exceptionalism. *Science*, 368(6490), p. 476–477.

London, A. J., & Seymour, C. W. (2023). The ethics of clinical research: managing persistent uncertainty. *JAMA*, 329(11), p. 884–885.

Muldoon, R. (2013). Diversity and the division of cognitive labor. *Philosophy Compass*, 8(2), p. 117–125.

Ornstein, C. (2020). *Lupus Patients Can't Get Crucial Medication After President Trump Pushes Unproven Coronavirus Treatment.* https://www.propublica.org/article/lupus-patients-cant-get-crucial-medication-after-president-trump-pushes-unproven-coronavirus-treatment

Rose, J. (2022). *A Judge Just Used ChatGPT to Make a Court Decision.* https://www.vice.com/en/article/k7bdmv/judge-used-chatgpt-to-make-court-decision

Symons, J. (2022). *Will the development of AI tools make us less intelligent?* https://return.life/2022/07/conversation-stopper/

The Lancet Digital Health. (2023). ChatGPT: friend or foe?. *The Lancet Digital health*, e102.

Ulrich, R. J., Troxel, A. B., Carmody, E., et al. (2020). Treating COVID-19 with hydroxychloroquine (TEACH): a multicenter, double-blind randomized controlled trial in hospitalized patients. In *Open forum infectious diseases*, 7(10), ofaa446. https://doi.org/10.1093/ofid/ofaa446

Weingart, P. (2017). Is there a hype problem in science? If so, how is it addressed. *The Oxford handbook of the science of science communication*, p. 111–118.

Indikation –
Begrenzungen der Medizin und der Indikationsbegriff

Thomas Schramme

Urban Wiesing hat sich wiederholt skeptisch geäußert gegenüber den Versprechungen der Medizin, zuletzt in seinem Buch *Heilswissenschaft: Über Verheißungen der modernen Medizin* (Wiesing, 2020). Wie können der Medizin Grenzen gesetzt werden in ihrem Bestreben, die Menschheit vermeintlich zu beglücken? In diesem Beitrag liegt mein Fokus auf der Frage, ob das solidarisch finanzierte medizinische Versorgungsniveau in einem Sozialstaat wie Deutschland mit Hilfe des Indikationsbegriffs begrenzt werden kann. Wiesing hat sich mit der medizinischen Indikation in instruktiver Weise in einer eigenständigen Studie befasst (Wiesing, 2017). Auf dieses Buch will ich mich konzentrieren.

Begrenzungsversuche durch Ziele der Medizin

Expansionsbestrebungen der Medizin könnten möglicherweise begrenzt werden, indem man die Steuerungsfunktion des Krankheitsbegriffs aufwertet. Nur Krankheiten, so könnte man sagen, sollten medizinisch behandelt werden. Damit hätte man eine normative Grenze eingeführt, die zumindest dem Anschein nach nicht der medizinischen Willkür ausgeliefert ist. Wiesing hat allerdings seine Skepsis in verschiedenen Schriften auf den Krankheitsbegriff ausgeweitet. Er sieht keine relevante regulative Funktion dieses medizinischen Grundbegriffs (Wiesing, 1998, 2004). Auch der in Deutschland rechtlich verankerte Begriff der medizinischen Notwendigkeit spielt in seinem Werk, soweit ich sehe, keine Rolle. Vielmehr spricht Wiesing der Indikation in Verbindung mit den Zielen der Medizin die Funktion zu, »normative Einschränkungen für die ärztliche Tätigkeit« zu begründen (Wiesing, 2017, S. 144).

Die Indikationsstellung generiert eine Aussage über angezeigte medizinische Maßnahmen. Sie schließt bestimmte, technisch mögliche Mittel aus und wirkt daher begrenzend. Allerdings könnte die Medizin durchaus Dienstleistungen jenseits der medizinisch indizierten Interventionen anbieten. Hier kommen nun nach Wiesing weitere Gesichtspunkte ins Spiel, um die begrenzende Funktion der Indikation selbst zu begründen. Es muss verwiesen werden auf »die Profession, ihr Selbstverständnis und ihre moralische Ausrichtung« (Wiesing, 2017, S. 95, 101).

Es liegt auf der Hand, dass zumindest der solidarisch finanzierten Gesundheitsversorgung Grenzen auferlegt werden sollten. Nicht alles, was medizinisch möglich oder von Bürgern gewünscht ist, sollte durch das sozialstaatlich finanzierte Versorgungssystem zur Verfügung gestellt werden. Man kann sicherlich sinnvoll darüber diskutieren, ob die Medizin darüber hinaus als Dienstleister fungieren sollte, indem sie individuell finanzierte wunscherfüllende Eingriffe anbietet (Kettner, 2009). Doch diese Frage wird mich hier nicht beschäftigen. Vielmehr will ich prüfen, inwieweit der Indikationsbegriff, speziell in der von Wiesing eingeführten Form, dazu geeignet ist, die Begrenzungsfunktion in Bezug auf die gemeinschaftlich abgesicherten medizinischen Leistungen zu erfüllen.

Auf den ersten Blick scheint der Begriff der Indikation in der Tat der Leistungsbegrenzung zu dienen, weil er die medizinisch sinnvollen Eingriffe festlegt. Viele erwünschte Maßnahmen sind nicht medizinisch indiziert, weil sie kein medizinisch relevantes Ziel verfolgen. Beispielsweise erscheint eine Schönheitsoperation im Unterschied zu einem rekonstruktiven Eingriff der plastischen Chirurgie nicht indiziert, weil eine ästhetisch erwünschte Operation kein relevantes Leiden lindert (Harney et al., 2021, S. 607). Doch diese intuitiv plausible Zweckerfüllung des Indikationsbegriffs muss natürlich genauer geprüft werden, da keineswegs von vornherein feststeht, worin medizinisch relevante Ziele bestehen und warum gerade diese Ziele die sozialpolitisch garantierten Leistungen festlegen sollten.

Der sozialstaatlich festgelegte medizinische Leistungskatalog ist seinem Umfang nach zweifelsohne politisch determiniert. Welche Maßnahmen von der Solidargemeinschaft finanziert werden, wird durch Gesetze und Institutionen festgezurrt. Es handelt sich hier um einen »administrativen Kontext« (Goodman & Houk, 2022). Letztlich wird in Vertretung der Solidargemeinschaft entschieden. Gleichwohl spielen im Zuge der relevanten politischen Prozesse genuin medizinische Fachüberlegungen eine Rolle. Insofern lohnt es sich, die Indikation genauer in den Blick zu nehmen.

Wiesings Fokus auf die Indikation ist medizinintern. Er blickt in erster Linie auf den Prozess der Indikationsstellung. Dabei werden Behandlungsoptionen für einen bestimmten Patienten bestimmt. Welche dieser möglichen Eingriffe schließlich durchgeführt werden, hängt letztendlich vom Patientenwillen ab. Aber die angebotenen Optionen selbst sind von medizinischen Überlegungen bestimmt. Insbesondere Erkenntnisse und Erwartungen bezüglich der Effektivität der möglichen Eingriffe sind dabei relevant. Hierbei handelt es sich um Rahmenbedingungen der individuellen Indikationsstellung. Der medizintheoretische Rahmen ist durch Indikationsgebiete und Indikationsregeln gesteckt.

Der Prozess der Indikationsstellung, so wie Wiesing ihn beschreibt, kann also bestimmte medizinische Leistungen ausschließen, weil sie nicht zielführend wären. Allerdings sind die Grenzen hier immer noch recht weit: Eine jede Behandlung, die ein medizinisches Ziel effektiv verfolgen kann, ist indiziert. Nur ineffektive oder gar schädliche Eingriffe werden ausgeschlossen.

Wiesing zufolge beschränkt die Indikation demnach zumindest indirekt die legitimerweise zur Verfügung gestellten medizinischen Leistungen. Diese Beschränkung ist aber nicht sozialpolitischen oder gerechtigkeitstheoretischen Erwägungen geschuldet, sondern den Zielen der Medizin selbst. In anderen Worten: Die Begrenzung der Medizin erfolgt aufgrund interner Gesichtspunkte, nicht aufgrund von institutionsfremden Zielen, wie etwa Kostenfaktoren oder politischen Zielvorstellungen. Mit scheint fraglich, ob Wiesings Blick auf medizininterne Gesichtspunkte ausreichend ist.

Wiesing diskutiert ausführlich die Gefahr, die durch die Ausweitung des medizinischen Tätigkeitsbereichs droht. Die Bedeutung der Indikation scheint durch die inzwischen verbreitete, wunscherfüllende Medizin geschwächt zu werden. »Anything goes«, scheint heutzutage die Devise. Doch dieser Entwicklung weiß Wiesing wie gesehen einen Riegel vorzuschieben. Für ihn sind bloß wunscherfüllende Eingriffe außerhalb des Zielbereichs der Medizin angesiedelt. Anders gesagt, die Ziele der Medizin setzen die Grenze der angemessenen medizinischen Tätigkeit. Innerhalb dieses legitimen Tätigkeitsgebiets steuert die Indikationsstellung die konkreten Leistungen.

Wie können nun adäquate Ziele der Medizin bestimmt werden? Interessanterweise handelt Wiesing dieses intrikate Problem recht schnell ab, im fünften Kapitel seines Buchs (Wiesing, 2017, S. 96–98). Für ihn scheinen die Ziele der Medizin, inklusive des ärztlichen Ethos und der »moralischen Grundkonstruktion«, aus einer rein beschreibenden, einer »professionssoziologischen« Perspektive identifiziert werden zu können (Wiesing, 2017, S. 101, 144). »Die Aufgabe der Medizin ist eindeutig. Sie soll Gesundheit bewahren oder wieder herstellen, Leiden lindern« (Wiesing, 2017, S. 97). Auch wenn diese Beschreibung der Ziele der Medizin zumindest für Personen, die in Deutschland sozialisiert wurden, intuitiv passend erscheinen mag, so hätte man sich doch eine tiefergehende Fundierung gewünscht. Immerhin ist die Debatte zu den Zielen der Medizin innerhalb der Medizinphilosophie inzwischen weit ausgedehnt und Wiesings Position durchaus umstritten (Schramme, 2017). Das sollte nicht verwundern, ist doch nicht einmal der Begriff der Medizin selbst klar definiert (Ringkamp & Wittwer, 2018).

Letztlich legen für Wiesing die genannten Ziele der Medizin die äußere Grenze der legitimen ärztlichen Tätigkeit fest. Innerhalb dieses Gebiets determiniert die Indikationsstellung die angebotenen medizinischen Leistungen, denn diese müssen zielführend sein. Mir scheint Wiesings Vertrauen in die Selbststeuerung der medizinischen Profession unbegründet, gerade aufgrund seiner skeptischen Grundhaltung. Ziele der Medizin festzulegen ist eine genuin politische Aufgabe, keineswegs eine, die der Profession selbst überlassen werden kann.

Verwirrungen aufgrund normativer Erwartungen an den Indikationsbegriff

Bisher haben wir drei begrenzte Gebiete der medizinischen Leistungen diskutiert: Erstens, den Bereich des legitimen medizinischen Handelns. Zweitens, den enger umgrenzten Bereich der solidarisch finanzierten Eingriffe. Drittens, den Bereich der medizinisch indizierten Leistungen.

Wiesing ist wie gesagt nicht interessiert daran, den zweiten Bereich abzugrenzen, wobei er in einem früheren Aufsatz durchaus die politische Dimension der hier wirkenden, begrenzenden Prozesse betont hat (Wiesing, 2004, S. 54). Jedoch scheint dieser Bereich durchaus ebenfalls für den Indikationsbegriff relevant, da man argumentieren könnte, dass alle indizierten Eingriffe solidarisch finanziert werden sollten. Schließlich sind sie ja »angezeigt«.

Ob jedoch der zweite Bereich durch den Indikationsbegriff begrenzt werden kann, erscheint fraglich, besonders in der Verwendungsweise von Wiesing, da der Indikationsbegriff für ihn durch medizinische Ziele bestimmt ist und nicht durch politische Vorgaben. Alternativ könnte man den Begriff der medizinischen Notwendigkeit ins Spiel bringen, gerade auch, weil dieser in der deutschen Gesetzgebung relevant ist (Schöne-Seifert et al., 2018). Demnach könnte man postulieren, dass medizinische Notwendigkeit den engeren Bereich der solidarisch finanzierten Leistungen bestimmt, wohingegen die Indikation sich im weiter ausgedehnten Bereich der legitimen medizinischen Leistungen bewegt.

Nun kann sich allerdings aus dieser begrifflichen Konstellation ein entscheidendes Problem ergeben. Es besteht darin, dass Patienten unnötigerweise verwirrt und fehlgeleitet werden. Denn aus der Indikation ergibt sich üblicherweise ein medizinischer Heilungsauftrag. Dies stellt auch Wiesing fest (Wiesing, 2017, S. 86–88). Wenn ein Eingriff indiziert ist, sollte er angeboten werden. Möglicherweise könnte man sogar eine Pflicht zum Angebot der entsprechenden medizinischen Leistung verzeichnen (Neitzke, 2014, S. 8). Immerhin wird bisweilen eine Nichtbehandlung bei vorliegender medizinischer Indikation als strafbare Unterlassung angesehen (Köberl, 2019).

Nicht jede medizinisch indizierte Leistung wird aber rechtlich als medizinisch notwendig erachtet. Das ist für Patienten und Medizinkunden gleichermaßen irreführend. Ihnen wird suggeriert, dass die indizierten medizinischen Leistungen sinnvoll und empfehlenswert sind. Gleichzeitig wird für viele dieser Leistungen keine solidarisch finanzierte Absicherung zur Verfügung stehen. Begrifflich gesehen lautet die (durchaus versteckte) Botschaft: Obwohl die angebotene Leistung medizinisch angezeigt ist, wird sie nicht als medizinisch notwendig angesehen, mithin also nicht solidarisch finanziert.

Eine solche Botschaft ist nicht nur aufgrund der begrifflichen Komplexität schwer zu durchschauen. Wichtiger noch ist die normative Verwirrung, die sich notgedrungen ergeben wird. Denn warum sollte eine medizinisch sinnvolle und zielführende Leistung nicht für jeden Bürger, unabhängig von seinen finanziellen Möglichkeiten, bereitgestellt werden? Anders gesagt: Aus der Sicht von Patienten sollte der Bereich des medizinisch Indizierten deckungsgleich sein mit dem medizinisch Notwendigen. Auch für Kunden, die darüber hinaus medizinische Leistungen eigenfinanziert nachfragen, wäre es transparenter, wenn diese Leistungen nicht als medizinisch indiziert gälten.

Es wäre nun unfair, Wiesing einen Vorwurf zu machen, weil seine Theorie der Indikation die genannte Verwirrung nicht beseitigen kann. Die Konfusion scheint vielmehr der Realität geschuldet zu sein, speziell der Art und Weise, wie das medizinische System in Deutschland betrieben wird. In Deutschland gilt, salopp gesprochen, die Ideologie der Vollversorgung. Alles medizinisch Sinnvolle, mithin jeder medizinisch indizierte Eingriff, sollte demnach solidarisch zur Verfügung gestellt werden. Da dies de facto nicht finanzierbar ist, wird versucht, Einschränkungen so zu rechtfertigen, dass die nicht (mehr) finanzierten Leistungen eben nicht als medizinisch notwendig bzw. nicht medizinisch indiziert gelten. So bewahrt man vordergründig die Deckungsgleichheit der medizinischen Notwendigkeit und der medizinischen Indikation. Transparent oder gar angemessen ist diese Strategie hingegen keineswegs.

Das wesentliche Problem scheint mir darin zu bestehen, dass die relevante Grenzziehung der Medizin aufgebürdet wird. Es wird suggeriert, dass zwischen dem medizinisch Notwendigen und dem medizinisch Indizierten bzw. Sinnvollen unterschieden werden kann, ohne politische Urteile zu fällen. Für die Solidargemeinschaft ist der Begriff des Notwendigen entscheidend, aber dieser Begriff wird in der deutschen Gesetzgebung verwirrenderweise als *medizinische* Notwendigkeit definiert, so als ob die Medizin diese Grenze ziehen könnte. Die Medizin als »Heilswissenschaft« (Wiesing, 2020) hat aber primär keine sozialstaatlichen Ziele, sondern zielt darauf, Individuen zu helfen. Insofern ist Wiesings Vorgehen ganz stimmig, wenn er aus seiner Analyse des Indikationsbegriffs die gerechtigkeitstheoretischen Fragen ausblendet (Wiesing, 2017, S. 94–95, 107, 110). Damit wird allerdings begriffliche Konfusion in eine prekäre politische Konstellation überführt: Der Unterschied zwischen medizinischen Zielen, so wie sie sich in Indikationsstellungen manifestieren, und politischen Zielen, so wie sie sich in der Idee der angemessenen Versorgung darstellen, wird verwischt (Veatch, 2008, S. 79–80; Dörries, 2015, S. 17–19).

Hier bleiben zwei Optionen, die genannte Problematik zu beseitigen. Zum einen könnte der Begriff der Notwendigkeit, der die gerechtfertigten Anlässe für solidarisch finanzierte Eingriffe umfasst, von seinen engen medizinischen Konnotationen befreit werden. Man könnte etwa von politisch mandatierten Gesundheitseingriffen sprechen beziehungsweise, vereinfacht, von Behandlungsmandaten (Schramme, 2021). Somit hätte man zwei recht deutlich getrennte Bereiche, das medizinische Sinnvolle und das solidarisch Finanzierte. Doch hier bleibt eine mögliche Konfusion aufgrund der verbreiteten politischen Rhetorik in der Bundesrepublik, dass alles medizinisch Sinnvolle auch solidarisch finanziert werde. Viele Bürger würden vermutlich immer noch erwarten, dass medizinisch angezeigte Leistungen auch durch Behandlungsmandate gedeckt wären.

Zum anderen könnte der Begriff der Indikation in einer Weise interpretiert werden, der ihn für politische Ziele öffnet und nicht medizin-intern beschränkt bliebe. Genauer gesagt würde man zwei Indikationsbegriffe einführen, einen sozialpolitischen und einen medizinischen. Demnach wären medizinisch sinnvolle Eingriffe mitunter nicht indiziert, nämlich wenn sie nicht solidarisch finanziert werden. Die sozialpolitische Indikationsstellung würde hier zunächst festlegen, ob überhaupt ein gerechtfertigter Anlass für eine medizinische Intervention vorliegt. Erst dann würde die eigentliche medizinische Indikationsstellung erfolgen. Diese würde weiterhin genauso existieren, wie sie von Wiesing beschrieben wird. Allerdings würden Eingriffe, die nicht solidarisch finanziert werden, nicht durch eine medizinische Indikationsstellung näher festgelegt, sondern durch andere Mechanismen. Letztere würden nicht mehr zu einer Indikation führen, sondern zu einer

Art Qualitätskontrolle einer privaten Dienstleistung, ähnlich wie andere professionsinterne Praxisstandards. Die hier vorgeschlagene zweite Lösung scheint allerdings mit dem Manko behaftet, dass die Indikation üblicherweise als medizintheoretischer Begriff verstanden wird. Den Ausdruck seinen medizinischen Wurzeln zu entreißen, scheint übertrieben revisionistisch zu sein.

Wie man sich hier letztlich begrifflich entscheidet, scheint mir nicht wesentlich. Wichtiger ist die begriffliche Unterscheidung zwischen normativ unterschiedlichen Bereichen, insbesondere dem Bereich der solidarisch finanzierten medizinischen Leistungen und dem Bereich des medizinisch Sinnvollen. Diese Bereiche überlappen sich nicht immer.

Als medizinischer Skeptiker, so scheint mir, sollte Wiesing ebenfalls gegenüber den medizininternen Ressourcen zur Selbstbegrenzung misstrauisch sein. Mir scheint, dass sein Vertrauen in die Möglichkeiten der Medizin, ihre eigenen Ziele sinnvoll zu setzen, unberechtigt ist. Wiesings überraschend unskeptischer Glaube an vermeintlich allgemein anerkannte Ziele der Medizin erscheint mir unberechtigt.

Literatur

Dörries, A. (2015). Die medizinische Indikation: Begriffsbestimmung und Rahmenbedingungen. In A. Dörries, & V. Lipp (Hrsg.), *Medizinische Indikation: Ärztliche, ethische und rechtliche Perspektiven* (S. 13–23). Kohlhammer.

Goodman, C., & Houk, T. (2022). Misapplying autonomy: why patient wishes cannot settle treatment decisions. *Theoretical Medicine and Bioethics, 43*(5–6), 289–305. https://doi.org/10.1007/s11017-022-09593-0

Harney, A., Friedrich, D. R., Raspe, H., et al. (2021). Medizinische Notwendigkeit einer Behandlung: Welche Krankheitszustände sind hierfür relevant? (Teil 1). *MedR, 39*, 603–607. https://doi.org/10.1007/s00350-021-5921-z

Kettner, M. (2009). *Wunscherfüllende Medizin: Ärztliche Behandlung im Dienst von Selbstverwirklichung und Lebensplanung.* Campus.

Köberl, K. (2019). Die medizinische Indikation, Leitfaden oder Hindernis? *MedR, 37*, 203–207. https://doi.org/10.1007/s00350-019-5177-z

Neitzke, G. (2014). Indikation: fachliche und ethische Basis ärztlichen Handelns. *Med Klin Intensivmed Notfmed, 109*, 8–12. https://doi.org/10.1007/s00063-013-0280-9

Ringkamp, D., & Wittwer, H. (2018). *Was ist Medizin? Der Begriff der Medizin und seine ethischen Implikationen.* Alber.

Schöne-Seifert, B., Friedrich, D. R., Harney, A., et al. (2018). Medizinische Notwendigkeit: Herausforderungen eines unscharfen Begriffs. *Ethik Med, 30*, 325–341. https://doi.org/10.1007/s00481-018-0497-5

Schramme, T. (2017). Goals of Medicine. In T. Schramme & S. Edwards (ed.) *Handbook of the Philosophy of Medicine* (S. 121–128). Springer.

Schramme, T. (2021). Krankheit – ein toter Begriff? In R. Kipke, N. Röttger, J. Wagner, A. K. von Wedelstaedt (Hrsg.) *ZusammenDenken: Festschrift für Ralf Stoecker* (S. 355–364). Springer.

Veatch, R. (2008). Medicine Can't »Indicate«. So Why Do We Talk That Way? In R. Veatch (ed.), *Patient, heal thyself: How the new medicine puts the patient in charge* (pp. 71–82). Oxford University Press.

Wiesing, U. (1998). Kann die Medizin als praktische Wissenschaft auf eine allgemeine Definition von Krankheit verzichten? *Zeitschrift für medizinische Ethik, 44*(2), S. 83–97. http://hdl.handle.net/10822/910230

Wiesing, U. (2004). Kritische Anmerkungen zu einer Krankheitsdefinition anhand objektiver Kriterien. In N. Mazouz, M. Werner, U. Wiesing (Hrsg.) *Krankheitsbegriff und Mittelverteilung* (S. 47–55). Nomos.

Wiesing, U. (2017). *Indikation: Theoretische Grundlagen und Konsequenzen für die ärztliche Praxis.* Kohlhammer.

Internationale Richtlinien – Die Revision der ethischen Kerndokumente des Weltärztebundes: Die Zusammenarbeit mit dem Ethikberater des Weltärztebunds und Direktor des Instituts für Ethik und Geschichte der Medizin der Universität Tübingen

Ramin Walter Parsa-Parsi

Der Weltärztebund (World Medical Association, WMA) wurde 1947 unter dem Eindruck des Zweiten Weltkrieges und der Gräueltaten unter Mitwirkung von Ärztinnen und Ärzten während der nationalsozialistischen Herrschaft gegründet (Montgomery et al., 2018). Ziel war unter anderem, zukünftiges Fehlverhalten der Ärzteschaft zu vermeiden und das Vertrauen der Patientinnen und Patienten in selbige wiederherzustellen. Die globale Ärzteorganisation repräsentiert heute nationale Ärzteverbände aus 116 Ländern (WMA, 2023).

Das Institut für Ethik und Geschichte der Medizin der Universität Tübingen ist eines der Kooperativen Zentren des Weltärztebundes und der Leiter des Instituts, Urban Wiesing, begleitet seit vielen Jahren die medizinethische Arbeit des WMA als Ethikberater. Eine der Aufgaben von Medizinethik besteht darin, eine abstrakte und theoretische Diskussion in Orientierung für die Praxis umzusetzen. Urban Wiesing hat entsprechend als Medizinethiker im Rahmen des Weltärztebunds wichtige Beiträge geleistet und u. a. in Zusammenarbeit mit der Bundesärztekammer in den vergangenen Jahren die medizinethischen Kerndokumente des WMA federführend überarbeitet.

Der ärztliche Alltag ändert sich kontinuierlich aufgrund von medizinischen und technischen Fortschritten sowie aufgrund demographischer, rechtlicher, politischer und ökonomischer Herausforderungen (Wiesing & Parsa-Parsi, 2016). Zugleich werden Ärztinnen und Ärzte wie auch Patientinnen und Patienten immer mobiler und damit globaler. In einer globalisierten Welt spielt der Einfluss der verschiedenen Kulturen, Glaubensrichtungen und moralischen Vorstellungen auch in der Medizin und ihrer Ethik eine große Rolle. Gleichzeitig erwarten Patientinnen und Patienten zurecht überall auf der Welt vergleichbare medizinethische Standards. Die Ärzteschaft braucht deshalb gemeinsame globale, fundamentale und universelle medizinethische Prinzipien, die für alle Ärztinnen und Ärzte leitend sind und ihr ärztliches Handeln beeinflussen. Sie helfen außerdem die Identität der Ärzteschaft zu stärken und Tendenzen einer De-Professionalisierung entgegenzuwirken (Wiesing & Parsa-Parsi, 2018). Der WMA hat hierbei als Vertretung der internationalen Ärzteschaft ein natürliches Mandat und eine besondere Verantwortung. Drei ethische Kerndokumente des Weltärztebundes nehmen dabei eine besonders wichtige Rolle ein (Parsa-Parsi, 2022): Die Deklaration von Genf, verabschiedet von der 2.

Generalversammlung des Weltärztebundes im Jahr 1948, der Internationale Medizinethikkodex angenommen von der 3. Generalversammlung im Jahr 1949 und die Deklaration von Helsinki aus dem Jahr 1964, die von der 18. Generalversammlung des Weltärztebundes verabschiedet wurde.

Die Dokumente richten sich dem WMA-Mandat entsprechend primär an Ärztinnen und Ärzte, eine Limitierung, die nicht selten auch diskutiert und kritisiert wurde (Parsa-Parsi et al., 2013). Der Weltärztebund hat allerdings als Vertretung der internationalen Ärzteschaft kein Mandat, ethische Verpflichtungen für andere Berufsgruppen zu formulieren. Er fordert hingegen andere Beschäftigte im Gesundheitsbereich auf, sich ebenfalls an den Prinzipien zu orientieren.

In der Regel werden Dokumente des WMA alle zehn Jahre auf ihre Richtigkeit, Vollständigkeit und Relevanz geprüft und falls notwendig revidiert. Dafür stellt der WMA-Vorstand jeweils internationale Arbeitsgruppen mit Mitgliedern verschiedener kultureller, ethnischer und religiöser Hintergründe zusammen. Für die Überarbeitung der drei Kerndokumente wurde bei den vergangenen Revisionen die Bundesärztekammer mit der Leitung der Arbeitsgruppen beauftragt. In Anbetracht des historischen Hintergrunds und der Entstehungsgeschichte der Dokumente hatte dies eine besondere Bedeutung für die deutsche Ärzteschaft (Parsa-Parsi & Wiesing, 2017).

Neben den intensiven internen Beratungen in den Arbeitsgruppen und im WMA-Ethikausschuss wurden auch Entwürfe der überarbeiteten Dokumente für öffentliche Konsultationen im Internet veröffentlicht. Interessierte Expertinnen und Experten und relevante Stakeholder hatten somit die Möglichkeit, ihre Veränderungs- und Ergänzungsvorschläge in den Diskussionsprozess einzubringen. Die öffentlichen Konsultationen wurden ergänzt durch regionale und internationale WMA-Expertenkonferenzen und durch die Vorstellung der komplexeren und kontroverseren Abschnitte im Rahmen von internationalen Bioethik-Konferenzen. Die Arbeitsgruppen legten stets viel Wert darauf, dass die Überarbeitung so transparent und kollaborativ wie möglich durchgeführt und die verschiedenen kulturellen, religiösen und ethnischen Hintergründe berücksichtigt wurden. Jede Eingabe und jeder Kommentar wurden dabei sorgfältig auf Relevanz geprüft und ausführlich beraten. Für alle Änderungen galt stets, dass starke und überzeugende Argumente vorliegen mussten und keine Widersprüche mit anderen WMA-Dokumenten entstehen durften. Ethische Dokumente des Weltärztebundes bedürfen bei der Verabschiedung durch die Generalversammlung einer Dreiviertelmehrheit der Stimmen, eine vergleichsweise große Hürde. Deshalb musste im gesamten Überarbeitungsprozess kontinuierlich sichergestellt werden, dass stets eine breite Zustimmung für alle Änderungen und Ergänzungen bestand. Entsprechend erfreulich war die einstimmige Verabschiedung der zuletzt überarbeiteten Versionen des Genfer Gelöbnisses und des Internationalen Medizinethikkodex.

Die Deklaration von Genf wird oft als moderner Hippokratischer Eid bezeichnet. Sie enthält im Vergleich aber Normen, die ein Gelöbnis im 21. Jahrhundert enthalten sollte und schöpft ihre Validität unter anderem durch den beschriebenen transparenten und demokratischen Diskussions- und Entwicklungsprozess (Wiesing, 2019).

Das Genfer Gelöbnis fasst die grundlegenden ethischen Prinzipien des ärztlichen Handelns zusammen und wurde in den Jahren 1968 (Sydney), 1983 (Venedig) und 1994 (Stockholm) geringfügig revidiert und 2005 und 2006 an wenigen Stellen redaktionell überarbeitet. Die zuletzt vom Weltärztebund auf seiner 68. Generalversammlung 2017 in Chicago verabschiedete umfangreich überarbeitete Version weist einige wichtige Änderungen und Ergänzungen auf, nachdem die Deklaration in der Vergangenheit lediglich geringfügig revidiert oder nur redaktionell überarbeitet wurde (Parsa-Parsi, 2017).

Als wichtigste Änderung gilt die Ergänzung des Satzes, dass Ärztinnen und Ärzte die Autonomie ihrer Patientinnen und Patienten zu respektieren haben. Obwohl dieses grundlegende Prinzip bereits Einzug in verschiedene Dokumente des Weltärztebundes, wie zum Beispiel die Deklaration von Helsinki, gefunden hatte, war es bisher noch nicht im Genfer Gelöbnis enthalten. Die Deklaration von Helsinki fordert für die klinische Forschung unmissverständlich, die Patientenautonomie zu respektieren. Mit der Aufnahme in die Deklaration von Genf ist die Selbstbestimmung der Patientinnen und Patienten nunmehr auch in das ärztliche Gelöbnis aufgenommen.

Eine weitere Ergänzung schreibt vor, dass Ärztinnen und Ärzte ihr Wissen teilen sollen, um so den Patientinnen und Patienten und der Gesundheitsversorgung besser dienen zu können. Bereits im Hippokratischen Eid wurden Lehrende und Studierende aufgefordert, füreinander Respekt aufzubringen. Im Genfer Gelöbnis wurden in den vergangenen Versionen nur Studierende aufgefordert, die Lehrenden zu respektieren. In der überarbeiteten Fassung des Gelöbnisses wurde die Reziprozität dieser Pflicht aufgenommen.

Das hohe Arbeitspensum und die berufliche Belastung von Ärztinnen und Ärzten können sich auf die Gesundheit auswirken und die Fähigkeit der Ärztinnen und Ärzte, die bestmögliche Gesundheitsversorgung für ihre Patientinnen und Patienten zu gewährleisten, einschränken. Das Gelöbnis hat deshalb die Forderung aufgenommen, sich auch um die eigene Gesundheit zu kümmern, um für die Patientinnen und Patienten die beste Gesundheitsversorgung ermöglichen zu können. Diese Ergänzung hat sehr viel Aufmerksamkeit von der internationalen Ärzteschaft und Expertengruppen erhalten.

Eine weitere Ergänzung ist die Verpflichtung für Ärztinnen und Ärzte, ihren Beruf im Einklang mit guter medizinischer Praxis auszuüben. Nur so können auf die unterschiedlichen Herausforderungen wie z. B. auch ökonomische Beschränkungen reagiert werden. Weder unnötige Interventionen noch eine Unterversorgung entsprechen der »guten medizinischen Praxis« (Wiesing & Parsa-Parsi, 2018).

Die überarbeitete Fassung der Deklaration von Genf ist mit den Ergänzungen zeitgemäßer und vollständiger geworden, gleichzeitig hat sie dabei die für ein Gelöbnis geeignete Länge und Charakter beibehalten. Die Paragrafen der Deklaration haben auch eine neue Reihenfolge erhalten. Die Zeilen mit Bezug auf die Verpflichtungen gegenüber Patientinnen und Patienten und Patientenrechte wurden an den Anfang des Dokumentes gesetzt, um somit die Priorität der Patientenselbstbestimmung hervorzuheben. Es folgen dann die Verpflichtungen gegenüber der Profession und gegenüber der Gesellschaft. Bei der Überarbeitung wurde auch darauf geachtet, eine modernere sowie geschlechterneutrale Sprache zu verwenden.

Das Genfer Gelöbnis gehört zu den am besten bekannten Dokumenten des Weltärztebundes, aber die Nutzung bleibt international hinter den Erwartungen zurück. Dennoch wird das Genfer Gelöbnis in vielen Ländern als ärztliches Gelöbnis genutzt (Rheinsberg et al., 2017). Seit der Verabschiedung der letzten überarbeiteten Version wird das Gelöbnis nunmehr zu Beginn jeder Generalversammlung des Weltärztebundes feierlich verlesen. In Deutschland ist die Deklaration von Genf der (Muster-)Berufsordnung vorangestellt.

Direkt nach der Verabschiedung des Genfer Gelöbnis im Jahr 1948 setzte der Vorstand des Weltärztebundes eine Arbeitsgruppe ein, um einen internationalen Medizinethikkodex zu erarbeiten, der weitere Hinweise und Erläuterungen in Ergänzung zur Genfer Deklaration geben sollte. Die Generalversammlung konnte bereits im darauffolgenden Jahr den »International Code of Medical Ethics« verabschieden. Dieser wurde im Laufe der vergangenen Jahre dreimal revidiert, so 1968 in Sydney, 1983 in Venedig und 2006 im südafrikanischen Pilanesberg.

Direkt nach der Verabschiedung der überarbeiteten Version des Genfer Gelöbnis im Jahr 2017 setzte der Vorstand wiederum eine internationale Arbeitsgruppe ein, um den Überarbeitungsbedarf des Kodex zu überprüfen (Parsa-Parsi, 2022). Die Änderungen und Ergänzungen, die Einzug in das Gelöbnis gefunden hatten, sollten auch in den Kodex aufgenommen werden, um jeden Widerspruch zu vermeiden und vollständige Kompatibilität zu gewährleisten. So wurde unter anderem an zwei Stellen der Verweis auf die Patientenautonomie in den Kodex übernommen, so auch die Verpflichtung der Ärztinnen und Ärzte, sich um ihre eigene Gesundheit zu kümmern. Weitere Ergänzungen waren die Konzepte von Gerechtigkeit und Fairness im Gesundheitswesen sowie Aspekte der Umweltverträglichkeit und Fernheilung. Die Prinzipien der ärztlichen Schweigepflicht und der informierten Einwilligung wurden weiter ausgeführt. Relativ kontrovers diskutiert wurden in der Arbeitsgruppe die Belange in Bezug auf Werbung und Aktivitäten in den sozialen Medien sowie die Ablehnung von Behandlungen aufgrund von Gewissensgründen. Hierzu wurde eigens eine Expertenkonferenz vom Weltärztebund veranstaltet. Somit konnte bei diesem schwierigen Thema im internationalen Kontext ein Kompromiss für eine geeignete Formulierung herbeigeführt werden (Parsa-Parsi & Wiesing 2023). Der Medizinkodex bekam wie das Genfer Gelöbnis eine komplett neue Strukturierung, zusätzliche Zwischenüberschriften und eine modernere Sprache (Parsa-Parsi, 2022). Dass der überarbeitete Internationale Medizinethikkodex im Rahmen der WMA-Generalversammlung in Berlin verabschiedet wurde, hatte wiederum eine besondere historische Bedeutung.

Die im Jahre 1964 von der WMA-Generalversammlung in Helsinki verabschiedete Deklaration zu den ethischen Richtlinien zur Medizinischen Forschung am Menschen trägt den Ort der Zusammenkunft in ihrem Namen: Die Deklaration von Helsinki (Wiesing & Parsa-Parsi, 2009). Sie wurde ebenfalls mehrfach revidiert, so zuletzt im Jahr 2013 im brasilianischen Fortaleza (Wiesing & Parsa-Parsi, 2014). Der Revision vorangegangen war eine eingehende Diskussion zum Thema der Nutzung von Placebos in klinischen Studien (Wiesing & Parsa-Parsi, 2015). Sowohl diese Diskussion als auch die vollständigen Revisionen der Deklaration im Jahr 2008 (Seoul) (Wiesing & Parsa-Parsi, 2009) und 2013 (Fortaleza) (Parsa-Parsi & Wiesing, 2013) wurden in Zusammenarbeit mit der Bundesärztekammer und dem WMA-

Ethikberater Professor Wiesing durchgeführt. Für die im Jahr 2022 angelaufene nächste Überarbeitung wurde Urban Wiesing wieder als Ethikberater in das Kernteam der internationalen Arbeitsgruppe einberufen.

Literatur

Montgomery, F. U., Parsa-Parsi, R. W., & Wiesing, U. (2018). Das Genfer Gelöbnis des Weltärztebunds. *Ethik Med*, 30, 67–69. https://doi.org/10.1007/s00481-018-0471-2

Parsa-Parsi, R., Blackmer J., Ehni, H.J., et al. (2013). Reconsidering the Declaration of Helsinki. *The Lancet*, 382(9900), 1246–1247. https://doi.org/10.1016/S0140-6736(13)62094-2

Parsa-Parsi, R., & Wiesing, U. (2013). Deklaration von Helsinki: Weltweite Bedeutung. *Deutsches Ärzteblatt*, 110(50), A2414–2416.

Parsa-Parsi, R., & Wiesing, U. (2017). Weltärztebund: Revision des ärztlichen Gelöbnisses. *Deutsches Ärzteblatt*, 114(44), A-2023 / B-1708 / C-1674.

Parsa-Parsi, R. (2017). The Revised Declaration of Geneva. A Modern-Day Physician's Pledge. *JAMA*, 318(20), 1971–1972. https://doi.org/10.1001/jama.2017.16230

Parsa-Parsi, R. (2022). The International Code of Medical Ethics of the World Medical Association. *JAMA*, 328(20), 2018–2021. https://doi.ogr/10.1001/jama.2022.19697

Parsa-Parsi, R & Wiesing, U, (2023) Internationaler Medizinethik-Kodex – Weltweite Identität hergestellt. *Deutsches Ärzteblatt*, Jg. 120, Heft 23, 9 Juni 2023

Rheinsberg, Z., Parsa-Parsi, R., Kloiber, O., et al. (2017). Medical oath: Use and relevance of the Declaration of Geneva. A survey of member organizations of the World Medical Association (WMA). *Medicine, Health Care and Philosophy*, 21(2), 189–196. https://doi.org/10.1007/s11019-017-9794-x

Wiesing, U., & Parsa-Parsi, R. (2009). Deklaration von Helsinki: Neueste Revision. *Deutsches Ärzteblatt*, 106(11), A503–506.

Wiesing, U., & Parsa-Parsi, R. (2009). Die erneut revidierte Deklaration von Helsinki, verabschiedet in Seoul 2008. *Ethik in der Medizin*, 21(1), 45–67. https://doi.org//10.1007/s00481-009-0604-8

Wiesing, U., & Parsa-Parsi, R. (2014). Die neue Deklaration von Helsinki, verabschiedet in Fortaleza 2013. *Ethik in der Medizin*, 26(2), 161–166. https://doi.org/0.1007/s00481-014-0299-3

Wiesing, U., & Parsa-Parsi, R. (2015). Die neue Deklaration von Helsinki. *Jahrbuch für Wissenschaft und Ethik*, 19(1). https://doi.org/10.1515/jwiet-2015-0116

Wiesing, U., & Parsa-Parsi, R. (2016). The World Medical Association Launches a Revision of the Declaration of Geneva. *Bioethics*, 30(3), 140. https://doi.org/10.1111/bioe.12256

Wiesing, U. (2019). The Hippocratic Oath and the Declaration of Geneva: legitimization attempts of professional conduct. *Medicine, Health Care and Philosophy*, 23(1), 81–86. https://doi.org/10.1007/s11019-019-09910-w

World Medical Association. (2023). *Members*. https://www.wma.net/who-we-are/members/

Kohärentismus –
Kohärentistische Ethik im Gesundheitsbereich: Begründung und Methode

Georg Marckmann

Kaum ein anderer Ansatz hat die Argumentationen westlicher biomedizinischer Ethik so geprägt wie der des *principlism*. Zurück geht der Ansatz auf den 1978 in den USA veröffentlichten Belmont Report, der drei ethische Grundprinzipien für die Forschung am Menschen formulierte (The National Commission for the Protection of Human Subjects of Biomedical and Behavioral Research, 1978). Vor allem ist der Ansatz mit dem erstmals 1979 veröffentlichten Werk »*Principles of Biomedical Ethics*« der US-amerikanischen Bioethiker Tom L. Beauchamp und James F. Childress verbunden, in dem die Autoren die vier Prinzipien Respekt der Autonomie (*respect for autonomy*), Wohltun (*beneficence*), Nichtschaden (*non-maleficence*) und Gerechtigkeit als grundlegende ethische Orientierungspunkte für den biomedizinischen Bereich entfalten (Beauchamp & Childress, 2019; Childress & Beauchamp, 2023). Zugleich stand der Ansatz des *principlism* seit Beginn auch in der Kritik: Bemängelt wurde vor allem die schematische Anwendung der vier Prinzipien, denen die Einbettung in einen übergeordneten theoretischen Rahmen und damit eine substanzielle Orientierung bei Konflikten zwischen den Prinzipien fehle (vgl. beispielsweise Clouser & Gert, 1990). In den späteren Auflagen haben Beauchamp und Childress die Begründung ihres Ansatzes detaillierter ausgeführt: Die vier Prinzipien rechtfertigen sie in einer Verbindung aus Kohärentismus (Badura, 2011) und *Common Morality* (Gert, 2007). Ich werde in meinem Beitrag die These vertreten, dass das wesentliche Merkmal des Ansatzes nicht die vier Prinzipien sind, sondern das kohärentistische Begründungsverfahren, das auch in anderen Bereichsethiken zur Rechtfertigung ethischer Bewertungsmaßstäbe herangezogen werden kann. Zudem werde ich ausführen, dass sich einige berechtigte Kritikpunkte am *principlism* entschärfen lassen, wenn man die Prinzipien in ein klar definiertes methodisches Vorgehen einbettet. Veranschaulichen möchte ich dieses Vorgehen zum einen an dem Modell der prinzipienorientierten Falldiskussion für die Ethikberatung in der Patientenversorgung und zum anderen am Ansatz einer kohärentistisch begründeten Public-Health-Ethik.[1] Ausgangspunkt der Überlegungen soll dabei die Grundstruktur ethischer Analysen (nicht nur) im Gesundheitsbereich sein.

---

1 Weitere Anwendungen des kohärentistisch begründeten Vorgehens habe ich u. a. für die Bewertung von eHealth-Anwendungen (Marckmann, 2016) und für die Bewertung der Xenotransplantation, d. h. der Übertragung tierischer Organe auf den Menschen (Marckmann, 2018), ausgearbeitet.

Grundstruktur ethischer Analysen im Gesundheitsbereich

Die Ethik im Gesundheitsbereich zielt allgemein darauf ab, durch eine systematische Analyse einen Beitrag zu ethisch besser begründeten Entscheidungen im Zusammenhang mit Gesundheit und Krankheit zu leisten. Sie tritt dabei insbesondere als *normative* Ethik auf, deren Aufgabe es allgemein ist, eine begründete Antwort zu geben auf die Leitfrage: Was sollen wir (in moralischer Hinsicht) tun? Dazu muss die normative Ethik die jeweilige Entscheidungssituation analysieren und die verfügbaren Handlungsoptionen ethisch bewerten. Im Ergebnis möchte sie den handelnden Personen eine Orientierung bieten, welche Handlung aus ethischer Sicht mit guten Gründen zu bevorzugen ist. Aus dieser allgemeinen Charakterisierung ethischer Bewertungen lassen sich zwei methodische Bausteine ableiten, die eine normativ-ethische Analyse bei konkreten praktischen Fragen auf jeden Fall umfassen sollte: Zum einen die Benennung und Begründung der normativen Vorgaben, anhand derer die Handlungsoptionen bewertet werden, zum anderen ein definiertes Vorgehen, wie diese normativen Vorgaben bei der Bearbeitung konkreter Fragestellungen anzuwenden sind. Letzteres ist eine wesentliche Voraussetzung dafür, die Qualität einer ethischen Analyse bewerten zu können.

Ausgehend von diesen Grundbausteinen lassen sich Kernelemente eines methodischen Vorgehens definieren, die über verschiedene Bereiche und Fragestellungen hinweg invariant sind und jeweils mit entsprechenden Qualitätsstandards verbunden werden können (Marckmann, 2013):

(1) Jede ethische Analyse muss mit einer genauen Beschreibung der Entscheidungssituation einschließlich der verfügbaren Handlungsoptionen mit ihren Folgen beginnen. Als Qualitätsstandard wäre z. B. zu fordern, hierbei die verfügbare wissenschaftliche Evidenz zu berücksichtigen.
(2) In einem zweiten Schritt sind die normativen Kriterien für die Bewertung der Handlungsoptionen zu benennen. Dabei ist das zugrundeliegende Begründungsverfahren zu erläutern. In vielen Fällen wird man auf bereits etablierte Bewertungsinstrumente zurückgreifen können.
(3) In einem dritten Schritt sind die Handlungsoptionen auf der Grundlage jedes einzelnen ethischen Kriteriums zu bewerten. Hier ist es ein Qualitätsmerkmal, dass alle für den Bereich einschlägigen normativen Bewertungsmaßstäbe auch tatsächlich berücksichtigt werden.
(4) Anschließend müssen die resultierenden Einzelbewertungen in einer Synthese zu einer übergreifenden Beurteilung der Entscheidungssituation zusammengeführt werden. Eine wesentliche Herausforderung liegt in der Abwägung konkurrierender Einzelbewertungen. Dass das dabei verwendete Vorgehen explizit erläutert wird, stellt ein Qualitätsmerkmal dieses Bearbeitungsschrittes dar.
(5) Da die meisten ethischen Bewertungen nicht in einer kategorischen Befürwortung oder Ablehnung der untersuchten Handlungsoptionen resultieren, sollten anschließend möglichst praxisnahe Empfehlungen formuliert werden, wie mit

der Entscheidungssituation in einer ethisch vertretbaren Art und Weise umgegangen werden kann. Dabei sind auch pragmatische Fragen der Implementierung der ethisch jeweils vorzugswürdigen Handlungsoption zu klären.
(6) Im weiteren Verlauf sollte schließlich evaluiert werden, wie sich die gewählte Lösung in der Praxis tatsächlich bewährt und ob die sachlichen und normativen Bewertungsgrundlagen noch zutreffen.

Kohärentismus als Modell ethischer Rechtfertigung

Wie bereits ausgeführt, benötigt die normative Ethik – unabhängig von ihrem Anwendungsbereich – eine explizite Begründung der relevanten normativen Bewertungsmaßstäbe. Sie trifft dabei aber auf das Problem, dass sich bislang keine ethische Theorie als allgemein verbindliche normative Orientierung durchsetzen konnte. Die Moralphilosophie ist vielmehr geprägt von einer Vielzahl konkurrierender, ihrem Anspruch nach oft exklusiven Theorien, die sich in ihren Begründungsstrategien zum Teil erheblich unterscheiden. Beispielhaft erwähnt seien konsequenzialistische Ethiken, nach denen die Folgen einer Handlung zu optimieren sind (z. B. der Nutzen für die Betroffenen), oder deontologische Ethiken, welche auf die Einhaltung übergreifender Gebote abheben (z. B. die Selbstbestimmung des Einzelnen zu respektieren). Die angewandte Ethik, die sich mit aktuellen Entwicklungen in verschiedenen Praxisbereichen auseinandersetzt, kann die moralphilosophischen Grundlagenkontroversen nicht umfassend erörtern, geschweige denn lösen. Zudem stellt sich die Frage, ob die Vorgehensweise traditioneller ethischer Theorien der deskriptiven und normativen Komplexität konkreter Praxisfelder angemessen ist (Nida-Rümelin, 1996). Unter Praxisbedingungen ist eine Vielzahl unterschiedlicher normativer Gesichtspunkte zu berücksichtigen: Konsequenzialistische Argumente (z. B. hoher Nutzengewinn), deontologische Normen (z. B. Recht auf Selbstbestimmung), Fragen der Gerechtigkeit (z. B. Nutzenverteilung, Zugang zu Gesundheitsleistungen) und evaluative Fragen eines guten und gelingenden Lebens (z. B. Bewertung von gesundheitlichen Einschränkungen oder Verhaltensänderungen).

Mit dem *Kohärentismus* konnte sich ein alternativer Begründungsansatz etablieren, der sich explizit dem Theorienpluralismus in der Moralphilosophie und dem Wertepluralismus in der Gesellschaft stellt. Angesichts ungelöster moralphilosophischer Grundlagenkontroversen gibt der Ansatz den Anspruch einer umfassenden Moraltheorie auf. Im Gegensatz zu den klassischen Ethiktheorien beruft sich der Kohärentismus auch nicht auf ein einziges, letztgültiges Moralprinzip (wie z. B. die kantische Ethik auf den kategorischen Imperativ), sondern knüpft an die in einer bestimmten Gemeinschaft etablierten moralischen Überzeugungen an, die in ihrem moralischen Gehalt rekonstruiert und in einen *kohärenten* Zusammenhang gebracht werden (Badura, 2011). Man spricht deshalb von einem *rekonstruktiven* oder *kohärentistischen* Begründungsansatz. Gewöhnlich ergibt sich dadurch eine Pluralität normativer Prinzipien, die als Grundlage für die Bewertung konkreter Handlungsoptionen dienen.

John Rawls hat mit seinem Konzept des Überlegungsgleichgewichts (»reflective equilibrium«) die Debatte um den ethischen Kohärentismus wesentlich geprägt. Nach diesem Modell der ethischen Rechtfertigung sind unsere wohlabgewogenen moralischen Urteile (»considered judgements«) mit den relevanten Hintergrundüberzeugungen und ethischen Grundsätzen in ein – dynamisches – Gleichgewicht der Überlegung zu bringen (Rawls, 1975). Obgleich die wohlüberlegten moralischen Urteile in unsere moralische Alltagserfahrung eingebettet sind, handelt es sich dabei keineswegs bloß um moralische Intuitionen. Aus den in einer Gemeinschaft weithin akzeptierten moralischen Normen, Regeln und Überzeugungen werden »mittlere« Prinzipien rekonstruiert, die den normativen Grundbestand des kohärentistischen Ethikansatzes ausmachen. Die ethische Reflexion beginnt zwar mit den alltäglichen moralischen Überzeugungen, endet aber nicht mit ihnen. Sie hat vielmehr die Aufgabe, (1) den Gehalt dieser moralischen Überzeugungen zu klären und zu interpretieren, (2) verschiedene Überzeugungen in einen kohärenten Zusammenhang zu bringen sowie (3) die gewonnenen Prinzipien (auch in Form von handlungsleitenden Regeln) zu konkretisieren und gegeneinander abzuwägen. Damit wird der Status quo der faktisch verbreiteten moralischen Überzeugungen nicht festgeschrieben, sondern weiterentwickelt. Das Überlegungsgleichgewicht bleibt ein Ideal, das zwar angestrebt, aber niemals wirklich erreicht wird, mithin eine dauerhafte Aufgabe ethischer Theoriebildung und somit ein wesentlicher Grund für die anhaltende Überprüfung der unter Praxisbedingungen getroffenen normativen Entscheidungen. Die Rechtfertigung der normativen Bewertungsmaßstäbe ergibt sich aus dem kohärenten Verweisungszusammenhang, sodass eine zusätzliche Fundierung des normativen Ausgangsmaterials der wohlüberlegten Überzeugungen in einer *Common morality* – wie von Beauchamp und Childress vorgeschlagen – weder erforderlich noch konzeptionell überzeugend ist.[2]

Für den biomedizinischen Bereich lassen sich mit dem kohärentistischen Begründungsverfahren die vier klassischen medizinethischen Prinzipien rekonstruieren. Sie sind jedoch in Abhängigkeit vom jeweiligen Anwendungsbereich weiter zu konkretisieren bzw. zu ergänzen. Bei der Anwendung medizinischer Technologien z. B. sind die Funktionsfähigkeit der Technologie, ihre Sicherheit und Fehleranfälligkeit sowie – bei digitalen Anwendungen – der Schutz vertraulicher Patientendaten vor unautorisiertem Zugriff (Datenschutz) als normative Maßstäbe mit zu berücksichtigen (Marckmann, 2016). Bei der Xenotransplantation, d. h. der Übertragung tierischer Organe auf den Menschen, sind zusätzlich Belastungen und Schadenspotenziale für die betroffenen Tiere als ethische Kriterien zu berücksichtigen (Marckmann, 2018). Methodisch maßgeblich sind folglich nicht »universelle« medizinethische Prinzipien, sondern ein ethisches Rechtfertigungsmodell, das bereichsspezifische kohärente Bewertungsmaßstäbe aus den jeweils relevanten wohlüberlegten moralischen Urteilen rekonstruiert. An den Beispielen ethischer Entscheidungen in der Patientenversorgung und der ethischen Bewertung von Public-

---

2 Im Gegenteil: Die Common morality wurde beispielsweise auch als Gegenentwurf zum *principlism* vorgeschlagen (Clouser, 1995).

Health-Maßnahmen sei im Folgenden erläutert, wie die rekonstruierten Bewertungsmaßstäbe in ein methodisches Rahmengerüst eingebettet werden können.

Prinzipienorientierte ethische Falldiskussion in der Patientenversorgung

Die Bearbeitung ethischer Fragen in der Patientenversorgung gehört zu den Kernaufgaben einer Ethik im Gesundheitsbereich. Die ethische Entscheidungsunterstützung der beteiligten Personen ist inzwischen nicht nur im Krankenhaus, sondern auch in der ambulanten Versorgung durch verschiedene Formen der Ethikberatung etabliert (Dörries et al., 2010; Zentrale Kommission zur Wahrung ethischer Grundsätze in der Medizin und ihren Grenzgebieten (Zentrale Ethikkommission) bei der Bundesärztekammer, 2020). Zielsetzung der ethischen Fallbesprechungen ist es, in konkreten Behandlungssituationen herauszuarbeiten, welche (Be-)Handlungsoption ethisch am besten begründbar ist. Orientiert an der zuvor herausgearbeiteten Grundstruktur ethischer Analysen muss das Vorgehen zunächst eine Analyse der Entscheidungssituation mit den verfügbaren Handlungsoptionen umfassen, anschließend eine Bewertung der Handlungsoptionen anhand der relevanten normativ-ethischen Maßstäbe und schließlich eine Synthese, die die Einzelbewertungen zusammenführt. Die Bewertungsmaßstäbe ergeben sich im Bereich der Patientenversorgung aus den vier klassischen medizinethischen Prinzipien Wohltun, Nichtschaden, Respekt der Autonomie und Gerechtigkeit. Mit einer abschließenden kritischen Reflexion ergibt sich ein Vorgehen in fünf Schritten (vgl. die Übersicht des Modells der prinzipienorientierten Falldiskussion). Das Modell kann als Strukturierung für die Moderation ethischer Fallbesprechungen im Team dienen, darüber hinaus auch als Leitfaden für die strukturierte Aufarbeitung ethischer Fragen in der Patientenversorgung.

> **Übersicht: Das Modell der prinzipienorientierten Falldiskussion zur Strukturierung ethischer Fallbesprechungen (McCullough & Ashton, 1994; Marckmann & Mayer, 2009)**
>
> **Fragestellung:** Anlass der Fallbesprechung
>
> 1. **Analyse:** Medizinische Aufarbeitung des Falles
>   a) Situation des Patienten (Anamnese, Befunde, Diagnosen, etc.)
>   b) (Be-)Handlungsstrategien mit ihrem weiteren Verlauf (Prognose: Chancen & Risiken)
> 2. **Bewertung I:** Ethische Verpflichtungen gegenüber dem Patienten
>   a) *Wohltun* und *Nichtschaden* (Wohlergehen des Patienten)
>   b) *Autonomie respektieren* (Wille des Patienten)

3. **Bewertung II:** Ethische Verpflichtungen gegenüber Dritten: Familienangehörige, andere Patienten, Versichertengemeinschaft (*Gerechtigkeit*)
4. **Synthese:** Übergreifende Bewertung: Konvergieren oder divergieren die Verpflichtungen?
Im Konfliktfall: begründete Abwägung
Planung der Umsetzung der Entscheidung
5. **Kritische Reflexion:**
   a) Was ist der stärkste Einwand gegen die ausgewählte Option?
   b) Wie hätte der Konflikt möglicherweise vermieden werden können?

Schritt 1: Medizinische Aufarbeitung des Falles

Die medizinische Aufarbeitung umfasst zwei Teilschritte:

a) Zunächst muss die aktuelle *medizinische Situation* möglichst genau beschrieben werden, in der sich der Patient aktuell befindet. Ziel ist eine gemeinsam geteilte, umfassende Sicht der Situation des Patienten, unabhängig vom jeweiligen Vorwissen. Im Sinne eines bio-psycho-sozialen Modells von Gesundheit und Krankheit sind auch die psychosozialen Gegebenheiten zu erfassen, die für den Patienten und seine aktuelle Situation Bedeutung haben.
b) Anschließend gilt es, die verfügbaren *(Be-)Handlungsstrategien* herauszuarbeiten, die sich aus etwaigen unterschiedlichen Behandlungszielen ergeben oder die – bei gleichem Behandlungsziel – durch unterschiedliche Nutzen-Schaden-Relationen gekennzeichnet sind. Für jede einzelne Handlungsstrategie ist dann der zu erwartende weitere *Verlauf* zu klären: Wie groß sind die Überlebenschancen des Patienten? Mit welcher Lebensqualität wird der Patient voraussichtlich weiterleben? Bei unsicherer Prognose kann es helfen, zumindest das *beste* und *schlechteste* zu erwartende Behandlungsergebnis zu beschreiben und die jeweilige Eintrittswahrscheinlichkeit bestmöglich abzuschätzen.

Schritt 2: Ethische Verpflichtungen gegenüber dem Patienten

In ethischen Fallbesprechungen hat es sich bewährt, bei der Bewertung der herausgearbeiteten Handlungsstrategie mit der Wohlergehens-Perspektive zu beginnen, um zunächst unabhängig vom Patientenwillen zu prüfen, welches Vorgehen, also welches Behandlungsziel und welche korrespondierende(n) Maßnahme(n), aus Sicht des Teams für den Patienten am besten sind. Für einen (späteren) Prozess der gemeinsamen Entscheidungsfindung mit dem Patienten hat dieser Bewertungsschritt vor allem die Funktion, den Patienten in seiner eigenen Entscheidungsfindung zu unterstützen und insbesondere dort zur gründlichen und selbstkritischen Abwägung anregen zu können, wo die Präferenzen des Patienten von der Nutzen-Schaden-Abwägung des Teams abweichen – nicht etwa mit der Zielsetzung, den Patienten umzustimmen, sondern um sich zu vergewissern, dass die Wünsche des

Patienten wohlinformiert und im Einklang mit seinen grundlegenden und längerfristigen Wertvorstellungen sind.

a) *Wohltun und Nichtschaden* (Wohlergehen des Patienten)
   Bei diesem Bewertungsschritt ist zu überlegen, welche der verfügbaren Handlungsstrategien aus der Fürsorgeperspektive, d. h. aus Sicht des beteiligten Teams, für das Wohlergehen des Patienten insgesamt am besten ist. Dies betrifft das Therapieziel und die Abwägung von Nutzen- und Schadenspotenzialen der entsprechenden Therapieoptionen. So weit als möglich wird man sich hierbei an allgemein geteilten Wertvorstellungen orientieren (sog. »best interest-Standard«). Letztere ergeben sich vor allem aus der Einschätzung bzw. Erfahrung, wie Patienten in vergleichbaren Situationen die Therapieziele und das Nutzen-Schaden-Verhältnis verschiedener Handlungsoptionen üblicherweise bewerten.
b) *Respekt der Autonomie* (Wille des Patienten)
   Anschließend ist zu klären, welche der verfügbaren Handlungsstrategien (Behandlungsziele und korrespondierende Therapieoptionen) der Patient selbst nach entsprechender Aufklärung über seine medizinische Situation und die verfügbaren Behandlungsoptionen bevorzugt und wie dies im Kontext seiner persönlichen Werte, Präferenzen und Einstellungen begründet ist. Nach Möglichkeit sollte der Patientenwille bereits vorab im Rahmen eines ihn befähigenden Prozesses gemeinsamer Entscheidungsfindung ermittelt worden sein. Bei nicht einwilligungsfähigen Patienten ist hier auf (1) eine vorliegende *Patientenverfügung*, (2) auf zuvor mündlich geäußerte *Behandlungswünsche* oder (3) den *mutmaßlichen Patientenwillen* zurückzugreifen (Marckmann et al., 2010).

Schritt 3: Ethische Verpflichtungen gegenüber Dritten

Im dritten Bearbeitungsschritt ist – geboten durch das Prinzip der Gerechtigkeit – zu prüfen, welche Bedürfnisse anderer Personen für die Entscheidungsfindung relevant sind. Neben den Angehörigen und nahestehenden Personen (die z. B. noch etwas Zeit zum Abschiednehmen benötigen) sind hierbei auch die Bedürfnisse anderer Patienten zu berücksichtigen, wenn z. B. mehrere Patienten um begrenzte Versorgungskapazitäten konkurrieren. Auch Fragen des Ressourcenverbrauchs wären hier zu diskutieren, sofern sie für die vorliegende Entscheidung relevant sind. Die Verpflichtungen gegenüber Dritten haben dabei apriori ein geringeres Gewicht im Einzelfall als die Verpflichtungen gegenüber dem einzelnen Patienten (vgl. Bearbeitungsschritt 2). Meist dient dieser Schritt deshalb vor allem dazu, die Bedürfnisse anderer beteiligter Personen, insbesondere der Angehörigen, bei der Umsetzung der für den Patienten besten Option nicht aus dem Blick zu verlieren.

Schritt 4: Synthese

Im vierten Bearbeitungsschritt sind die vorangehenden Einzelbewertungen zu einer übergreifenden Beurteilung zusammenzuführen. Wenn die Ergebnisse der drei Bewertungsperspektiven – Wohlergehen des Patienten, Patientenwille und Verpflichtungen gegenüber Dritten – übereinstimmen, sprechen gute ethische Gründe dafür, die entsprechende Behandlungsoption zu ergreifen. Liegt hingegen ein ethischer Konflikt vor, ist eine *begründete Abwägung* der konfligierenden Verpflichtungen erforderlich. Dabei sind fallbezogene Gründe herauszuarbeiten, welche Verpflichtung Vorrang genießen soll. Im Fall der Ablehnung einer medizinischen Maßnahme durch einen aufgeklärten, einwilligungsfähigen Patienten hat dessen Selbstbestimmung, aktuell oder durch einen eindeutigen zuvor erklärten bzw. mutmaßlichen Willen, ethisch wie rechtlich prinzipiell Vorrang vor dem Fürsorgebestreben Dritter. Wünscht ein Patient aus medizinischer Sicht zweitrangige oder gar fragwürdige Maßnahmen, gewinnen Fürsorgeüberlegungen dagegen tendenziell an Gewicht und es kann im Einzelfall gerechtfertigt sein, dem Patienten die gewünschte Maßnahme nicht anzubieten. Lässt sich bei einer ethischen Fallbesprechung in der Synthese keine Einigkeit erzielen, sind die unterschiedlichen Positionen jeweils mit ihrer ethischen Begründung zu dokumentieren. Anschließend sollte überlegt werden, welche weiteren Schritte erforderlich sind, um das Ergebnis der Fallbesprechung umzusetzen und ob gegebenenfalls ein erneutes Gespräch zu einem späteren Zeitpunkt sinnvoll wäre.

Schritt 5: Kritische Reflexion

Als letzter Bearbeitungsschritt kann eine kritische Reflexion der Fallbesprechung sinnvoll sein: Worin besteht der stärkste Einwand gegen die favorisierte Handlungsoption? Und: Wie hätte der Entscheidungskonflikt möglicherweise verhindert werden können? Zum einen soll dadurch das Ergebnis der Fallbesprechung noch einmal kritisch geprüft (und ggf. modifiziert) werden, zum anderen ist zu überlegen, ob man aus dem vorliegenden Fall für zukünftige Fälle lernen kann.

Insgesamt bietet das Modell der prinzipienorientierten Falldiskussion einen methodischen Rahmen, um in einer strukturierten Art und Weise im Einzelfall zu einer ethisch gut begründeten Entscheidung zu gelangen. Die transparente Abarbeitung der verschiedenen Schritte ermöglicht eine Prüfung der Qualität der ethischen Argumentation.

Kohärentistische Public-Health-Ethik

Mit dem kohärentistischen Begründungsverfahren lässt sich gleichermaßen auch ein normatives Rahmengerüst für die Bewertung von Public-Health-Maßnahmen rekonstruieren (Marckmann et al., 2015). Public-Health-Maßnahmen setzen nicht beim einzelnen bereits erkrankten Patienten an, sondern versuchen auf der Ebene von Bevölkerungsgruppen die Gesundheit der Menschen zu fördern und Krankheiten zu vermeiden. Beispiele sind Maßnahmen zur Förderung eines gesunden Lebensstils, Impfungen zur Vermeidung von Infektionskrankheiten und Früherkennungsmaßnahmen bei bösartigen Erkrankungen. Tabelle 1 zeigt die rekonstruierten normativen Kriterien in der Übersicht. Da es auch bei Public-Health-Maßnahmen um die Gesundheit der Menschen geht, sind hier auch die traditionellen medizinethischen Prinzipien relevant. Sie sind jedoch für den Bereich bevölkerungsbezogener Maßnahmen weiter zu konkretisieren. So geht es beim Wohltun nicht um den Nutzen für den Einzelnen, sondern um den aggregierten populationsbezogenen Nutzen der Maßnahmen. Bei der Selbstbestimmung steht neben der Einwilligung in die Teilnahme an der Public-Health-Maßnahme insbesondere auch die Förderung der Gesundheitskompetenz der Menschen im Vordergrund. Hinzu kommt das formale Kriterium der Legitimität der Public-Health-Maßnahmen, da sie an größeren Bevölkerungsgruppen ansetzen und mit Belastungen und Risiken für Gesunde verbunden sind, die möglicherweise selbst von den Maßnahmen nicht profitieren. Die Maßnahmen sollten folglich von einer hierfür legitimierten Entscheidungsinstanz in einem fairen Entscheidungsprozess implementiert werden.

Tab. 1: Normative Kriterien zur ethischen Bewertung von Public-Health-Maßnahmen (Marckmann et al., 2023)

Bewertungskriterien	Ethische Begründung
1 Nutzenpotenzial für Zielpopulation • Bestimmung der Interventionsziele • Grad der Zielerreichung • Relevanz für Morbidität, Lebensqualität, Mortalität • Validität (Evidenzgrad) des Nutzennachweises	Prinzip des Wohltuns, Prinzip der Nutzenmaximierung
2 Schadenspotenzial für die Teilnehmer • Belastungen (individuell und gruppenbezogen) • gesundheitliche Risiken • Validität (Evidenzgrad)	Prinzip des Nichtschadens
3 Selbstbestimmung • Förderung der Gesundheitskompetenz des Einzelnen (Empowerment) • Möglichkeit zur informierten Einwilligung • Auswirkungen auf die Entscheidungsfreiheit • Schutz der Privatsphäre (personelle Integrität, Vertraulichkeit, Datenschutz)	Prinzip Respekt der Autonomie, Prinzip des Wohltuns
4 Gerechtigkeit • (nichtdiskriminierender) Zugang zur Public-Health-Maßnahme • Verteilung der gesundheitlichen Nutzen- und Schadenspotenziale • Ausgleich bestehender Ungleichheiten in den Gesundheitschancen • Bedarf an Kompensation	Prinzip der Gerechtigkeit
5 Effizienz • Kosten-Nutzen-Verhältnis • Validität der Effizienzmessung	Prinzip der Nutzenmaximierung, Prinzip der Gerechtigkeit

Tab. 1: Normative Kriterien zur ethischen Bewertung von Public-Health-Maßnahmen (Marckmann et al., 2023) – Fortsetzung

Bewertungskriterien	Ethische Begründung
6 Legitimität • legitimierte Entscheidungsinstanz • fairer Entscheidungsprozess (Transparenz, Partizipation, rationale Begründung, Möglichkeit der Revision, Regulierung)	Prinzip der Gerechtigkeit, Respekt der Autonomie

Die Anwendung der ethischen Bewertungskriterien erfolgt dann in einem Vorgehen in sechs Schritten, das sich wieder an der Grundstruktur ethischer Analyse orientiert (siehe Tab. 2). Nach der genauen Beschreibung der zu bewertenden Public-Health-Maßnahme ist zunächst zu prüfen, ob die Bewertungskriterien noch weiter zu spezifizieren sind. Bei digitalen Public-Health-Maßnahmen sind beispielsweise die Kriterien des Datenschutzes und der Datensicherheit sowie die Zuschreibbarkeit von Verantwortung zu ergänzen (Marckmann, 2020). Dann erfolgt die Bewertung der Public-Health-Maßnahmen anhand der einzelnen spezifizierten Kriterien. In der Synthese werden die Einzelbewertungen zu einer übergreifenden Bewertung der Maßnahmen zusammengeführt. Da die Bewertung in der Regel nicht in einer kategorischen Befürwortung oder Ablehnung der Maßnahme mündet, kommt der Erarbeitung von Empfehlungen für die Entwicklung und Implementierung der Maßnahmen eine besondere Bedeutung zu: Sie sollen sicherstellen, dass die Nutzenpotenziale realisiert und negative Auswirkungen auf die Teilnehmenden möglichst vermieden oder zumindest reduziert werden. Ein Monitoring im weiteren Verlauf soll sicherstellen, dass die ethische Bewertung in regelmäßigen Abständen überprüft und gegebenenfalls an neue Erkenntnisse angepasst wird. Die Bewertung kann damit einen Beitrag zu einer ethisch reflektierten Gestaltung der Public-Health-Maßnahmen leisten.

Tab. 2: Methodisches Vorgehen bei der ethischen Bewertung von Public-Health-Maßnahmen (Marckmann et al., 2023)

1. Beschreibung	Beschreibung der zu untersuchenden Public-Health-Maßnahme: Zielsetzung, Methodik, Zielpopulation etc.
2. Spezifizierung	Spezifizierung der Bewertungskriterien für die vorliegende Public-Health-Maßnahme (sofern erforderlich)
3. Einzelbewertung	Bewertung der Public-Health-Maßnahme anhand der einzelnen, in Schritt 2 ggf. spezifizierten Kriterien im Vergleich zu alternativen Optionen
4. Synthese	Übergreifende Beurteilung der Public-Health-Maßnahme durch Synthese, Gewichtung und Abwägung der Einzelbewertungen aus Schritt 3
5. Empfehlungen	Erarbeitung von Empfehlungen für die Entwicklung und Implementierung der Public-Health-Maßnahme

Tab. 2: Methodisches Vorgehen bei der ethischen Bewertung von Public-Health-Maßnahmen (Marckmann et al., 2023) – Fortsetzung

6. Monitoring	Überprüfung und ggf. Anpassung der ethischen Bewertungen in regelmäßigen Zeitabständen

Fazit

Ethische Analysen im Gesundheitsbereich benötigen zum einen gut begründete Bewertungsmaßstäbe und zum anderen ein klar definiertes methodisches Vorgehen. Als Begründungsmodell erscheint der Kohärentismus am ehesten geeignet, da er an den in der Lebenswelt verwurzelten moralischen Überzeugungen anknüpft und damit die Verständigung auf weithin anerkannte normative Bewertungsmaßstäbe diesseits ungelöster moralphilosophischer Grundkontroversen ermöglicht. Die vier klassischen medizinethischen Prinzipien bieten hierfür ein Beispiel. Sie sind für den jeweiligen Anwendungsbereich weiter zu spezifizieren oder zu ergänzen. Das Entscheidende des Ansatzes sind folglich nicht die vier Prinzipien, sondern das zugrundliegende Modell der ethischen Rechtfertigung. Die Anwendung der rekonstruierten, kohärenten Bewertungsmaßstäbe sollte dann in einem definierten methodischen Verfahren erfolgen, das sich an der analytischen Grundstruktur ethischer Bewertungen orientiert. Dies fördert die Transparenz der ethischen Bewertung, erleichtert ihre Nachvollziehbarkeit insbesondere auch für die von den jeweiligen Maßnahmen Betroffenen und ermöglicht eine Einschätzung ihrer Qualität (Marckmann, 2013): Sind alle relevanten Schritte bearbeitet worden? Ergibt sich die Synthese aus den zuvor erarbeiteten Einzelbewertungen? Ist die Abwägung konfligierender Bewertungsperspektiven nachvollziehbar und argumentativ überzeugend? Das hier skizzierte Vorgehen geht damit über die schematisierte Anwendung der vier Prinzipien (»Georgetown Mantra«) hinaus und bietet damit mehr konkrete Orientierung für die ethische Entscheidungsfindung im Einzelfall. Die Einschätzung der Qualität ethischer Bewertungen wird dabei umso wichtiger, je mehr die Ethik im Gesundheitsbereich durch unterschiedliche Beratungsformen Einfluss auf konkrete Entscheidungen in der Praxis nimmt. Bleibt zu hoffen, dass die Bemühungen um eine Sicherung der Qualität ethischer Argumentationen im Gesundheitsbereich zu einem festen Bestandteil in der Medizin- und Public-Health-Ethik werden.

Literatur

Badura, J. (2011). Kohärentismus. In Düwell, M., Hübenthal, C. und Werner, M. H. (Hrsg.) *Handbuch Ethik* (S. 194–205). J.B. Metzler.
Beauchamp, T. L., Childress, J. F. (2019). *Principles of Biomedical Ethics*. Oxford University Press.
Childress, J. F., Beauchamp, T.L. (2023). The Evolution of Principlism. In Ehni, H.-J., Marckmann, G., Ranisch, R. und Tümmers, H. (Hrsg.) *Vita brevis, ars longa. Aktuelle Perspektiven zu Geschichte, Theorie und Ethik der Medizin* (S. 145–153). Kohlhammer.
Clouser, K. D. (1995) Common morality as an alternative to principlism. *Kennedy Institute of Ethics Journal 5*(3), 219–236.
Clouser, K. D., Gert, B. (1990). A critique of principlism. *J Med Philos 15*(2), 219–236.
Dörries, A., Neitzke, G., Simon, A. et al. (Hrsg.) (2010). *Klinische Ethikberatung. Ein Praxisbuch für Krankenhäuser und Einrichtungen der Altenpflege*. Kohlhammer.
Gert, B. (2007). *Common Morality. Deciding what to do*. Oxford University Press.
Marckmann, G. (2013). Wann ist eine ethische Analyse eine *gute* ethische Analyse? Ein Plädoyer für die Methodenreflexion in der Medizinethik. *Ethik in der Medizin 25*(2), 87–88.
Marckmann, G. (2016). Ethische Aspekte von eHealth. In Fischer, F. und Krämer, A. (Hrsg.), *eHealth in Deutschland. Anforderungen und Potenziale innovativer Versorgungsstrukturen* (S. 83–99). Springer.
Marckmann, G. (2018). Zur Bedeutung des Kohärentismus für die medizinethische Reflexion der Xenotransplantation. In: Sautermeister, J. (Hrsg.), *Tierische Organe in menschlichen Körpern. Biomedizinische, kulturwissenschaftliche, theologische und ethische Zugänge zur Xenotransplantatio* (S. 351–370). mentis.
Marckmann, G. (2020). Ethische Fragen von Digital Public Health. *Bundesgesundheitsblatt Gesundheitsforschung Gesundheitsschutz 63*(2), 199–205.
Marckmann, G., Mayer, F. (2009). Ethische Fallbesprechungen in der Onkologie: Grundlagen einer prinzipienorientierten Falldiskussion. *Der Onkologe 15*(10), 980–988.
Marckmann, G., Neitzke, G., Strech, D. (2023). Public-Health-Ethik: normative Grundlagen und methodisches Vorgehen In: Schwartz, F. W., Walter, U., Siegrist, J.et al. (Hrsg.) *Public Health. Gesundheit und Gesundheitswesen* (S. 32–40). Elsevier.
Marckmann, G., Sandberger, G., Wiesing, U. (2010). Begrenzung lebenserhaltender Behandlungsmaßnahmen: Eine Handreichung für die Praxis auf der Grundlage der aktuellen Gesetzgebung. *Deutsche Medizinische Wochenschrift 135*, 570–574.
Marckmann, G., Schmidt, H., Sofaer, N. et al. (2015). Putting public health ethics into practice: A systematic framework. *Frontiers in Public Health 3*.
McCullough, L. B., Ashton, C. M. (1994). A methodology for teaching ethics in the clinical setting: a clinical handbook for medical ethics. *Theoretical Medicine 15*(1), 39–52.
Nida-Rümelin, J. (1996). Theoretische und angewandte Ethik: Paradigmen, Begründungen, Bereiche. In: Nida-Rümelin, J. (Hrsg.) *Angewandte Ethik. Die Bereichsethiken und ihre theoretische Fundierung. Ein Handbuch* (S. 2–85). Alfred Kröner.
Rawls, J. (1975). *Eine Theorie der Gerechtigkeit*. Suhrkamp.
The National Commission for the Protection of Human Subjects of Biomedical and Behavioral Research (1978). *The Belmont Report: Ethical Principles and Guidelines for the Protection of Human Subjects of Research*. Department of Health, Education, and Welfare.
Zentrale Kommission zur Wahrung ethischer Grundsätze in der Medizin und ihren Grenzgebieten (Zentrale Ethikkommission) bei der Bundesärztekammer (2020). Stellungnahme Außerklinische Ethikberatung. *Deutsches Ärzteblatt 117*(12), A628.

Krankheitsbegriff/Nietzsche – »Arzt und Kranker in einer Person«: Selbstheilung und Krankheitsverständnis bei Friedrich Nietzsche

Michael Steinmann

»Ich nahm mich selbst in die Hand, ich machte mich selbst wieder gesund«, schreibt Nietzsche in seiner 1888, kurz vor seinem Zusammenbruch, verfassten, autobiographischen Schrift *Ecce Homo* (Nietzsche, 1988, Bd. 6, S. 266). Die Schrift hat seit jeher Befremden ausgelöst: Ist sie der verzweifelte Versuch eines Autors, die Bedeutung seiner Werke einem Publikum zu erklären, das ihn Zeit seines Lebens nicht genügend beachtet hat, oder eine überzogene Selbststilisierung, mit der er sich eine schicksalshaft-geschichtliche Stellung zuzuschreiben sucht? Entsprechend könnte man fragen, ob es sich bei der behaupteten Selbstgesundmachung um die Illusion eines unheilbar Kranken handelte, der auf andere Weise keinen Trost finden konnte, oder um die stolze Zurschaustellung individueller Lebensfähigkeit. Wie die folgenden Überlegungen zeigen werden, kann man Nietzsches Idee der Selbstheilung durchaus ernstnehmen. Sie entspricht seinem Begriff der Krankheit, der jenseits genereller Normannahmen den Spielraum individueller Krankheitserfahrung und therapeutischen Eigenhandelns betont. Die hier angedeutete Ambivalenz von Hinfälligkeit und Stärke bleibt dabei freilich erhalten und macht das Spezifische seiner Erfahrung aus.

Gesundheit und Krankheit sind für Nietzsche keine Einzelphänomene, sondern verbinden sich mit den zentralen Motiven seines Denkens, wie etwa dem Leitbegriff des Willens zur Macht. Es ist für ihn unmöglich, »zwischen Seele und Leib zu trennen, wie das Volk trennt.« (Nietzsche, 1988, Bd. 3, S. 349) Die gesamte Kultur einschließlich der Einsichten der Philosophie können »als Symptome […] des Leibes« betrachtet werden. (ebd.) Dabei sind sie Symptome des Leibes nicht nur überhaupt oder nur in einem neutralen, generellen Sinn, sondern des Leibes, insofern dieser jeweils entweder Züge von Gesundheit oder Krankheit an sich trägt, »seines Gerathens und Missrathens, seiner Fülle, … oder aber seiner Hemmungen, Ermüdungen, Verarmungen, […] seines Willens zum Ende.« (ebd.) Die Philosophie ist ihrerseits nicht nur passiv von somatischen Impulsen bestimmt, sondern hat ihr eigentliches Anliegen, jenseits aller Verschiedenheit der Themen und Methoden, im Verständnis des Lebens und seiner möglichen »Gesundheit«, verstanden als »Zukunft, Wachsthum, Macht.« (ebd.) Dies zeigt sich in der Analyse der Moderne, die den geschichtlichen Horizont von Nietzsches Denken ausmacht. Sie erscheint ihm als eine Zeit der Dekadenz, der somatischen und psychischen Defizienz: »Es steht schlimm überhaupt. Der Verfall ist allgemein. Die Krankheit liegt in der Tiefe.« (Nietzsche, 1988, Bd. 6, S. 46)

In Bemerkungen wie der zuletzt zitierten ist es in der Tat kaum möglich, wie Nietzsche sagt, »zwischen Seele und Leib zu trennen«, was bedeutet, dass es auch kaum möglich ist, zwischen dem real-physiologischen und einem übertragenen Sinn von Krankheit zu trennen. Der genannte »Verfall« betrifft sowohl die Nervenstärke der Menschen als auch ihr ästhetisches Empfinden oder ihre Haltung zur Politik. Die Verbindung von leiblichen und seelischen Phänomenen lässt keinen streng deterministischen Ansatz zu, dem zufolge kulturelle Erzeugnisse kausal auf unabhängig gegebene physische Bedingungen zurückgeführt werden können. Ein Musiker wie Wagner ist körperlich und seelisch ein »décadent« wie viele andere zu seiner Zeit, ja er repräsentiert diese Zeit auf geradezu paradigmatische Weise (ebd., S. 12), dennoch muss er für seine einzigartige künstlerische Leistung geschätzt werden (ebd., S. 47). Die materialistische Ausrichtung von Nietzsches im Leib zentrierter Philosophie führt daher auch nicht zu einer Theorie, die aufgrund physiologischer Tatsachen alle anderen (kulturellen, intellektuellen, etc.) Phänomene in ein Schema allgemeiner Kategorien und Erklärungen pressen würde. Im Gegenteil geht er davon aus, dass sich das Zusammenspiel von Leib und Seele in jedem Einzelnen individuell bestimmt. Dies gilt auch für alle medizinisch relevanten Phänomene:

> »Eine Gesundheit an sich giebt es nicht, und alle Versuche, ein Ding derart zu definiren, sind kläglich missrathen. [...] Somit giebt es unzählige Gesundheiten des Leibes; und je mehr man dem Einzelnen und Unvergleichlichen wieder erlaubt, sein Haupt zu erheben, [...] um so mehr muss auch der Begriff einer Normal-Gesundheit, nebst Normal-Diät, Normal-Verlauf der Erkrankung unsern Medicinern abhanden kommen. Und dann erst dürfte es an der Zeit sein, über Gesundheit und Krankheit der *Seele* nachzudenken und die eigenthümliche Tugend eines Jeden in deren Gesundheit zu setzen: welche freilich bei dem Einen so aussehen könnte wie der Gegensatz der Gesundheit bei einem Anderen.« (Nietzsche, 1988, Bd. 3, S. 477)

Nicht nur sind Gesundheit und Krankheit jeweils an sich individuell bestimmt, auch der Unterschied zwischen beiden variiert. Es besteht kein absoluter »Gegensatz«, denn »es handelt sich um Grade.« (Nietzsche, 1988, Bd. 13, S. 14[119]) So wie es demnach keinen Standard in der Beförderung von Gesundheit geben kann, kann es auch keinen Standard in der Verhinderung oder Ausmerzung von Krankheit geben, da das, was man bei dem Einem als Krankheit bekämpft, bei einem Anderen als Gesundheit angenommen werden kann.

Die hier zitierten Stellen sind in Nietzsches Werk eher isoliert. Gesundheit und Krankheit sind als Motive zwar allgegenwärtig in seinem Werk, dennoch hat er (vielleicht gerade deshalb) ihre Implikationen für medizinische Diagnose und Therapie nicht in konzentrierter und zusammenhängender Weise ausgeführt. Eine Ausnahme bildet eben die Schrift *Ecce Homo*, in der er sich selbst als Fallstudie eines individuellen Umgangs mit Krankheit beschreibt.[1]

Die Annahme eines individualisierten Krankheitsbegriffs macht es am Ende allerdings doch nötig, genauer zwischen physiologischen und persönlichen oder

---

1 Auf Selbstauskünfte in den Briefen kann hier nicht eingegangen werden. In einem Brief an die Mutter äußert Nietzsche schon früh den Entschluss: »Ich will durchaus mein eigner Arzt nunmehr sein« (Nietzsche, 1975–1984, Bd. 6, S. 103). Dabei findet sich auch in den Briefen die Doppelung von behaupteter Stärke (»meine Muskulatur in Folge meines beständigen Marschierens fast die eines Soldaten«, ebd., 102) und dem Gefühl, »ein so leidendes und unvollkommenes Wesen« zu sein (ebd., S. 121).

zwischen objektiven und subjektiven Aspekten der Krankheitserfahrung zu unterscheiden. Anderenfalls würde man die leiblich-materiale Seite dieser Erfahrung nicht ernst genug nehmen und sie in der Relativität des Selbstempfindens aufgehen lassen. Es empfiehlt sich daher, zwischen drei Aspekten der Krankheit zu unterscheiden, die im Folgenden als Krankheit 1, 2 und 3 bezeichnet werden.[2]

Krankheit 1 bezeichnet die physiologischen, d.h. somatischen und psychologischen Tatsachen, die individueller Erfahrung zugrunde liegen. Nietzsche zählt einige dieser Tatsachen in seiner Selbstbeschreibung in *Ecce Homo* auf: »Mein Blut läuft langsam. Niemand hat je an mir Fieber constatiren können. […] Schlechterdings unnachweisbar irgend eine lokale Entartung; kein organisch bedingtes Magenleiden, wie sehr auch immer, als Folge der Gesammterschöpfung, die tiefste Schwäche des gastrischen Systems.« (Nietzsche, 1988, Bd. 6, S. 265) Ob diese Beschreibung diagnostisch richtig war, ist hierbei weniger entscheidend als der Umstand, dass Nietzsche seine Erfahrung der Schwäche als eine faktische Gegebenheit verstand. Zwar finden sich in seinem Werk erkenntnistheoretische Betrachtungen, die es fraglich erscheinen lassen, ob es für ihn überhaupt möglich war, von Tatsachen jedweder Art zu sprechen, dennoch dürfen solche Bemerkungen nicht im Sinn eines Idealismus verabsolutiert werden (allein schon deshalb, weil selbst ein idealistischer Standpunkt daraufhin betrachtet werden kann, ob er Ausdruck von Stärke oder Schwäche ist). (Nietzsche, 1988, Bd. 5, S. 37)

Krankheit 2 bezeichnet die Weise, in der sich ein Einzelner zu seiner Krankheit verhält und diese dadurch transformiert. Das Kranksein ist für Nietzsche weniger ein Zustand als ein Prozess, der dem Einzelnen Möglichkeiten der Selbsterfahrung sowie einen Spielraum des Eigenhandelns belässt. Individuen sind immer auf besondere, für sie charakteristische Weise krank. Von sich selbst sagt er: »Es fehlt jeder krankhafte Zug an mir; ich bin selbst in Zeiten schwerer Krankheit nicht krankhaft geworden.« (Nietzsche, 1988, Bd. 6, S. 296) Er entwickelte »Selbstdisciplin«, um fähig zu sein, »Partei zu nehmen *gegen* alles Kranke an mir.« (ebd., S. 12)

Allerdings bedeutet dieser individuelle Spielraum nicht, dass sich physiologische Tatsachen beliebig verändern oder gar ignorieren lassen, weshalb es wichtig ist, Krankheit 1 als eine gegebene Schicht physischer Bedingungen zu unterscheiden. Gleichzeitig ist auch die Fähigkeit des transformativen Selbstverhaltens, Krankheit 2, faktisch bedingt, weil es dem Individuum nicht beliebig offensteht, wieviel Freiraum seine Krankheitserfahrung belässt. Die in Krankheit 2 manifeste Freiheit ist daher nur die subjektive Erscheinung der in Krankheit 1 vorausgesetzten Notwendigkeit. Nietzsche weist darauf etwa hin, wenn er seine Genesung als »mein grösstes Erlebnis« (ebd.) und das »Unerwartetste« (Nietzsche, 1988, Bd. 3, S. 345) beschreibt.

In Krankheit 3 wird schließlich der Umschlag von Krankheit in Gesundheit und umgekehrt gedacht; ein Umschlag, dessen Ambivalenz nicht durch die Annahme eines Standardbegriffs für diese Phänomene aufgehoben werden kann. So heißt es im Fortgang der eingangs zitierten Passage:

---

2 Die Unterscheidung wurde vormals verwendet in Steinmann (2012), S.105–108, S. 113–114. Eine vergleichbare Unterscheidung von Krankheitsformen findet sich bei Cherlonneix (2002), S. 138.

»Ich nahm mich selbst in die Hand, ich machte mich selbst wieder gesund: die Bedingung dazu – jeder Physiologe wird das zugeben – ist, *dass man im Grunde gesund ist.* Ein typisch morbides Wesen kann nicht gesund werden, noch weniger sich selbst gesund machen; für einen typisch Gesunden kann umgekehrt Kranksein sogar ein energisches *Stimulans* zum Leben, zum Mehr-leben sein.« (Nietzsche, 1988, Bd. 6, S. 266, siehe auch ebd., S. 22)

Diese Ausführungen ließen sich zwar auch im Sinn von Krankheit 1 verstehen, wonach die Selbstheilung nur die Bestätigung einer grundlegenden, gesunden körperlichen Verfassung wäre. Dennoch wird diese Verfassung eben als Krankheit erfahren, da sonst gar keine Selbstheilung stattfinden müsste, und sie besteht auch weiterhin als Krankheit, nur eben so, dass aus ihr ein zusätzlicher Antrieb, ein »Stimulans«, für gesundmachende Kräfte folgt. Nietzsches Gesundheit ist daher insgesamt nur eine überwundene Krankheit oder eine Genesung, die noch die Spuren der Krankheit in sich trägt. Sie ist die Fähigkeit, sich zur eigenen Krankheit frei zu verhalten, anstatt nur an ihr zu leiden, und sie produktiv für die eigenen Lebensprojekte zu nutzen. Das kranke Individuum kann sich als gesund identifizieren, ohne sich dabei nur etwas vorzumachen oder die Krankheit zu verleugnen. Nietzsche trägt dieser Ambivalenz Rechnung, wenn er seine »doppelte Herkunft« (ebd., S. 264) betont: »Abgerechnet nämlich, dass ich ein décadent bin, bin ich auch dessen Gegensatz.« (ebd., S. 266) Er war im Umgang mit sich selbst »beherrscht und am Zügel geführt durch einen zähen *Willen zur Gesundheit*, der sich oft schon Gesundheit zu kleiden und zu verkleiden wagt.«[3]

An dieser Stelle ist freilich genauer zu fragen, wie im Einzelnen eine solche Selbstheilung möglich ist. Kann man tatsächlich »Arzt und Kranker in Einer Person« sein? (Nietzsche, 1988, Bd. 2, S. 375) Folgt man wiederum der Selbstbeschreibung in *Ecce Homo*, so zeigt sich eine eigentümliche Ambivalenz in Nietzsches Genesungsprozess, die man als Doppelung von Selbststärkung und Selbstverteidigung bezeichnen kann.

Was Erstere betrifft, so finden sich zahlreiche Stellen, in denen er seine Stärke betont oder wenigstens die Fähigkeit, Stärke zu steigern: »Ein wohlgerathener Mensch […] ist stark genug, dass ihm Alles zum Besten gereichen *muss.*« (Nietzsche, 1988, Bd. 6, S. 267) »Was ihn nicht umbringt, macht ihn stärker.« (ebd.) Er empfiehlt »so wenig als möglich *sitzen.*« (ebd., S. 281) Die erreichte somatische Stärke überträgt sich auf sein philosophisches Denken: »Wer die Luft meiner Schriften zu athmen weiss, weiss, dass es eine Luft der Höhe ist, eine *starke Luft.* Man muss für sie geschaffen sein, sonst ist die Gefahr keine kleine, sich in ihr zu erkälten.« (ebd., S. 258) Allerdings darf man die hier angesprochene Stärke nicht auf bloße Kraft und Vitalität reduzieren, da sie sich allererst in der Überwindung schädigender Einflüsse und Bedingungen erweist. Dies zeigt sich etwa in der Beschreibung der für ihn notwendigen Ernährung: »Ich habe bis zu meinen reifen Jahren immer nur *schlecht* gegessen. […] Der deutsche Geist ist eine Indigestion, er wird mit Nichts fertig.« (Nietzsche, ebd., S. 279f). So empfiehlt Nietzsche, Zwischenmahlzeiten zu ver-

---

3 (Nietzsche, 1988, Bd. 2, S. 18). Begriffslogisch kann Nietzsches Umgang mit den Phänomenen als »De-Asymmetrierung« verstanden werden: Krankheit ist nicht mehr nur negativ gegenüber Gesundheit bestimmt, sondern Gesundheit wird ihrerseits als Modifikation des »Normalzustands« der Krankheit gesehen. Siehe Stegmaier (2016), S. 46.

meiden, damit bei größeren Portionen »der Magen als Ganzes in Thätigkeit tritt.« (ebd.) Stärke als Fähigkeit des »Fertigwerdens« geht so mit einem instinktiven Verständnis der eigenen physiologischen Bedürfnisse und Beschränkungen einher, einem Verständnis, das für Nietzsche seinerseits ein Zeichen bestehender Vitalität ist: »Das Schädliche als schädlich empfinden, sich etwas Schädliches verbieten *können* ist ein Zeichen noch von Jugend, von Lebenskraft.« (ebd., S. 22). Selbststärkung ist insgesamt nichts anderes als eine Fähigkeit, »Heilmittel gegen Schädigungen« (ebd., S. 267) zu finden, zu denen nicht nur äußere Bedingungen, wie eine geeignete Ernährung und ein geeignetes Klima, gehören, sondern auch die eigene körperliche Aktivität.

Nietzsches sich selbst zugeschriebener Stärke wohnt auf diese Weise dieselbe Ambivalenz inne, die Krankheit 3 kennzeichnet, da man sie zugleich als das Eingeständnis einer fundamentalen Schwächung verstehen kann. Der Mensch ist seelisch und körperlich von seiner Umwelt bedingt, es steht ihm nicht frei, nicht von ihr affiziert zu werden. Die Orte in Deutschland, an denen er lebte, waren allesamt »Unglücks-Orte für meine Physiologie.« (ebd., S. 283) Alle Einflüsse sind potenziell schädlich, wenn auch nur dadurch, dass man sie wie das Sitzen ungebührend verlängert oder ihre Quantität, wie beim Essen, zu sehr verringert oder vermehrt. Und nicht nur sind alle Einflüsse, ob von außen oder aus der eigenen Physis kommend, potenziell schädlich, es gibt in ihrer Hinsicht keine Standards, die dem Individuum erlauben würden, generell das Richtige zu wählen. Die Gesundheit, die hergestellt werden soll, ist jeweils eine individuelle, nicht nur deshalb, weil man sie unter gleichbleibenden Bedingungen nicht von einem auf das andere Individuum übertragen kann, sondern weil sie sich selbst erst individuell, im Überwinden der schädigenden Einflüsse und im »Fertigwerden« mit ihnen, herstellt. Wie die Krankheit ist auch die Stärke kein Zustand, sondern ein Prozess, der fragil bleibt und leicht an der Komplexität der Herausforderungen scheitern kann.

Selbststärkung ist in diesem Sinn vornehmlich Selbst*heilung* und nicht etwa nur die Steigerung bestehender Kräfte im Sinn des Enhancement. Sie ergibt sich nur im Gegenspiel gegen das unvermeidliche, dem Individuum selbst innewohnende Krankheitspotenzial. Strukturell ist die Selbststärkung nicht von der zweiten hier anzuführenden Tätigkeit, der Selbstverteidigung, zu unterscheiden. Letztere setzt freilich einen deutlich anderen Akzent. Man findet diesen in Passagen, in denen Nietzsche den Begriff der Dekadenz erklärt. Sie bezeichnet für ihn »gewisse Unvermögen […], z. B. die Schwäche des Willens, die Unsicherheit und […] Ohnmacht, auf irgend einen Reiz hin die Reaktion auszusetzen und sich zu ›beherrschen‹.« (Nietzsche, 1988, Bd. 13, 14[1139]) Nicht die Schwäche der Lebenskräfte ist demnach das eigentlich Dekadente, sondern die aus ihr folgende Unfähigkeit, eine Reaktion auf die das Individuum affizierenden Einflüsse und Reize der Umwelt zu unterbinden:

> »Man weiss von Nichts loszukommen, man weiss mit Nichts fertig zu werden, man weiss Nichts zurückzustossen, – Alles verletzt. […] Der Ärger, die krankhafte Verletzlichkeit … das ist für Erschöpfte sicherlich die nachtheiligste Art zu reagiren: ein rapider Verbrauch von Nervenkraft, eine krankhafte Steigerung schädlicher Ausleerungen, zum Beispiel der Galle in den Magen, ist damit bedingt.« (Nietzsche, 1988, Bd. 6, S. 272)

Äußere Reize, so lässt sich Nietzsches Beschreibung erklären, können nicht verhindert werden. Das Individuum ist stets in Gefahr, verletzt zu werden, ob im somatischen oder psychologischen Sinn. Es kann sich nicht einfach abhärten gegen Reize oder diese ausschließen. Die bestmögliche Reaktion wäre, sie »zurückzustossen«, was einem krankhaft Geschwächten jedoch nicht gelingt. Einer Autoimmunerkrankung vergleichbar richten sich die Abwehrkräfte gegen das Individuum selbst, wobei sie nicht nur Kraft verzehren und dadurch die Schwächung weiter vergrößern, sondern einen negativen, toxischen Einfluss auf das Selbstempfinden und seine somatischen Grundlagen haben. »Kranksein *ist* eine Art Ressentiment selbst« (ebd.), die Unfähigkeit, dem Zyklus der Selbstaggression und Selbstschwächung zu entkommen.

Ein »Instinkt der *Selbstvertheidigung*« (ebd., S. 291) lässt das Individuum spüren, wie wichtig ist es, sich gegen die eigenen Reaktionen zu wehren. Die »Klugheit […] besteht darin, dass man *so selten als möglich reagirt.*« (ebd., S. 292) Für Nietzsche

> »hat der Kranke in diesem Fall nur Ein grosses Heilmittel – ich nenne es den *russischen Fatalismus*. […] Nichts überhaupt mehr annehmen, an sich nehmen, *in* sich hineinnehmen, – überhaupt nicht reagiren… Die grosse Vernunft dieses Fatalismus […] ist die Herabsetzung des Stoffwechsels, dessen Verlangsamung, eine Art Wille zum Winterschlaf.« (ebd., S. 272)

Was genau diese »Verlangsamung« bedeutet, wie sie in Ernährung, Bewegung und dem Lebenswandel umgesetzt werden kann, bleibt in der Selbstbeschreibung unklar. Es scheint, als wäre es Nietzsche vor allem um die Minderung emotionaler Reaktionen gegangen, da diese sowohl auf den Körper als auch auf die Psyche wirken und einen negativen Gesamtzustand hervorrufen können. Das Bewusstsein der eigenen Verletzlichkeit hilft, ein Gefühl für das eigene Kranksein oder wenigstens die eigene Krankheitsfähigkeit zu schaffen, was die Heftigkeit gefühlsmäßiger Ausbrüche reduziert. Sobald dem Individuum dies gelingt, kann es die in ihm liegenden Gesundheitspotenziale wieder spüren. Da nun keine Kraft mehr »verschwendet« wird (siehe ebd.), kann sich diese gleichsam sammeln, bis sie, nun gleichsam mit einem positiven Vorzeichen versehen, zur Grundlage eines gesunden Lebenswandels wird. »Sobald das Leben wieder reich und stolz genug« ist (ebd., S. 273), kann das Individuum wieder auf seine Selbststärkung hinarbeiten. Die Krankheit ist dann in ein Gesundheitsbewusstsein umgeschlagen, das sich seinerseits verfestigen und positive Effekte nach sich ziehen kann.

Auf konkret-medizinischer Ebene hat Nietzsche so die Bedeutung grundlegender Lebenseinstellungen deutlich gemacht. Dabei ist es jedoch gerade nicht die Ignorierung der Krankheit oder die Ausbildung positiver Gedanken, die eine hilfreiche Einstellung befördert, sondern eine Art Achtsamkeit auf das eigene Verletztsein und die krankhaften Reaktionen, die dieses mit sich bringt. Im Zug der Selbsttherapie geht es darum, den Automatismus der Reaktionen zu unterbinden und in der Zurückgezogenheit auf sich selbst Kräfte zu bündeln und zu regenerieren.[4] Seine Therapie verfährt daher zunächst vor allem negativ, da die heilsame Bündelung der Kräfte, wie es scheint, als solche nicht direkt erreicht und vielleicht nicht einmal

---

4 Dem entspricht die philosophische Grundhaltung des »amor fati […]. Das Nothwendige nicht bloss ertragen, noch weniger verhehlen« (Nietzsche, 1988, Bd. 6, S. 297).

intendiert werden kann. Die Idee des »russischen Fatalismus« ist mehr oder weniger deutlich von einer Tendenz der Selbstabstumpfung, ja gar Selbsttötung geleitet, bezieht sie sich doch auf »jenen Fatalismus ohne Revolte, mit dem sich ein russischer Soldat, dem der Feldzug zu hart wird, zuletzt in den Schnee legt.« (ebd., S. 272). Die Selbstverteidigung ist praktisch gesehen eine Steigerung der Krankheit oder wenigstens eine Annahme des Krankseins, in der das Potenzial der Gesundheit latent und für das Individuum unverfügbar bleibt. Der in Krankheit 3 gedachte Umschlag kann nicht beliebig herbeigeführt werden, sondern setzt ein auf Krankheit 1 und 2 fixiertes Bewusstsein voraus. Die im Bild des Soldaten suggerierte Stärke bleibt so leer, da sie keine Vitalität bezeichnet, sondern im Gegenteil deren fast völlige Abwesenheit.[5]

Was bedeutet es also, sich selbst zu heilen? Diese Frage kann abschließend nur in Bezug auf die Unterscheidung der verschiedenen Krankheitsbegriffe beantwortet werden. Aus der Perspektive von Krankheit 1 scheint die einzig mögliche Antwort zu sein: eigentlich nichts, da sich das Individuum nicht wirklich selbst gesund machen kann. Selbstheilung ist nur ein anderes Wort für das eigene Zutun zu einem Heilungsprozess, der nach den gegebenen physiologischen Bedingungen abläuft und nicht grundlegend beeinflusst werden kann. Ein Kranker kann diesen Prozess natürlich durch einen ungeeigneten Lebenswandel behindern, aber dieser Umstand rechtfertigt es kaum, davon zu sprechen, dass man sich selbst »in die Hand nimmt«, wie Nietzsche schreibt.

Trotz seiner Selbststilisierungen, die auf den ersten Blick Stärke oder wenigstens Eigenhandeln suggerieren, offenbart seine Beschreibung der Selbstheilung so gesehen eine tiefe, grundlegende Verletzlichkeit, sowohl auf körperlicher als auch auf psychischer Ebene. Immer wieder weist Nietzsche auf die ihn schwächenden Stressfaktoren hin, die sowohl in der Umwelt als auch in seiner eigenen Psyche liegen. Selbstheilung bedeutet für ihn vor allem, die eigenen, selbstzerstörerischen Impulse in den Griff zu bekommen. Es scheint vor diesem Hintergrund nicht übertrieben, die Identifikation mit Jesus, die der Titel *Ecce Homo* nahelegt, vor allem auf die Passion, die ununterbrochene Folter durch eine für ihn ungeeignete Umwelt und ein unzuträgliches geistiges Klima zu beziehen. Dem entspricht, was hier nicht weiter ausgeführt werden kann, sein Christusbild, das in diesem ebenfalls eine »extreme [...] Leid- und Reizfähigkeit, welches jedes Widerstreben, Widerstreben-Müssen bereits als unerträgliche Unlust [...] empfindet«, diagnostiziert. (ebd., S. 201) Auch Christus, so scheint es, hat zunächst vor allem sich selbst als ein Problem empfunden.

---

5 Die Tendenz zur Abtötung, die in diesen Aspekten der Selbstheilung liegt, hat Stefan Zweig in seiner Auseinandersetzung mit Nietzsche hervorgehoben: »Diese letzte Gesundheit Nietzsches, die sich selbst im Überschwang zum Dithyrambus hinaufstimuliert, ist eine Autosuggestion, eine ›erfundene‹ Gesundheit. Gerade wie er die Hände jubilierend zum Himmel hebt im Rausche seiner Kraft, wie er im *Ecce homo* die Worte hinschreibt von seiner großen Gesundheit und beeidet, nie krank, nie dekadent gewesen zu sein, zuckt schon der Blitz in seinem Blut. Was in ihm lobsingt, was in ihm triumphiert, ist nicht das Leben, sondern schon sein Tod« (1925, Kapitel »Apologie der Krankheit«). Allerdings weist Nietzsche selbst in seinen Briefen immer wieder auf todesähnliche Zustände hin: »Ich bin Jahre lang in der Nähe des Todes gewesen« (Nietzsche 1975–1984; Bd. 8, S. 219).

Aus der Perspektive von Krankheit 2 und 3 kann sich freilich ein anderes Bild ergeben, vor allem wenn man Nietzsches individualisierten Krankheitsbegriff in Rechnung stellt. Zu sagen, dass Nietzsche einfach krank, schwächlich oder verletzlich war, setzt einen Standardbegriff voraus, den er auf theoretischer Ebene ablehnt. Selbstheilung könnte daher bedeuten, dass er sich selbst, so wie es ihm eben möglich war, gesund gemacht hat. Zwar ist es nahezu trivial zu sagen, dass gerade aus der Sicht der Krankheit deutlich wird, was es bedeutet, gesund zu sein (weil man es erst dann wirklich zu schätzen weiß etc.), dennoch heißt dies, dass es dem Individuum möglich ist, spezifische Lebens- und Empfindungsweisen zu kultivieren, die dann subjektiv als Gesundheit erfahren werden und die sich nicht vor der Instanz eines medizinischen Expertentums als tatsächliche Gesundheit rechtfertigen müssen. Man könnte Selbstheilung dann streng perspektivistisch als Nietzsches ureigene Selbstheilung verstehen und als einen individuellen, kaum auf Andere übertragbaren Glücksfall.[6] Allerdings müsste man sodann auch seine autobiografischen Auskünfte ernst nehmen, denen zufolge der Genesungsprozess lange dauerte und eine Konfrontation mit dem eigenen Kranksein, eine ehrliche Selbstdiagnose und Annahme der eigenen Hinfälligkeit, notwendig machte.

Abschließend gesehen ergibt sich auf diese Weise gerade kein eindeutiges Bild von Nietzsches Krankheitsverständnis, sowohl auf theoretischer als auch auf persönlicher Ebene, doch ist dies vielleicht gerade die Pointe seiner Auseinandersetzung mit dem Phänomen: Was Krankheit ist, lässt sich von Nietzsche her gesehen nicht allgemeinverbindlich sagen, sondern beruht in einem Widerspiel von passiver Leidenserfahrung und aktiver Gegensteuerung im Lebenswandel und im Selbstempfinden der erkrankten Person.

Literatur

Cherlonneix, L. (2002). *Nietzsche: Santé et Maladie, l'Art*. Editions L'Harmattan.
Nietzsche, F. (1975–1984): *Sämtliche Briefe. Kritische Studienausgabe in 8 Bänden*. (Colli G. & Montinari, M., Hrsg.). dtv/De Gruyter.
Nietzsche, F. (1988): *Sämtliche Werke. Kritische Studienausgabe in 15 Bänden*. (2., durchgesehene Aufl.). (Colli G. & Montinari, M. Hrsg.). dtv/De Gruyter.
Stegmaier, W. (2016). Über Gesundheit und Krankheit im außermoralischen Sinn. Nietzsches und Foucaults philosophische Unterscheidungstechnik. In: O. Friedrich, D. Aurenque, G. Assadi, & S. Schleidgen (Hrsg.), *Nietzsche, Foucault und die Medizin. Philosophische Impulse für die Medizinethik*. transcript.
Steinmann, M. (2012). Krankheit und Freiheit. Zu Nietzsches und Gadamers Philosophie der Medizin«. In: G. Gödde & M. B. Buchholz (Hrsg.), *Der Besen, mit dem die Hexe fliegt. Wissenschaft und Therapeutik des Unbewussten. Bd. 2: Konversation und Resonanz in der Psychotherapie*. Psychosozial.
Wiesing, U. (2004): *Wer heilt, hat recht? Über Pragmatik und Pluralität in der Medizin*. Schattauer.

---

6 Für das Plädoyer, die Erfahrung des Patienten in der Einschätzung von Heilung in Vordergrund zu stellen, siehe Wiesing (2004).

Zweig, S. (1925). *Der Kampf mit dem Dämon. Hölderlin – Kleist – Nietzsche.* Insel.

Nationalsozialismus – Schatten der Vergangenheit? Der Nationalsozialismus und sein Einfluss auf die westdeutsche Zwillingsforschung

Henning Tümmers

Bis heute hält sich mit Blick auf die westdeutsche Zwillingsforschung eine diskussionswürdige Meinung: Mediziner und Wissenschaftler anderer Fächer vertreten die Ansicht, die menschenverachtende NS-Zwillingsforschung sei für deren »wissenschaftliches Schattendasein« (Enck et al., 2021, S. 1298)[1] in Deutschland nach 1945 verantwortlich. So konstatierte der Psychotherapeut Steffen Häfner mit Hinweis auf Experimente des Lagerarztes von Auschwitz, Josef Mengele: »In der Konsequenz brachte der Mißbrauch der Zwillingsforschung in der Zeit des Nationalsozialismus diese derart in Verruf, daß – speziell im Nachkriegsdeutschland – viele Jahre vergingen, ehe der Anschluß an den internationalen Forschungsstandard wieder erreicht werden konnte« (Häfner, 2000, S. 116). Ähnlich äußerte sich 2016 der Zeithistoriker Constantin Goschler: »Nach 1945 war zumindest die erbbiologische Zwillingsforschung in der öffentlichen Wahrnehmung durch die grausamen Auschwitz-Experimente Josef Mengeles diskreditiert« (Goschler, 2016, S. 28).

Der vorliegende Beitrag hinterfragt diese Interpretationen.[2] Dazu greift er die mit Häfners und Goschlers Aussagen verbundenen Grundannahmen auf und diskutiert deren Plausibilität: erstens die hinter Formulierungen wie »diskreditiert« oder »in Verruf gebracht« stehende Annahme, dass die westdeutsche Zwillingsforschung nach Kriegsende stagnierte; dementsprechend dürften für diese Zeit keine einschlägigen Studien vorliegen. Zweitens müsste die NS-Zwillingsforschung in der Bundesrepublik als »verbrecherisch« beziehungsweise als ein »Unrecht« rezipiert worden sein. Demnach hätte es Versuche der Strafverfolgungsbehörden geben müssen, die Verantwortlichen für ihre Taten zur Rechenschaft zu ziehen. Drittens müsste unmittelbar nach 1945 die NS-Zwillingsforschung im kollektiven Gedächtnis der Deutschen untrennbar mit dem Namen Josef Mengele verbunden gewesen sein. Zeitgenössische Publikationen und Quellen, das demonstriert dieser Beitrag, zeichnen jedoch ein anderes Bild.

---

1 Enck führt an, dass von über 2.750 Publikationen im Zeitraum zwischen 1950 und 2012 lediglich 40 aus Deutschland stammten.
2 Damit greift er zwei Forschungsinteressen von Urban Wiesing auf und verbindet sie: zum einen die NS-Medizin, die ihn als Sprecher des Arbeitskreises »Universität Tübingen im Nationalsozialismus« beschäftigt. Zum anderen ist die Zwillingsforschung zu nennen; Urban Wiesing ist Mitglied des 2016 gegründeten TwinHealth-Konsortiums an der Universität Tübingen, dessen Vorsitzender, Paul Enck, mit der Frage an das Institut für Ethik und Geschichte der Medizin herantrat, weshalb die Zwillingsforschung in der westdeutschen Wissenschaft nach 1945 randständig war.

Kontinuitäten

Tatsache ist: Weder in Westdeutschland noch anderswo brach die Untersuchung von Zwillingen nach Kriegsende abrupt ab.[3] Das betraf unter anderem Großbritannien als »Geburtsland« der Zwillingsforschung (Francis Galton hatte bereits in den 1870er Jahren auf diese Weise die Frage nach dem Einfluss von »Anlage« und »Umwelt« auf den Menschen bestimmen wollen; Galton, 1876). Interessanterweise erschienen britischen Forschern nach 1945 einschlägige Studien aus dem NS-Staat sogar als zitierwürdig. Eine Distanzierung von Protagonisten wie Otmar Freiherr von Verschuer, Mengeles Doktorvater und Popularisierer der Zwillingsmethode in Deutschland, lässt sich nicht beobachten. Die Psychologen Donald Prell und Hans Eysenck (1951, S. 465) etwa – letzterer hatte wegen seiner politischen Überzeugungen Deutschland 1934 verlassen und war nach Großbritannien emigriert – verwiesen in den 1950er Jahren in ihrem viel beachteten Beitrag über neurotische Zwillinge völlig unbefangen auf eine Arbeit von Verschuer. Aber auch in den USA waren Zwillingsforschungsartikel zu lesen, unter anderem aus der Feder des Genetikers Franz J. Kallmann (1952), der sich zur Homosexualität bei Zwillingen äußerte. Und auch dort zollte man Verschuer Respekt (vgl. Massin, 2003, S. 207). So wundert es nicht, dass es in der jungen Bundesrepublik ausgerechnet Verschuer selbst war, der die Zwillingsforschung in aller Öffentlichkeit fortführte.

Der 1896 Geborene hatte Medizin studiert, war 1923 in München promoviert worden und hatte als Mitarbeiter des Zwillingsforschers Wilhelm Weitz 1927 seine Habilitation *Die vererbungsbiologische Zwillingsforschung* an der Medizinischen Poliklinik in Tübingen fertiggestellt (zum Folgenden ebd., S. 204–206; zur Nachkriegskarriere: Weiss, 2010). Kurz darauf konnte er am Kaiser-Wilhelm-Institut für Anthropologie, menschliche Erblehre und Eugenik (KWI-A) ein Zentrum der deutschen Zwillingsforschung etablieren. 1935 war Verschuer an die Universität Frankfurt gewechselt und hatte das Institut für Erbbiologie und Rassenhygiene geleitet, 1942 war er als Direktor des KWI-A zurück nach Berlin gegangen. Nach dem Krieg stuften ihn die Spruchkammern als »Mitläufer« ein. 1951 erhielt er den Ruf an die Universität Münster. Bis zu seiner Emeritierung 1965 war er Lehrstuhlinhaber des dortigen Instituts für Humangenetik.

Dass Verschuer seit den 1920er Jahren an Zwillingen geforscht hatte und es in Münster erneut tat, hielt er keineswegs geheim. Vielmehr informierte er in einem Artikel aus den Anfangsjahren seines Instituts die Öffentlichkeit über seine Arbeit. Dabei erwähnte er, dass er an seiner neuen Wirkstätte mit der Suche nach weiteren Zwillingen begonnen habe:

> »Den Grundstock für den Aufbau der wissenschaftlichen Arbeit bildet der von dem früheren Kaiser-Wilhelm-Institut für Anthropologie, menschliche Erblehre und Eugenik […] nach hier überführte Teil des Inventars. Ein *Zwillingsarchiv* mit Befundunterlagen über rund

---

[3] Die Publikationsdatenbank PubMed listet für den Zeitraum zwischen 1945 und 1965 über 2.500 Treffer zum Schlagwort »twins«. Wer nach dem Begriff »Zwillinge« sucht, findet für den gleichen Zeitraum zumindest 20 Publikationen, die in deutschen Zeitschriften veröffentlicht wurden.

> 5000 Zwillingspaare aus der Forschungsarbeit des Direktors ermöglichte 1951 den sofortigen Beginn intensiver wissenschaftlicher Arbeit. [...] In Zusammenarbeit mit den Universitätskliniken werden die Zwillinge laufend erfaßt und untersucht. Dabei können *neue Spezialzwillingsserien* [...] gewonnen werden.« (Verschuer, o.J., Hervorhebung im Original)

Allein in den Jahren 1954 bis 1956 veröffentlichte Verschuer drei Studien, in denen er – ebenso wie internationale Forscher – sorg- und bedenkenlos Bezug auf seine eigenen Forschungen während der NS-Zeit nahm: seine umfangreiche Monografie *Wirksame Faktoren im Leben des Menschen. Beobachtungen an ein- und zweieiigen Zwillingen durch 25 Jahre*, die Abhandlung *Tuberkulöse Zwillinge* und seine Arbeit *Krebskranke Zwillinge* (Verschuer, 1954; 1955; 1956). Darüber hinaus veröffentlichte er Artikel, die den Begriff »Zwillinge« zwar nicht im Titel führten, jedoch auf Zwillingsstudien basierten (Verschuer, 1961). Damit steht fest: Zwillingsuntersuchungen fanden auch in der postnationalsozialistischen Wissenschaft Westdeutschlands ihren Platz.

Dass nach 1945 weder ehemalige NS-Forscher noch deren Arbeiten diskreditiert waren, demonstrieren übrigens diverse Beispiele. Seit den 1950er Jahren äußerten sich ehemalige NS-Rassenhygieniker sowie für grausame Humanexperimente und den Krankenmord Verantwortliche zu Themen, mit denen sie bereits im Nationalsozialismus konfrontiert waren. So diskutierte ein für die »Kinder-« und »Erwachseneneuthanasie« mitverantwortlicher Mediziner wiederholt das Thema Sterbehilfe: 1966 sprach sich Werner Catel, Ordinarius in Kiel, für die »Extinktion« bestimmter Personengruppen aus, die er als »Monstren« bezeichnete (Catel, 1966, S. 124, 105). Catel argumentierte:

> »Die Auslöschung eines unter dem Niveau eines beseelten Tieres vegetierenden idiotischen Wesens kann weder als Mord noch als Tötung bezeichnet werden. *Mord* ist nach gültigem Gesetz Lebensvernichtung aus Heimtücke oder aus niedrigen Beweggründen. *Tötung* ist Lebensvernichtung aus Notwehr, im Kriege oder zur Sühne (Strafe); sie kann nur an einem physisch und psychisch *normalen* Menschen vollzogen werden.« (ebd., S. 123–124, Hervorhebung im Original)

Diesbezüglich drängt sich die Frage auf: Wenn sich selbst Catel als Verantwortlicher für den NS-Krankenmord nach 1945 dermaßen selbstbewusst und radikal äußern konnte, warum sollten Zwillingsforscher dies nicht gekonnt haben? Dies wiederum führt unweigerlich zur Frage, ob die Nachkriegsdeutschen die NS-Zwillingsuntersuchungen überhaupt als Unrechtsmaßnahme wahrnahmen. Zudem: Otmar von Verschuer war zugegebenermaßen nicht Josef Mengele. Was lässt sich daher über dessen öffentliche Wahrnehmung und die Rezeption seiner Verbrechen sagen? Ist es wahrscheinlich, dass dessen Auschwitz-Experimente unmittelbar nach 1945 Auswirkungen auf die Entwicklung der westdeutschen Zwillingsforschung hatten?

Zur Wahrnehmung der NS-Zwillingsforschung und Mengeles

Wer sich mit den zentralen »Aufklärungsprozessen« (Tümmers, 2021, S. 107) der Nachkriegszeit auseinandersetzt – dem Nürnberger Ärzteprozess 1946/47 und dem Auschwitz-Prozess in Frankfurt 1963 bis 1965 –, bemerkt, dass die Zwillingsforschung im größten Konzentrations- und Vernichtungslager der Nationalsozialisten allenfalls eine Marginalie für die spätere Strafverfolgung darstellte. Überdies, auch das zeigt sich, firmierte der heute zur Galionsfigur einer mörderischen Zwillingsforschung erhobene Mengele in der frühen Bundesrepublik nicht als »Wissenschaftler«, sondern als »KZ-Arzt« – als ein Mediziner, der gegen die Prinzipien des Hippokratischen Eides verstoßen hatte: Die Öffentlichkeit stellte erst nach Jahren eine Verbindung zwischen Mengele und seinen Zwillingsexperimenten her.

Tatsächlich widmete die wohl bekannteste Darstellung des Nürnberger Ärzteprozesses, *Das Diktat der Menschenverachtung* von Alexander Mitscherlich und Fred Mielke, der Zwillingsforschung kein eigenes Kapitel. Auch der Name Josef Mengele findet sich nicht im Namensregister dieses dezidiert aufklärerischen Werkes (Mitscherlich & Mielke, 1947; ebenso Mitscherlich & Mielke, 1960)[4]. Erst in den 1950er Jahren richteten die Strafverfolgungsbehörden aufgrund von Hinweisen Überlebender das Augenmerk auf Mengele. Als die Staatsanwaltschaft Frankfurt 1959 einen entsprechenden Haftbefehl ausstellte, zeichnete sie jedoch im Kern das Bild eines *Arztes*, der in Auschwitz mehrfachen Mord an Menschen begangen hatte, die nicht Opfer seiner Zwillingsforschung geworden waren. In den ersten acht Punkten des Haftbefehls legte man ihm unter anderem Selektionen von Juden und Jüdinnen an der Rampe von Auschwitz, eigenhändige Morde durch Phenolinjektionen, die Vergasung von Häftlingen, die Ermordung eines Neugeborenen sowie eines 14jährigen Mädchens und die Anordnung zur Ermordung von KZ-Insassen zur Last. Erst im letzten Punkt kamen Mengeles medizinische Versuche zur Sprache (abgedruckt in: Bundestags-Drucksachen, 3. Wahlperiode, Nr. 1972, 28.6.1960). Aber auch vier Jahre später, im Rahmen des Auschwitz-Prozesses, fokussierte das Gericht nicht entschieden auf die KZ-Zwillingsforschung. Der Name Mengele fiel zwar in einzelnen Zeugenaussagen, allerdings interessierten sich die Richter hauptsächlich dafür, ob der Mediziner an der Rampe Menschen selektiert hatte (etwa die Zeugenaussagen von Otto Wolken und Josef Glück, https://www.auschwitz-prozess.de/). Zur Illustration: Als der Zeuge Otto Wolken am 20. Verhandlungstag entschlossen das Augenmerk auf die »Zwillinge von Doktor Mengele« richtete, unterbrach ihn Ergänzungsrichter Werner Hummerich mit den Worten »das meine ich nicht«. Hummerich hatte Wolken in diesem Moment gar nicht nach Mengele gefragt. Er interessierte sich ausschließlich für eine Gruppe Kinder, die vom Stammlager nach Birkenau transportiert worden sein sollen, mit dem Ziel, sie zu vergasen. Infolgedessen beherrschte eine selektive Wahrnehmung Mengeles auch die Medienbe-

---

4 Ferner demonstriert das Gerichtsprotokollregister des Ärzteprozesses, dass die Zwillingsforschung in Nürnberg kein Thema war, vgl. Linne (2000).

richterstattung. Selbst für kritische Magazine wie *Der Spiegel* stellte er in erster Linie einen Mediziner dar, der Jüdinnen und Juden ins Gas geschickt hatte (vgl. Der Spiegel, 32, 4.8.1964).

Profunde Ausführungen über die Zwillingsforschungen Mengeles finden sich erst seit den 1970er Jahren. Der ehemalige KZ-Häftling Hermann Langbein (1972) machte mit seinem viel beachteten Buch *Menschen in Auschwitz* den Auftakt. Das Interesse für Josef Mengele als Zwillingsforscher verfestigte sich endgültig jedoch erst, nachdem bekannt geworden war, dass der ehemalige KZ-Arzt 1979 in Brasilien einen tödlichen Badeunfall hatte. Mitte der 1980er Jahre rückten Historiker wie Zdenek Zofka und der Psychiater Robert J. Lifton Mengele entschieden in den Fokus. Zuvor hatte dessen Wahrnehmung als »Dämon«, Mörder und Exzesstäter dominiert (vgl. Keller, 2003, S. 14). Etwa zur gleichen Zeit begannen diverse TV-Produktionen damit, das Wissen über diesen NS-Täter zu popularisieren. Neben den ZDF-Formaten *Der Fall Mengele* (1985) und Guido Knopps *Mengele – der Todesarzt* (1998) ist insbesondere der Spielfilm *Nichts als die Wahrheit* (1999) zu nennen, in dem Götz George den KZ-Arzt und Forscher verkörperte.

Für den Zeitraum zwischen 1945 und den 1980er Jahren ist somit zu konstatieren, dass weder die NS-Zwillingsforschung im Allgemeinen noch Josef Mengele als Zwillingsforscher im Speziellen breite öffentliche Aufmerksamkeit erregten. Daher erscheint es unwahrscheinlich, dass die NS-Vergangenheit verantwortlich für die stockende Zwillingsforschung in diesen Dekaden der Bundesrepublik gewesen sein soll.

Eine alternative Erklärung

Um den Rückstand der westdeutschen Forschung zu erklären, sollten andere (interdependente) Faktoren berücksichtigt werden, erstens die mangelnde Erklärungskraft von Zwillingsuntersuchungen: In seiner 1954 veröffentlichten Monografie *Wirksame Faktoren im Leben des Menschen*, einer Längsschnittstudie zur Krankengeschichte und Mortalität von 150 Zwillingspaaren, musste der Papst der bundesdeutschen Zwillingsforschung, Otmar von Verschuer, eingestehen: »Die aus Erbe und Umwelt kommenden biologischen Faktoren haben ihre spezifische Bedeutung im Leben des Menschen. Durch die exakte methodische Fixierung dieser Faktoren konnte zugleich aufgezeigt werden, daß das Leben des Menschen von noch weiteren Kräften bestimmt – getragen oder zerstört – wird« (Verschuer, 1954, S. 160). Mit anderen Worten: Die Nachuntersuchung der Zwillingspaare offenbarte – trotz jahrzehntelanger Forschung – die Grenzen dieser wissenschaftlichen Methode. Nachdem vereinzelt bereits in den 1930er Jahren Kritik an der Aussagekraft der Zwillingsforschung geäußert worden war (vgl. Massin, 2003, S. 207), musste nun auch der Ordinarius aus Münster gravierende Defizite benennen – beziehungsweise auf ominöse »Kräfte« verweisen, um sein Nicht-Wissen zu kompensieren. Gerade in Bezug auf Krebs oder Infektionskrankheiten musste er konzedieren: »Es bleibt nach wie vor unklar, welche Faktoren [...] die eigentlich bestimmenden sind« (Verschuer, 1954, S. 153). Mit Blick auf die Entstehung von Tumoren, Herz- und Gefäßerkrankungen und anderen Gesundheitsbedrohungen räumte er ein: »Es sind also *diese schwere Krankheit und den Tod bringenden Ereignisse im Leben unserer Zwillinge oft nicht kausal determinierbar.* [...] *Krankheit und Tod sind bei unseren Zwillingen* [...] *oft ohne eine derartig erkennbare Beziehung zu Erbe oder Umwelt aufgetreten*« (ebd., S. 154, Hervorhebung im Original, siehe auch die Tabelle auf S. 116). Rezensenten der Studie übten dementsprechend scharfe Kritik: »The outcome of the investigations or rather the knowledge gained by them is very slight, compared with the efforts put down by the investigator« (Lindegård, 1958, S. 206).

Zweitens, und damit zusammenhängend, nahm die Förderungspolitik der 1951 wiedergegründeten Deutschen Forschungsgemeinschaft Einfluss auf die Zwillingsforschung. Mitte der 1950er Jahre bemerkten auch DFG-Gutachter, dass von Verschuers Studien an ihre Erklärungsgrenzen stießen. Sie protokollierten, dass »der eigentliche Wert in dem beigebrachten Beobachtungsmaterial [liege], nicht in den etwas metaphysischen Schlussfolgerungen« (zitiert nach Froch, 2016, S. 31). Da man, so hieß es, nicht wisse, ob »diesem Aufwand Entsprechendes, grundsätzlich Neues, für Humangenetik und Medizin herauskomme« (zitiert nach ebd., S. 32), reduzierte die DFG die Mittel für das Münsteraner Institut. Erschwerend kam für westdeutsche Zwillingsforscher hinzu, dass die DFG Ende der 1950er Jahre – als Antwort auf nationale Belange und internationale Forschungstrends – einer anderen Forschungsrichtung Vorrang gab. Genauer gesagt, bremste die Etablierung des Schwerpunktprogramms »Missbildungsentstehung und Missbildungshäufigkeit« die Arbeit mit Zwillingspaaren aus (Cottebrune, 2008, S. 224–227). Denn in der Bundesrepublik gewann das Thema Missbildung zunehmend an Bedeutung, wobei Wissenschaftler davon ausgingen, dass radioaktive Strahlung dafür verantwortlich sei. In Schweden untersuchte man bereits seit 1954 Schwangere, und in den USA hatte das National Institute of Neurological Disease and Blindness 1956 ein entsprechendes Forschungsprogramm aufgelegt. Mit Verzögerung wusste man auch in Münster, die Zeichen der Zeit zu deuten; seit 1956 widmete man sich dort ebenfalls dem Komplex Missbildungen und Strahlenbelastung (Froch, 2016, S. 47–51). Dieser Trend währte indes nicht allzu lang. Gerade die 1960er Jahre stellten für die westdeutsche Humangenetik einen Umbruch dar: Nun schwand nicht nur das Interesse am Thema Missbildungen. Darüber hinaus stand für Drittmittelgeber wie die DFG endgültig fest, dass Zwillingsuntersuchungen »aus der Mode gekommen« waren (ebd., S. 57). Dies dürfte mitunter dafür verantwortlich gewesen sein, dass ab diesem Zeitpunkt eine neue Generation von Genetikern wie etwa Widukind Lenz, der 1965 das Institut für Humangenetik in Münster übernahm, die Arbeit ihrer Vorgänger nicht fortführte.

Letztlich lässt der Blick auf diese Entwicklungen (ohne vergangenheits-, jedoch förderpolitischen Charakter) sowie der Blick auf die defizitäre Auseinandersetzung mit der NS-Zwillingsforschung in der Nachkriegszeit Zweifel an der etablierten Deutung aufkommen, wonach die NS-Vergangenheit die Entwicklung der westdeutschen Zwillingsforschung gehemmt habe. Gezeigt werden konnte hingegen, dass die NS-Zwillingsforschung jahrelang nicht als Unrecht galt, dass ihre Akteure insofern keinen Grund hatten, eigene Studien aus der NS-Zeit zu tabuisieren, und dass selbst die Humanexperimente Mengeles erst mit zeitlicher Verzögerung öffentliche Aufmerksamkeit erregten. Freilich bedeuten diese Befunde keineswegs, dass die NS-Vergangenheit nicht doch ihre Schatten auf die Zwillingsforschung in der Bundesrepublik geworfen hätte. Tatsächlich existierten sie, wie Studien in den 1980er Jahren und auch diese Ausführungen deutlich machten, nämlich in Form tradierter Forschungsinteressen jener, die bereits vor 1945 die Methode der Zwillingsforschung geprägt und genutzt hatten (vgl. Weingart et al., 1988).

Literatur

Catel, W. (1966). *Leidminderung richtig verstanden*. Glock und Lutz.

Cottebrune, A. (2008). *Der planbare Mensch. Die Deutsche Forschungsgemeinschaft und die menschliche Vererbungswissenschaft 1920–1970*. Franz Steiner Verlag.

Enck, P., Goebel-Stengel, M., Rieß, O., et al. (2021). Medizinische Zwillingsforschung in Deutschland. *Bundesgesundheitsblatt, 64*, 1298–1306. https://doi.org/10.1007/s00103-021-03400-2

Eysenck, H. J. & Prell, D. B. (1951). The Inheritance of Neuroticism. An experimental Study. *The Journal of Mental Science, 97*(408), 441–465. https://doi.org/10.1192/bjp.97.408.441

Froch, C. (2016). *Otmar Freiherr von Verschuer und die Humangenetik in Münster. Kontinuitäten und Neuanfänge (unveröffentlichte Masterarbeit)*.

Galton, F. (1876). The history of twins, as a criterion of the relative powers of nature and nurture. *Journal of the Anthropological Institute, 5*, 391–406. https://doi.org/10.1093/ije/dys097

Goschler, C. (2016). Gleichheit als Naturexperiment. Die Popularisierung von Zwillingsstudien. In C. Goschler und Till Kössler (Hrsg.), *Vererbung oder Umwelt? Ungleichheit zwischen Biologie und Gesellschaft nach 1945* (S. 23–54). Wallstein Verlag.

Häfner, S. (2000). Anmerkungen zur Geschichte der Zwillingsforschung im Bereich seelischer Erkrankungen. *Zeitschrift für Psychosomatische Medizin und Psychotherapie, 46*, 109–128. https://doi.org/10.13109/zptm.2000.46.2.109

Kallmann, F. J. (1952). Twin and Sibship Study of Overt Male Homosexuality. *American Journal of Human Genetics, 4*, 136–146.

Keller S. (2003): *Günzburg und der Fall Josef Mengele*. Oldenbourg Verlag.

Langbein, H. (1972): *Menschen in Auschwitz*. Europa Verlag.

Lindegård, B. (1958). O. von Verschuer: Wirksame Faktoren im Leben des Menschen. Beobachtungen an ein- und zweieiigen Zwillingen durch 25 Jahre. *Acta Genetica et Statistica Medica, 8*, 205–206.

Linne, K. (Hrsg.) (2000). *Der Nürnberger Ärzteprozeß 1946/47. Erschließungsband zur Mikrofiche-Edition. Mit einer Einleitung von Angelika Ebbinghaus zur Geschichte des Prozesses und Kurzbiographien der Prozeßbeteiligten*. De Gruyter.

Massin, B. (2003). Mengele, die Zwillingsforschung und die ›Auschwitz-Dahlem Connection‹. In C. Sachse (Hrsg.), *Die Verbindung nach Auschwitz. Biowissenschaften und Menschenversuche an Kaiser-Wilhelm-Instituten* (S. 201–254). Wallstein Verlag.

Mitscherlich, A. & Mielke, F. (1947). *Das Diktat der Menschenverachtung. Eine Dokumentation von Alexander Mitscherlich und Fred Mielke*. Lambert Schneider.

Mitscherlich, A. & Mielke, F. (1960). *Medizin ohne Menschlichkeit. Dokumente des Nürnberger Ärzteprozesses*. Fischer.

Tümmers, H. (2021). *Nach Verfolgung und Vernichtung. Das Dritte Reich und die Deutschen nach 1945*. Kohlhammer.

Verschuer, O. Freiherr von (o. J.). Das Institut für Humangenetik der Universität Münster. *Hochschuldienst* X1/2. (Sonderdruck).

Verschuer, O. Freiherr von (1954). *Wirksame Faktoren im Leben des Menschen. Beobachtungen an ein- und zweieiigen Zwillingen durch 25 Jahre.* Steiner.

Verschuer, O. Freiherr von (1955). Tuberkulöse Zwillinge. Nachuntersuchung nach 20 Jahren. *Deutsche Medizinische Wochenschrift, 80,* 1635–1637. https://doi.org/10.1055/s-0028-1116258

Verschuer, O. Freiherr von (1956). Krebskranke Zwillinge. Ergebnis einer Forschung durch 20 Jahre an einer auslesefreien Zwillingsserie. *Deutsche Medizinische Wochenschrift, 81,* 1456–1459.

Verschuer, O. Freiherr von (1961). Die Frage der Erblichkeit bei Infektionskrankheiten und malignen Tumoren. *Deutsche Medizinische Wochenschrift, 86,* 1029–1035. https://doi.org/10.1055/s-0028-1112893

Weingart, P., Kroll, J., Bayertz, K. (1988). *Rasse, Blut und Gene. Geschichte der Eugenik und Rassenhygiene in Deutschland.* Suhrkamp.

Weiss, S. F. (2010). After the Fall. Political Whitewashing, professional Posturing, and personal Refashioning in the Postwar Career of Otmar Freiherr von Verschuer. *Isis, 101,* 722–758. https://doi.org/10.1086/657474

Philosophie und Medizin –
Philosophie der Medizin in Chile

Diana Aurenque

Philosophie steht seit ihrem griechischen Ursprung in einem engen Zusammenhang mit der Medizin. Die ersten Philosophen wurden deshalb auch Naturphilosophen genannt, weil sie zwar über die Wirklichkeit – besonders die Natur – und ihre physische Ursache nachgedacht haben, aber ohne sie mythisch oder magisch begründen zu wollen. Die *physis* bzw. die Natur im biologischen, kosmischen und metaphysischen Sinne zu erforschen, war eine gemeinsame Aufgabe, die in der Antike Ärzte und Philosophen teilten. Beispielsweise war der Arzt und Denker Alkmaion von Kroton jener Vorsokratiker, der lange vor Aristoteles den Menschen aufgrund dessen *logos* von den übrigen Tieren unterschied.

Die Verwandtschaft zwischen Philosophie und Medizin zeigt sich vielleicht noch deutlicher im Verständnis der Philosophie als Lebenskunst bzw. als *ars vivendi*. Denn die Philosophie als Lebenskunst betrifft die *praxis*, die tägliche Lebensgestaltung, wobei sie dies nicht nur anhand ethischer Ratschläge vollzieht. Insofern es in der Philosophie als *ars vivendi* darum geht, dem Menschen Hinweise für ein glückliches Leben zu erteilen, und die Medizin als *ars medica* einen wichtigen Teil dazu beiträgt, haben beide, Medizin und Philosophie, ähnliche Ziele. Genauer gesagt sind sie als besondere Künste (*ars*) verwandt. Dies hat beispielsweise Arthur Schopenhauer – der zunächst Medizin studierte und Lehrer Friedrich Nietzsches war, der zweifelsohne der größte Philosoph der Medizin war – mit Nachdruck bemerkt:

> »Ueberhaupt aber beruhen 9/10 unsers Glückes allein auf der Gesundheit. Mit ihr wird Alles eine Quelle des Genusses: hingegen ist ohne sie kein äußeres Gut, welcher Art es auch sei, genießbar, und selbst die übrigen subjektiven Güter, die Eigenschaften des Geistes […] werden durch Kränklichkeit herabgestimmt und sehr verkümmert.«

Aufgrund der zunehmenden Spezialisierung beider Disziplinen sowie der Verwissenschaftlichung der Medizin nahmen sie jedoch jeweils getrennte Entwicklungen. Und erst seit Mitte der 1970er Jahre kommt diese Verbindung zur Sprache und zwar im Sinne einer neuen Disziplin: Philosophie der Medizin. Mit der Organisation des ersten interdisziplinären Symposiums für Philosophie der Medizin in Texas (USA) (Schramme, 2017, S. 7) und der Gründung von Fachzeitschriften – wie dem *Journal of Medicine and Philosophy* (1976), *Theoretical Medicine and Bioethics* (erst *MetaMed* genannt in 1977) und der *Medicine, Health Care and Philoso*phy (1998 bei der *European Society for Philosophy of Medicine* gegründet) (ebd.) –, erhielt die Disziplin ihren akademischen Rang. Folglich können wir sagen, dass die Philosophie der Medizin, obwohl sie als erkenntnistheoretisches Feld mit den Anfängen der Medizin und den Fragestellungen über ihre Praxis und Reichweite in Verbindung gebracht werden kann, ihren gegenwärtigen Status als wissenschaftliche Disziplin letztlich der akademischen Institutionalisierung verdankt. Allerdings wird sie jedoch unter der Philosophie der Wissenschaft (*philosophy of sciences*) subsumiert, das heißt, als Teil der angelsächsischen Philosophie.

Diese kurze Kontextualisierung dient uns dazu zu verstehen, dass die Entwicklung der Philosophie der Medizin außerhalb des angelsächsischen Raums nichts Selbstverständliches ist. Was ihre eigene Entfaltung in Deutschland betrifft, ist sie unbestritten eng mit dem Namen Urban Wiesing verbunden. Und Wiesing versteht sich auch als Teil einer bestimmten medizintheoretischen Tradition, die sich mit den Arbeiten Richard Kochs, Karl Eduard Rothschuhs, Nelly Tsouyopoulos, Richard Töllners und Wolfgang Wielands verbunden sieht (Wiesing, 2017, S. 15). Wahrscheinlich übte Wieland den größten Einfluss auf Wiesings Werk aus. Denn Wieland war gerade jener Philosoph und Arzt, der ebenso wie Wiesing, die Medizin in ihren theoretischen Fundamenten als »praktische Wissenschaft« versteht, das heißt, in einem ganz besonderen philosophischen Sinne. Wiesing teilt nicht nur dieses Verständnis Wielands, sondern erweitert es und wendet es erneut in seiner eigenen theoretischen Bearbeitung von Begriffen wie Gesundheit und Krankheit sowie in weiteren zentralen medizinischen Konzepten und Praktiken an. Wiesing versteht wie Wieland die Medizin als »praktische Wissenschaft«, und bringt darüber hinaus eine eigene Interpretation vor:

> »Sie [die Medizin, DA] will begründete Handlungen realisieren, die dem Ziel dienen, kranken Menschen zu helfen – sei es durch Vorbeugen, Heilen oder Lindern. Dazu unterteilt sich die Medizin in verschiedene Bereiche: eine praktische Wissenschaft, die begründete Handlungen realisieren soll, und in einen medizinischen Forschungsbereich, der verallgemeinertes Wissen generieren soll. Dieser Bereich erstreckt sich von der klinischen Forschung bis hin zur medizinischen Grundlagenforschung. Das dort ermittelte Wissen soll kurz- oder langfristig zu begründeten Handlungen beitragen, die kranken Menschen helfen. Der zweite Bereich, die medizinische Forschung, steht somit in einem mehr oder weniger unmittelbaren Dienstverhältnis zum ersten Bereich, der begründete ärztliche Handlungen realisieren soll. Entsprechend unterscheiden sich die Ziele und Handlungen der jeweiligen Bereiche, auch wenn sie sich in forschungsaktiven Kliniken überschneiden und ein Arzt dann zugleich die Rolle eines Forschers einnimmt.« (Wiesing, 2017, S. 136).

So hat Urban Wiesing Grundthemen der klinischen Praxis – wie Indikation, Diagnose, Prognose, Therapie oder Heilung – erforscht, sowie Bedeutung, Konsequenzen und Tragweite des medizinischen Verhältnisses im Kontext einer zunehmend komplexen, hochtechnisierten und pluralisierten Gesellschaft untersucht. Seine Überlegungen über die theoretische Grundlegung der Medizin sind daher von einer ethischen Dimension unumgänglich geprägt. Denn Wiesing hebt immer wieder und in unterschiedlichen Debatten und Fragestellungen die ethischen Fundamente der Medizin hervor. Die Medizin sei weder angewandte Naturwissenschaft noch neutrale Technik, sondern praktische Wissenschaft, das heißt, ein Wissen, das stets mit normativen Problemen, Beurteilungen und Entscheidungen zu tun hat. So stehen Fragen zu Freiheit, Recht, Grenzen und Verantwortung des Arztes, das heißt auch, zwischen Autonomie und Paternalismus in der Medizin, im Mittelpunkt seines Werks.

Gerade diese ganz klare Verbindung zwischen Medizin und Ethik, die Wiesing anhand einer auf der Philosophie basierenden theoretischen Begründung artikuliert, findet man selten im südamerikanischen Kontext, oder noch konkreter, in Chile.

Genauer gesagt sollte man zuerst festhalten, dass die »Philosophie der Medizin« als Disziplin hier sehr neu ist. Wahrscheinlich hat dies mit einem bestimmten Grund zu tun: In Chile wurde die Medizin – ebenso wie auch die Medizinethik und Bioethik – bis vor kurzem fast ausschließlich von Medizinern kultiviert. Im Lande waren es vor allem Psychiater – wie Miguel Kottow oder Otto Dörr –, davor auch Psychologen – wie etwa Juan Serapio Lois –, die am Anfang des 20. Jahrhunderts die Medizin in Bezug zu einer Philosophie der Wissenschaft zu stellen versuchten. Letzterer Fall ist besonders interessant, da Lois bereits im Jahr 1906 eine Rede mit dem Titel »Filosofía de la medicina« vor der Fakultät der Medizin und Pharmazie der Universidad de Chile hielt. In dieser Rede definiert Lois die Philosophie der Medizin wie folgt:

> »Unter Philosophie der Medizin verstehe ich die Rolle und Abhängigkeit, der die medizinische Wissenschaft als Teil der Gesamtheit aller Wissenschaften in den Wechselbeziehungen zu den anderen entspricht, als Elemente der Philosophie, die eine systematische Gesamtheit aller Wissenschaften ist. Die Medizin ist ein Teil des Wissenschaftssystems, und als solches kann sie mit keinem in Konflikt stehen, noch aufhören, sich auf alles menschliche Wissen zu beziehen, da sie mit diesem eine Koordination, eine systematische Interdependenz aufrechterhalten muss, alle Wissenschaften helfen sich gegenseitig, die Medizin hilft der Entwicklung anderer, da diese zum Fortschritt der Medizin beitragen.«[1]

Lois versteht die Medizin als positive Wissenschaft – im Sinne August Comtes – und definiert sie als »ciencia practica« (praktische Wissenschaft). Dank der Erkenntnisse der komparativen Anatomie, Physiologie oder Pathologie, so Lois, entstehe ein wissenschaftliches Verständnis der Organismen (Biogenese), das frei von anthropomorphischen, übernatürlichen oder metaphysischen Fundamenten sei. So sei das Leben für Lois dank deren Verständnis als Synergie kein Mysterium mehr; es sei keine Ursache – wie Vitalisten behaupteten –, sondern das Resultat der Organe, die im Stande seien, synergistisch zu funktionieren.

Äußert interessant – und zugleich paradox – ist Lois Behauptung, dass die modernen Mediziner – die ihre Kunst im Sinne einer praktischen Wissenschaft verstehen – als die Progressivsten aller Berufe zu erfassen sind. Das Paradoxon besteht darin, dass die chilenischen Mediziner ihr medizinisches Wissen zwar einerseits wissenschaftlich begründen, andererseits jedoch eher eine konservative Interpretation dieses Ethos vertreten. In der Tat zeigt sich das medizinische Ethos in Chile bis vor kurzer Zeit stets von einer paternalistischen Orientierung geprägt, die teils im hippokratischen Eid und teils in der katholischen Tradition Lateinamerikas gründet. Dies erklärt zum Beispiel, dass Chile bis 2004 kein Scheidungsgesetz hatte, oder dass ein Schwangerschaftsabbruch erst seit 2017 unter drei strikten Indikationen (Embryopathie, Lebensgefahr für die Mutter und Vergewaltigung) als straffrei gilt. In

---

1 »Por filosofía de la medicina entiendo el rol y dependencia que a la ciencia médica le corresponde como una parte del conjunto de todas ciencias en las reciprocas relaciones que tiene con las demás, como elementos de la filosofía, que es conjunto sistemático de todas las ciencias. La medicina forma parte del sistema científico, y como tal no puede estar en puga con ninguna, ni dejar de relacionarse con todos los conocimientos humanos que, con ella han de mantener una coordinación, una interdependencia sistemática, todas las ciencias se prestan mutuo ausilio, y la medicina ayuda al desarrollo de las demás, como estas coadyuvan al progreso de la Medicina.« En Juan Serapio Lois, »Filosofía de la Medicina«, Rev. Anales de la Universidad de Chile, 1906, tomo 119, Julio, in: https://lajtp.uchile.cl/index.php/ANUC/article/view/24767/26135 (31.1.2023). [Übersetzung D. Aurenque]

letzterem Gesetz fällt sogar auf, dass nicht nur Ärzte einen Schwangerschaftsabbruch aus moralischen oder religiösen Gründen verweigern können, sondern auch Institutionen – wie katholische Kliniken.

Dieser Hintergrund erklärt es, weshalb in Chile der Dialog zwischen Medizin und Philosophie noch ganz am Anfang steht. In der Tat, mehr als hundert Jahre nach dem Vortrag Serapios, nämlich 2019, fand das erste Symposium der Philosophie der Medizin und Medizinethik in Santiago de Chile statt – genauer gesagt an der Universidad de Santiago de Chile (USACH) –, und aufgrund einer Veranstaltung im Rahmen einer meiner Forschungsprojekte. Das Symposium hatte zum Hauptthema »Die heutige Medizin: Zwischen Medikalisierung und Enhancement?« (Asociación Chilena de Filosofía, 2019). Alles andere als ein Zufall war es, dass Urban Wiesing als internationaler Experte mit einem Vortrag zu diesem eingeladen war. Kurz danach wurde das Dossier *Philosophie der Psychiatrie* (2022) des akademischen Journals *Culturas Científicas* des philosophischen Seminars derselben Universität veröffentlicht.

Allmählich beginnt sich in Chile eine öffentliche und erweiterte Debatte zu medizinethischen Themen, Möglichkeiten und Konflikten zu bilden. Fragen zum Lebensende und -anfang werden endlich nicht mehr nur von Medizinern, Politikern, Juristen oder Priestern behandelt, sondern auch von Forschenden in der Bioethik sowie von anderen relevanten Gruppen und Akteuren der Gesellschaft. Zu dieser Entwicklung trage ich als stolze Schülerin von Wiesing einen relevanten Teil bei, denn unter anderem seine Lehre zum Grundrespekt des Wertepluralismus moderner Gesellschaften, der Autonomie der Personen – sei es als Patienten oder Forschungssubjekte –, der Verpflichtung zum Wohl der individuellen Person und der Anwendung von Klugheitsüberlegungen für diesen Zweck, gehören zu einem bestimmten Verständnis der Medizin, das jede Person ins Zentrum des Interesses und der Bemühungen der medizinischen Aufgabe stellt.

Auch Wiesings theoretische Fragestellungen – paradigmatisch jene zur normativen Funktion des Krankheitsbegriffes für die medizinische Praxis oder die Modernisierung von ethischen akzeptablen Rahmenbedingungen für die medizinische Forschung – sind entscheidend dafür, dass die Medizin sich in ihren eigenen Grundzielen neu denkt und aktualisiert. Dieses Anliegen und Ziel vor Augen hat Wiesing stets interdisziplinäre Impulse gesucht – ganz besonders jene, die von der Geschichte der Philosophie herkommen. Deshalb bin ich Urban Wiesing dankbar, denn dadurch beginnt sich nicht nur eine eigene Disziplin in Chile zu entwickeln, die zur Pluralisierung der Gesellschaft entscheidend beiträgt, sondern es entsteht auch eine neue Art von Philosophen und Medizinern, die sich als kooperierende Partner verstehen.

Literatur

Asociación Chilena de Filosofía. (2019, April). *Simposio de Filosofía y Ética de la Medicina.* http://www.achif.cl/i-simposio-de-filosofia-y-etica-de-la-medicina/

Culturas Científicas Universidad de Santiago de Chile. (2022, Dezember). *Filosofía de la Psiquiatría.* https://www.revistas.usach.cl/ojs/index.php/culturas/issue/view/546

Schramme, T. (2017). Philosophy of Medicine and Bioethics. In T. Schramme & S. Edwards (eds.), *Handbook of the Philosophy of Medicine* (S. 1–13). Springer.

Wiesing, U. (2017) *Indikation: Theoretische Grundlagen und Konsequenzen für die ärztliche Praxis.* Kohlhammer.

Pluralität –
Pluralität in der Medizin – Herausforderungen für den Arzthaftungsprozess

Jochen Taupitz

Einleitung

Die (heutige) Medizin ist in vielerlei Hinsicht durch Pluralität gekennzeichnet (ausführlich in Michl et al., 2008; siehe ferner Wiesing, 2004). Dies zeigt sich etwa an einem kaum überschaubaren Angebot an Therapierichtungen und -methoden, deren Bandbreite und Differenziertheit nur unvollkommen durch Begriffe wie »Schulmedizin«, »Alternativmedizin«, »Komplementärmedizin« oder »Außenseitermethoden« abgebildet werden. Die unterschiedlichen Richtungen oder »Schulen« können nicht ohne weiteres bestimmten Berufsgruppen zugeordnet werden, da z. B. auch zahlreiche Ärzte, die hauptsächlich »Schulmedizin« praktizieren, »heterodoxe« Methoden anwenden (Raspe, 2008). Zugrunde liegen neben wissenschaftstheoretischen und erfahrungswissenschaftlichen Kontroversen fundamental unterschiedliche Vorstellungen von Krankheit (Mazouz et al., 2004) und demzufolge von adäquat anzuwendenden medizinischen Maßnahmen. Letztlich lässt sich die Pluralität auf heterogene, ganz basale Vorstellungen vom (kranken) Menschen und noch tiefergehend auf unterschiedliche Wertvorstellungen, -haltungen und Lebensstile in der Gesellschaft zurückführen (Michl et al., 2008).

Nicht nur, aber auch die Pluralität kann zu erheblichen Konflikten in der Arzt-Patienten-Beziehung führen, die – insbesondere im Misserfolgsfall – nicht selten in einem Rechtsstreit zwischen beiden Beteiligten enden. Der Vorwurf des Patienten besteht dann etwa darin, dass der Arzt ihn nach der falschen Methode behandelt, bestimmte Befunde, die (nur) aus einer bestimmten fachlichen Richtung von Bedeutung sind, nicht erhoben oder ihn unzulänglich über Behandlungsalternativen aufgeklärt habe; der Arzt schulde deshalb Schadensersatz und/oder Schmerzensgeld. Vor diesem Hintergrund stellt sich die Frage, wie eigentlich das Zivilprozessrecht mit der angesprochenen Pluralität umgeht. Mit dieser prozessualen Ausrichtung des Beitrags, der dem Jubilar in dankbarer Freundschaft gewidmet ist, sollen zahlreiche, in Rechtsprechung und Literatur bereits ausführlich behandelte Fragen nicht erneut aufgegriffen werden, insbesondere jene nach der grundsätzlichen Zulässigkeit der Anwendung bestimmter (Außenseiter-)Methoden und den dabei zu beachtenden Sorgfaltspflichten (Tamm, 2007) sowie jene nach dem Umfang der erforderlichen Aufklärung, insbesondere über »echte« Behandlungsalternativen[1] mit ihren jeweils

---

1 Eine echte Behandlungsalternative liegt vor, wenn für eine medizinisch sinnvolle und indizierte Therapie mehrere gleichwertige Behandlungsmöglichkeiten zur Verfügung stehen, die zu jeweils unterschiedlichen Belastungen des Patienten führen oder unterschiedliche

unterschiedlichen Chancen und Risiken (siehe dazu hier statt vieler Frahm, 2022). Vielmehr soll es konkret um die Frage gehen, auf welchem Weg das Gericht zu seiner Beurteilung gelangen kann, dass das Verhalten des Arztes in concreto »falsch« oder doch »richtig« war.

Die Notwendigkeit eines medizinischen Sachverständigen im Zivilprozess

Die rechtsprechende Gewalt ist nach Art. 92, 97 GG den Richtern und organisatorisch betrachtet den Gerichten anvertraut. Wenn das Gericht zu einem für die Entscheidung maßgeblichen Sachverhalt Aussagen treffen soll, die besonderer (etwa medizinischer) Sachkunde bedürfen, die das Gericht aber nicht besitzt, bedarf es eines »Sachverständigen«. Der Sachverständige übernimmt für den Richter die Aufklärung und Bewertung eines Sachverhalts in *tatsächlicher Hinsicht*, so dass das Gericht dann auf zutreffender Tatsachengrundlage seine eigene (ihm vorbehaltene) *rechtliche Beurteilung* vornehmen kann. Zur Unterstützung des Gerichts hat der Sachverständige nicht nur das Ergebnis seiner fachlichen Begutachtung mitzuteilen; vielmehr muss er im Einzelnen auch darlegen, auf welchen Grundlagen es beruht und welche Überlegungen er angestellt hat (vgl. BGH, Urteil vom 24.6.1980; Ulrich, 2007, Rn. 273). Folgt er einer bestimmten – in seinem Fach streitigen – Auffassung, hat er dies konkret zu offenbaren (Ulrich, 2007, Rn. 273; s. auch Grossam, 2021). So hat der Sachverständige zum Beispiel darzulegen, ob und warum eine bestimmte medizinische Maßnahme oder ihr Unterlassen zum fraglichen (Behandlungs-)Zeitpunkt gutem fachärztlichen Standard entsprach oder zumindest noch »ärztlich vertretbar« war. Auf dieser Tatsachenbasis hat der Richter dann die *rechtliche* Bewertung vorzunehmen, ob das Handeln oder Unterlassen des Arztes (noch) »pflichtgemäß«, »sorgfaltsgemäß« bzw. »rechtmäßig« war (Taupitz, 2009, S. 64–66). Eine eigenständige rechtliche Bewertung hat der Sachverständige nicht durchzuführen. Diese obliegt allein dem Richter. Der Sachverständige kann das Gericht deshalb nie von der Verantwortung für die Beantwortung der aufgeworfenen Rechtsfragen entbinden (BGH, Urteil vom 26.4.1955; Ulrich, 2007, Rn. 273). Der gerichtliche Sachverständige wird von daher häufig auch als bloßer »Gehilfe des Gerichts« (BGH, Urteil vom 24.6.1952; OLG München, Beschluss vom 24.3.2005; Neuhaus & Krause, 2006, S. 606) bezeichnet. Das Verhältnis wird allerdings besser beschrieben als eine disziplinäre Arbeitsteilung zwischen Mediziner und Jurist, abstrakter: zwischen Medizin und Recht, so wie es auch in anderen Bereichen eine mehr oder weniger enge Akzessorietät des Rechts von anderen Disziplinen und ihrer je eigenen fachwissenschaftlichen »Richtigkeit« gibt (Taupitz, 2011, S. 835). Aus

---

Risiken und Erfolgschancen bieten (BGH, Beschluss vom 26.9.2017; BGH, Beschluss vom 17.4.2018; BGH, Urteil vom 13.6.2006).

eigener Sachkunde kann der Richter (allgemeiner: das Recht) keine fachlich-medizinischen Beurteilungen vornehmen und insbesondere auch innermedizinische Streitfragen nicht auflösen; sehr wohl aber ist der Richter aufgrund seiner Rechtsprechungszuständigkeit verpflichtet, sich mit Hilfe sachkundiger Unterstützung die notwendigen Grundlagen zu verschaffen und sie dann in die entsprechenden rechtlichen Kategorien umzusetzen (sehr deutlich BGH, Urteil vom 26. 4. 1955).

Nach der ständigen Rechtsprechung des Bundesgerichtshofs ist in Arzthaftungsfällen im Regelfall das Einholen eines medizinischen Sachverständigengutachtens erforderlich, da das Gericht üblicherweise nicht über die notwendige medizinische Sachkunde verfügt (siehe hier nur BGH, Urteil vom 29. 11. 1994). Vor diesem Hintergrund kommt der Entscheidung des Gerichts entscheidende Bedeutung zu, welcher Sachverständige im konkreten Fall als der »richtige« »Gehilfe« ausgewählt wird. Soll es ein Mediziner sein, der derselben »Schule« wie der beklagte Arzt angehört oder gerade ein Vertreter einer anderen Ausrichtung? Kann das Gericht dem vom Sachverständigen erstellten Gutachten ohne weiteres folgen? Kann das Gericht in einem medizinisch-wissenschaftlichen »Schulenstreit« auf der Basis eines Sachverständigengutachtens überhaupt zu einem eigenständigen und »richtigen« Ergebnis gelangen?

Die Auswahl des »richtigen« Sachverständigen

In Rechtsprechung und Literatur findet sich zur Auswahl des Sachverständigen zumeist die vage Aussage, dass diese »nach pflichtgemäßem Ermessen« zu erfolgen habe (BGH, Urteil vom 18. 11. 2008; BGH BeckRS 2002, 24 vom 05. 11. 2022; OLG Dresden, Hinweisbeschluss vom 27. 4. 2020; Zimmermann, 2020, § 404 Rn. 5). Bei der Auswahl müsse das Gericht berücksichtigen, welche Sachverständigen aufgrund ihrer Vorbildung und Erfahrung für das spezielle Beweisthema primär in der Lage sind, das Problem zu beurteilen (Neuhaus & Krause, 2006, S. 606). Im Arzthaftungsprozess habe das Gericht grundsätzlich auf die Fachkenntnisse eines Sachverständigen »aus dem betreffenden medizinischen Fachgebiet« abzustellen (BGH, Urteil vom 18. 11. 2008; OLG Hamm, Urteil vom 26. 1. 2000; OLG Dresden, Hinweisbeschluss vom 27. 4. 2020); der Sachverständige aus diesem Fachgebiet habe gegebenenfalls auch die Frage zu beantworten, ob die Hinzuziehung eines Gutachters aus einem anderen medizinischen Fachgebiet erforderlich ist (OLG Hamm, Urteil vom 26. 1. 2000; OLG Hamm, Urteil vom 9. 5. 1994 mit NA-Beschl. des BGH vom 17. 1. 1995). Offen bleibt bei derartigen Aussagen allerdings, wie die Auswahl des Sachverständigen bei Bestehen eines »Schulenstreits«, insbesondere auch innerhalb desselben Fachgebiets, zu erfolgen hat. Hinzu kommt das Dilemma, dass je nachdem, wie speziell das zu beurteilende Problem ist, bereits die Entscheidung über den geeigneten Sachverständigen seitens des Gerichts eine gewisse Sachkunde voraussetzt (Neuhaus & Krause, 2006, S. 606), die aber oft gerade nicht vorhanden ist.

Unabhängigkeit des Sachverständigen

Klar ist immerhin, dass der Sachverständige (wie der Richter) unabhängig-neutral sein muss. Nach § 406 Abs. 1 Satz 1 ZPO kann ein Sachverständiger aus denselben Gründen, die zur Ablehnung eines Richters berechtigen, abgelehnt werden. Damit wird zunächst auf die absoluten Ablehnungsgründe in § 41 ZPO verwiesen, also z. B. auf die Verwandtschaft mit einer der Parteien. Wichtiger für das vorliegende Thema ist der Verweis auf § 42 ZPO. Danach kann der Sachverständige wegen Besorgnis der Befangenheit abgelehnt werden, wenn ein Grund vorliegt, der geeignet ist, Misstrauen gegen seine Unparteilichkeit zu rechtfertigen. Ein solcher Ablehnungsgrund ist dann gegeben, wenn objektive Anhaltspunkte bestehen, die aus Sicht einer vernünftigen Partei geeignet sind, Zweifel an der Unvoreingenommenheit des Sachverständigen zu rechtfertigen (BGH, Beschluss vom 15.3.2005). Entscheidend ist damit nicht, ob der Sachverständige tatsächlich befangen ist (BGH, Beschluss vom 15.4.1975; OLG Köln, Beschluss vom 6.5.1991); umgekehrt genügt subjektives Misstrauen einer Partei nicht (Schünemann, 2021, Rn. 66). Maßgebend vielmehr ist (auf der Basis objektiver Anhaltspunkte) die Sicht einer vernünftigen Partei (OLG Köln, Beschluss vom 6.5.1991; Thierau, 2022).

Ein Befangenheitsgrund kann etwa durch das Eintreten für eine bestimmte Schulmeinung gegeben sein, indem der Sachverständige z. B. als Mitglied einer Kommission seiner ärztlichen Fachgesellschaft werbend für deren flächendeckende Einführung im Kollegenkreis eintritt (Schünemann, 2021, Rn. 40). Auch können frühere wissenschaftliche Veröffentlichungen zur Befangenheit führen, wenn sie einseitig sind (Martis & Winkhart, 2021, Rn. 99). Umgekehrt rechtfertigt es nach Auffassung des Hanseatischen Oberlandesgerichts noch keine Besorgnis der Befangenheit, wenn der Sachverständige die fragliche Operationsmethode in seinem eigenen Internetauftritt als »erprobte« Alternative zu einer anderen gängigen Therapie beschreibt. Da der Sachverständige die Methode nicht als vorzugswürdig oder gar einzige in Betracht kommende Behandlungsmethode bezeichne, reiche sein Internetauftritt nicht aus, ihm die erforderliche Neutralität abzusprechen (Hanseatisches OLG, Urteil vom 30.6.2016, zit. nach Schünemann, 2021, Rn. 41). Auch genügt es nicht für eine hinreichende Besorgnis der Befangenheit, dass der Gutachter als Mitglied einer Kommission für Gebührenfragen zu der zu beurteilenden Frage eine Stellungnahme erarbeitet hat (Ulrich, 2007, Rn. 203).

Die Beispiele zeigen, dass sehr viel davon abhängt, wie sehr sich der Sachverständige für eine bestimmte Richtung stark macht.[2] Die Zugehörigkeit zu einer bestimmten Schulmeinung als solche reicht dagegen nicht aus.

---

2 Zum Beispiel hält das OLG München (Beschluss vom 24.3.2005) schon eine umfangreiche Beratungstätigkeit auf den Gebieten des Marketings und der Entwicklung von Medizinprodukten für ausreichend, da sich nicht ausschließen lasse, dass der Sachverständige infolge seiner Marketingtätigkeit in einer Weise Kontakte zu entsprechenden Anbietern auf dem Markt habe, welche seine Unparteilichkeit in Frage stellen könnten (A.A. Ulrich, 2007, Rn. 203). Ausreichend wäre sicher eine Beratungstätigkeit im Hinblick auf das streitgegenständliche Medizinprodukt.

Der Grundsatz der freien Würdigung des Gutachtens durch das Gericht

Bevor dem Problem der Auswahl des Sachverständigen weiter nachgegangen wird, ist zunächst darzulegen, in welcher Weise das Sachverständigengutachten den Richter bei der Beantwortung seiner Rechtsfrage unterstützt. Wie andere Beweismittel (z. B. Urkundenbeweis, Zeugenbeweis) dient das Sachverständigengutachten der Feststellung des wahren Sachverhalts, der einer gerichtlichen Entscheidung zugrunde gelegt werden soll. Das Gutachten unterliegt dabei der freien Beweiswürdigung des Gerichts, d. h. der Richter darf die gewonnenen fachwissenschaftlichen Erkenntnisse nach seiner eigenen Einschätzung als Grundlage seiner persönlichen Überzeugung von der Wahrheit bezüglich des streitigen Sachverhalts bewerten, § 286 ZPO. Grundsätzlich darf das Gericht daher auch vom Gutachten eines Sachverständigen abweichen oder ihm in einem Punkt folgen und in einem anderen Punkt nicht (Ulrich, 2007, Rn. 274, 677). Allerdings bedarf es in diesem Fall zumindest einer besonderen Begründung des Gerichts (BVerfG, Beschluss vom 2. 6. 1999; BSG, Urteil vom 12. 10. 1993; BGH, Urteil vom 24. 2. 2015). Umgekehrt verstößt der Richter gegen das Postulat der »freien Beweiswürdigung«, wenn er einem Gutachten folgt, obwohl sich aus diesem Gutachten selbst Zweifel an den gezogenen Schlussfolgerungen ergeben (BGH, Urteil vom 19. 1. 1993; BGH, Urteil vom 16. 1. 2001).

Reicht das Gutachten zur Überzeugung des Gerichts nicht aus, kann das Gericht (nach pflichtgemäßem Ermessen (Ulrich, 2007, Rn. 595 f.)) das Erscheinen des Gutachters zur Erläuterung anordnen (§ 411 Abs. 3 ZPO). Bleibt die mündliche Erläuterung erfolglos bzw. erscheint sie nicht Erfolg versprechend, kann das Gericht ein weiteres Gutachten (Zweitgutachten) in Auftrag geben. Ein derartiges Zweitgutachten kommt insbesondere in Betracht, wenn das Gericht das erste Gutachten für ungenügend erachtet (§ 412 Abs. 1 ZPO). In Anlehnung an § 244 Abs. 4 Satz 2 StPO kann ein zweites Gutachten etwa dann eingeholt werden, wenn

- die Sachkunde des früheren Gutachters zweifelhaft ist,
- sein Gutachten von unzutreffenden tatsächlichen Voraussetzungen ausgeht,
- das Gutachten Widersprüche enthält,
- der neue Sachverständige über Forschungsmittel verfügt, die denen eines früheren Gutachters überlegen erscheinen (Westphal, 2021, § 30, Rn. 18; Alberts, 2008, Rn. 510).

Den Begriff des Obergutachtens kennt das Gesetz dagegen nicht. Ein so genanntes Obergutachten[3] kommt begrifflich nur dann in Betracht, wenn mindestens zwei Gutachten voneinander abweichen und ein drittes Gutachten in Auftrag gegeben

---

3 Zu diesem Begriff s. Huber (2022, § 412 Rn. 3) und Ulsenheimer (2019, § 115 Rn. 36). Die Rechtsprechung spricht teilweise auch bei einem Zweitgutachten schon von einem Obergutachten; sehr kritisch dazu sowie generell zur Bezeichnung Obergutachten Carstensen (1995), Oehler (1999).

werden soll. Die Beauftragung eines dritten Gutachtens ist aber keineswegs zwingend, sondern liegt im Ermessen des Gerichts (BGH, Urteil vom 5.5.1987). Der Richter kann sich auch in freier Beweiswürdigung einem der vorliegenden Gutachten anschließen, wenn es dieses Gutachten für vollständig und überzeugend hält (ibid.). Schließt sich der Richter einem der Gutachten an, so hat er dies zu begründen und insbesondere darzulegen, warum dem anderen nicht zu folgen ist (BGH, Urteil vom 14.06.1994; Huber, 2022, § 412 Rn. 4; Ulrich, 2007, Rn. 664, 666).

Auch bei Einholung eines Obergutachtens ist das Gericht nicht von der Verpflichtung frei, sich mit den verschiedenen anderen Gutachten auseinanderzusetzen (mit weiteren Nachweisen Ulrich, 2007, Rn. 596, 666). Eine ausschließliche Berücksichtigung des Obergutachtens verletzt den Grundsatz der freien Beweiswürdigung (Ulrich, 2007, Rn. 664, 666). Das Obergutachten nimmt damit keine den Streit zwischen den vorliegenden Gutachten entscheidende Position ein. Es kann lediglich versuchen, den Streit genauer darzulegen und eine Bewertung der unterschiedlichen Ansichten (insbesondere auch jener in den bereits vorliegenden Gutachten) vornehmen (Ulrich, 2007, Rn. 663). Auch ist für den Richter nicht die Mehrheitsmeinung der verschiedenen Gutachter entscheidend, sondern der Inhalt der Ausführungen, mit denen sich der Richter auseinanderzusetzen hat (mit weiteren Nachweisen Ulrich, 2007, Rn. 666).

Eine prozessual andere Bedeutung als einem gerichtlich eingeholten Gutachten kommt einem von einer Partei vorgelegten Privatgutachten zu. Es stellt keinen Sachverständigenbeweis dar, sondern lediglich einen urkundlich belegten Parteivortrag (BGH, Urteil vom 11.5.1993). Das Privatgutachten erbringt lediglich den Beweis, dass sich der beauftragte Sachverständige in dieser Weise geäußert hat. Über die Richtigkeit des Inhalts sagt es nichts aus. Gleichwohl muss sich das Gericht sorgfältig auch mit einem solchen Gutachten auseinandersetzen (BGH, Beschluss vom 5.11.2019; BGH, Urteil vom 13.2.2001; BGH, Urteil vom 15.6.1993; BGH, Urteil vom 6.3.1986). Dies gilt erst recht, wenn der Privatgutachter zu anderen Erkenntnissen kommt als der gerichtlich bestellte Sachverständige. Das kann Anlass zu einem weiteren Gerichtsgutachten geben (ibid.).

»Arbeitsteilige« Lösung des Problems

Vor dem Hintergrund der vorstehenden Ausführungen wird deutlich, dass das Gericht nach pflichtgemäßem Ermessen ein zweites Gutachten einzuholen hat, wenn es zu bestimmten medizinischen Fragen erkennbar verschiedene Schulen oder Auffassungen innerhalb eines Fachgebiets gibt und der Sachverständige einer dieser Schulen angehört (Alberts, 2008, Rn. 512). Selbst wenn die Zugehörigkeit des Sachverständigen zu einer der Schulen nicht so ausgeprägt ist, dass dies die Besorgnis der Befangenheit begründet (s. oben) und der Sachverständige in seinem Gutachten die unterschiedlichen Schulen offenlegt, kann zweifelhaft sein, ob er sich bei Beantwortung der entscheidenden Beweisfragen letztlich von seiner Zugehörigkeit zu einer bestimmten Schulrichtung des Fachgebiets freimachen kann (Alberts, 2008, Rn. 512). Deshalb kann in einem solchen Fall zumindest das Einholen eines weiteren Gutachtens geboten sein.

Es liegt jedoch nicht nur in der Verantwortung des Sachverständigen, auf Auffassungsunterschiede innerhalb seines Fachgebiets oder im Verhältnis zu einem benachbarten Fachgebiet hinzuweisen, damit das Gericht gegebenenfalls ein zweites Gutachten einholen kann; vielmehr ist es auch Sache der Prozessparteien, dem Gericht Kenntnis von entsprechenden Umständen zu verschaffen. Das gilt sowohl bei Vorliegen eines Gutachtens als auch bei der initialen Auswahl des Gutachters oder der Gutachter: Das Gericht muss den Parteien Gelegenheit geben, zu dem oder den vorliegenden Gutachten Stellung zu nehmen. Kritik der Parteien am Inhalt eines Gutachtens muss es zum Anlass nehmen, sich mit dem bzw. den Gutachten auseinanderzusetzen. Wenn das Gericht nicht über entsprechende eigene Sachkunde verfügt, ist der jeweilige Sachverständige aufzufordern, zu der Kritik Stellung zu nehmen. Allerdings bleibt es in jedem Fall dabei, dass die Überprüfung des Gutachtens oder der mehreren Gutachten ureigene Aufgabe des Gerichts ist. Das Gericht muss überzeugt sein, nicht notwendig auch die Parteien (Alberts, 2008, Rn. 515).

Schon bevor sich das Gericht auf die Suche nach einem geeigneten Sachverständigen macht, hat es nach § 404 Abs. 4 ZPO die Möglichkeit – nicht die Pflicht! –, die Parteien aufzufordern, bestimmte geeignete Personen als Sachverständige zu bezeichnen.[4] Davon sollten die Parteien im eigenen Interesse Gebrauch machen. Immerhin bestehen im Arzthaftungsprozess typischerweise gegensätzliche Interessen der Parteien: Während die Klägerseite an einem möglichst kritischen Sachverständigen interessiert ist, neigt die Beklagtenseite eher einem Sachverständigen zu, der sich als großzügig gegenüber Berufskollegen gezeigt hat (Schünemann, 2021, Rn. 29). Gerade bei einem innermedizinischen Schulenstreit liegt es deshalb nahe, Sachverständige beider unterschiedlichen Auffassungen zu Wort kommen zu lassen. Gleiches gilt etwa auch dann, wenn die Tätigkeit des beklagten Arztes von verschiedenen Fachärzten ausgeübt werden darf, beispielsweise in bestimmten Bereichen der operativ tätigen Orthopäden bzw. der Unfallchirurgen; dann kommt ggf. zusätzlich die Beauftragung eines Facharztes des Schwestergebiets in Betracht. In der Praxis hat sich gezeigt, dass Vertreter der Schwesterdisziplin die Entscheidungen des tatsächlich behandelnden Arztes kritischer beurteilen als Vertreter der identischen Fachdisziplin (Schünemann, 2021, Rn. 34.).

Insgesamt ist das Problem der Pluralität der Medizin im Arzthaftungsprozess arbeitsteilig zu bewältigen: Der/die Sachverständige(n) und die Prozessparteien haben darauf hinzuwirken, dass sich das Gericht von einer bestimmten (medizini-

---

4 Allerdings kann die Benennung lediglich angeregt, nicht aber erzwungen werden. Nur wenn sich die Parteien auf einen bestimmten Sachverständigen geeinigt haben, ist das Gericht daran nach § 404 Abs. 5 ZPO gebunden und darf gemäß § 404 Abs. 5 Halbsatz 2 ZPO lediglich die Zahl der Sachverständigen beschränken. Wenn das Gericht Bedenken gegen den von den Parteien übereinstimmend gewählten Sachverständigen hat, ist es nicht gehindert, zusätzlich einen gerichtlichen Sachverständigen von Amts wegen gemäß § 144 ZPO zu bestellen, wenn es zuvor auf seine Bedenken hingewiesen hat.

schen) Tatsachengrundlage überzeugen kann und auf dieser Basis dann seine eigenständige rechtliche Bewertung vornehmen kann.

Die Entscheidung nach Beweislastgrundsätzen

Falls zur Überzeugung des Gerichts eine weitere Klärung, inwieweit ein innermedizinischer Schulenstreit Auswirkungen auf die Bewertung der Behandlung des Patienten als »richtig« oder »falsch« hat, nicht möglich oder nicht zu erwarten ist, muss das Gericht dies im Urteil darlegen und dann nach Beweislastgrundsätzen entscheiden (zur Beweislastverteilung im Arzthaftungsprozess s. statt vieler Müller, 1997). Sofern der Patient einen Behandlungsfehler behauptet, gewinnt er den Prozess nur, wenn das Gericht von der schuldhaft fehlerhaften Behandlung seitens des Arztes sowie vom Ursachenzusammenhang zwischen Fehler und geltend gemachtem Gesundheitsschaden überzeugt ist, der Arzt also in concreto etwa nach der »falschen« Methode behandelt und der Patient deshalb einen Schaden erlitten hat. Beruft sich der Patient dagegen auf einen Aufklärungsfehler, also etwa darauf, dass der Arzt ihn nicht auf die Möglichkeit einer ernsthaft in Betracht kommenden Behandlungsalternative hingewiesen hat, muss der Arzt zur Überzeugung des Gerichts beweisen, dass eine solche Aufklärung doch erfolgt ist oder über die fragliche andere Methode nach allgemeiner Überzeugung in der Medizin[5] nicht aufgeklärt werden musste. Gelingt dem Arzt das nicht, verliert er den Prozess.

Zusammenfassung

Das Recht kann innermedizinisch-fachwissenschaftliche Streitigkeiten nicht von sich aus auflösen. Für die Konkretisierung des medizinischen Sorgfaltsstandards im Einzelfall ist primär die medizinische Wissenschaft zuständig, die im Rechtsstreit von einem Sachverständigen repräsentiert wird (Wagner, 2020, § 630a Rn. 126). Allerdings ist das Recht autonom bei der Festlegung rechtlicher Pflichten (genauer Taupitz, 2009, S. 64–66), und deshalb gilt (auch) vor Gericht die »Dominanz des Rechts« (Motzke, 1999, S. 416): Die Fachkunde des entsprechenden Verkehrskreises (hier: der Medizin) wirkt auf die Rechtsordnung informativ, nicht normativ (Taupitz, 2009, S. 64, 69–70).

---

5 Die Frage, welcher Aufklärung es im konkreten Fall bedurfte, und damit, ob ein für den geltend gemachten Personenschaden relevanter Aufklärungsmangel in Betracht kommt, kann grundsätzlich nicht ohne die Beurteilung des medizinischen Sachverhalts durch einen Sachverständigen beantwortet werden (s. BGH, Beschluss vom 19.5.2020).

Das Problem der Pluralität der Medizin ist im Arzthaftungsprozess arbeitsteilig zu bewältigen: Auf Tatsachenebene haben der/die Sachverständige(n), aber aufgrund ihrer in der Regel gegensätzlichen Interessen auch die Prozessparteien darauf hinzuwirken, dass sich das Gericht vom »wahren« medizinischen Sachverhalt einschließlich der dort bestehenden Auffassungen vom »richtigen« Verhalten überzeugen und auf dieser Basis dann seine eigenständige rechtliche Bewertung vornehmen kann. Dabei ist der Richter »zu einem eigenen Urteil auch in schwierigen Fachfragen verpflichtet [...] Er hat die Entscheidung auch über diese Fragen selbst zu erarbeiten, ihre Begründung selbst zu durchdenken. Er darf sich dabei vom Sachverständigen nur helfen lassen« (BGH, Urteil vom 26.4.1955, S. 1642[1643]).

Literatur

Alberts, M. (2008). In C.M. Stegers (Hrsg.), *Sachverständigenbeweis im Arzthaftungsrecht* (2. Aufl.). C.F. Müller.
Bundesgerichtshof. (1952). Urteil vom 24.6.1952–1 StR 130/52. *Neue Juristische Wochenschrift* 1952, 899. C.H. Beck.
Bundesgerichtshof. (1955). Urteil vom 26.4.1955–5 StR 86/55. *Neue Juristische Wochenschrift* 1955, 1642. C.H. Beck.
Bundesgerichtshof. (1975). Beschluss vom 15.4.1975 – X ZR 52/75. *Neue Juristische Wochenschrift* 1975, 1363. C.H. Beck.
Bundesgerichtshof. (1980). Urteil vom 24.6.1980 – VI ZR 7/79. *Neue Juristische Wochenschrift* 1980, 2751. C.H. Beck.
Bundesgerichtshof. (1986). Urteil vom 6.3.1986 – III ZR 245/84. *Neue Juristische Wochenschrift* 1986, 1928. C.H. Beck.
Bundesgerichtshof. (1987). Urteil vom 5.5.1987 – VI ZR 181/86. *Neue Juristische Wochenschrift Rechtsprechungs-Report* 1987, 1311. C.H. Beck.
Bundesgerichtshof. (1993). Urteil vom 19.1.1993 – VI ZR 60/92. *Neue Juristische Wochenschrift* 1993, 1524). C.H. Beck.
Bundesgerichtshof. (1993). Urteil vom 11.5.1993 – VI ZR 243/92. *Neue Juristische Wochenschrift* 1993, 2382. C.H. Beck.
Bundesgerichtshof. (1993). Urteil vom 15.6.1993 – VI ZR 175/92. *Neue Juristische Wochenschrift* 1993, 2989. C.H. Beck.
Bundesgerichtshof. (1994). Urteil vom 14.06.1994–1 StR 190/94, *Neue Zeitschrift für Strafrecht* 1994, 503. C.H. Beck.
Bundesgerichtshof. (1994). Urteil vom 29.11.1994 – VI ZR 189/93. *Neue Juristische Wochenschrift* 1995, 776. C.H. Beck.
Bundesgerichtshof. (2001). Urteil vom 16.1.2001 – VI ZR 408/99. *Neue Juristische Wochenschrift* 2001, 1787. C.H. Beck.
Bundesgerichtshof. (2001). Urteil vom 13.2.2001 – VI ZR 272/99. *Neue Juristische Wochenschrift* 2001, 2796. C.H. Beck.
Bundesgerichtshof. (2002). Urteil vom 05.11.2002 – X ZR 178/01. *Beck-Rechtsprechung* 2002, 24. C.H. Beck.
Bundesgerichtshof. (2005). Beschluss vom 15.3.2005 – VI ZB 74/04. *Neue Juristische Wochenschrift* 2005, 1869. C.H. Beck.
Bundesgerichtshof. (2006). Urteil vom 13.6.2006 – VI ZR 323/04. *Neue Juristische Wochenschrift* 2006, 2477. C.H. Beck.

Bundesgerichtshof. (2008). Urteil vom 18. 11. 2008 – VI ZR 198/07. *Neue Juristische Wochenschrift* 2009, 1209. C.H. Beck.
Bundesgerichtshof. (2008). Urteil vom 18. 11. 2008 – VI ZR 198/07. *Neue Juristische Wochenschrift* 2009, 1209. C.H. Beck.
Bundesgerichtshof. (2015). Urteil vom 24. 2. 2015 – VI ZR 106/13. *Neue Juristische Wochenschrift* 2015, 602. C.H. Beck.
Bundesgerichtshof. (2017). Beschluss vom 26. 9. 2017 – VI ZR 81/17. *Neue Juristische Wochenschrift Rechtsprechungs-Report* 2018, 404. C.H. Beck.
Bundesgerichtshof. (2018). Beschluss vom 17. 4. 2018 – VI ZR 140/17. *Neue Juristische Wochenschrift* 2018, 3315. C.H. Beck.
Bundesgerichtshof. (2019). Beschluss vom 5. 11. 2019 – VIII ZR 344/18. *Neue Juristische Wochenschrift Rechtsprechungs-Report* 2020, 186. C.H. Beck.
Bundesgerichtshof. (2020). Beschluss vom 19. 5. 2020 – VI ZB 51/19. *Neue Juristische Wochenschrift* 2020, 2273. C.H. Beck.
Bundessozialgericht (1993). Urteil vom 12. 10. 1993–13 RJ 75/92.
Bundesverfassungsgericht (1999). Beschluss vom 2. 6. 1999–1 BvR 1689–96. *Neue Juristische Wochenschrift* 1999, 3623. C.H. Beck.
Carstensen, C. (1995). Der Konflikt des »Ober«-Gutachters. In Arbeitsgemeinschaft Rechtsanwälte im Medizinrecht e.V. (Hrsg.), *Der medizinische Sachverständige* (S. 111–113).
Frahm, W. (2022). *Neue Juristische Wochenschrift*, 2899. C.H. Beck.
Grossam, W. (2021). Pflicht zum Hinweis auf beachtenswerte Mindermeinungen. In W. Bayerlein, K. Bleutge & W. Roeßner (Hrsg.), *Praxishandbuch Sachverständigenrecht* (6. Aufl.). C.H. Beck.
Hanseatisches Oberlandesgericht (2016). Urteil vom 30. 6. 2016–9 W 50/16. Zitiert nach Schünemann (2021), Rn. 41. C.F. Müller.
Huber, M. (2022). In H.-J. Musielak & W. Voit (Hrsg.), *Zivilprozessordnung: ZPO* (19. Aufl.). Franz Vahlen.
Martis, R., & Winkhart, M. (2021). *Arzthaftungsrecht* (6. Aufl.). Otto Schmid.
Mazouz, N., Werner, M., & Wiesing, U. (Hrsg., 2004). *Krankheitsbegriff und Mittelverteilung.* Nomos.
Michl, S., Potthast, T., & Wiesing, U. (2008). Einleitung: Pluralität in der heutigen Medizin als Herausforderung. In S. Michl, T. Pottarst & U. Wiesing (Hrsg.), *Pluralität in der Medizin: Werte, Methoden, Theorien*, (S. 11–17). Karl Alber.
Motzke, G. (1999). In A. Schulze-Hagen & M. Brößkamp (Hrsg.), *Bauen, Planen, Recht: Festschrift für Klaus Vygen.* Werner.
Müller, G. (1997). *Neue Juristische Wochenschrift*, 3049 ff. C.H. Beck.
Neuhaus, K. J. & Krause, D. (2006). Die Auswahl des Sachverständigen im Zivilprozess. *Monatsschrift für Deutsches Recht*, 60(11), 605–609. Otto Schmidt.
Oberlandesgericht Dresden. (2020). Hinweisbeschluss vom 27. 4. 2020–4 U 225/20. *Beck-Rechtsprechung* 2020, 12050. C.H. Beck.
Oberlandesgericht Hamm. (1994). Urteil vom 9. 5. 1994–3 U 186/93 mit Nichtannahmebeschluss des BGH vom 17. 1. 1995 – VI ZR 212/94. *Versicherungsrecht* 1995, 967. Versicherungswirtschaft.
Oberlandesgericht Hamm. (2000). Urteil vom 26. 1. 2000–3 U 100/99.
Oberlandesgericht Köln. (1991). Beschluss vom 6. 5. 1991–27 W 6/91, *Neue Juristische Wochenschrift* 1992, 762. C.H. Beck.
Oberlandesgericht München. (2005). Beschluss vom 24. 3. 2005–29 W 2908/04. *Beck-Rechtsprechung* 2005, 3368. C.H. Beck.
Oehler, K. (1999). Zur Problematik der Sachverständigenauswahl. *Zeitschrift für Rechtspolitik* 1999, 285–288. C.H. Beck.
Raspe, H. (2008). Pluralismus in der Medizin – Pluralismus der Therapieevaluation. In S. Michl, T. Pottarst & U. Wiesing (Hrsg.), *Pluralität in der Medizin. Werte, Methoden, Theorien*, (S. 405–420). Karl Alber.
Schünemann, H. (2021). Der Sachverständigenbeweis im Arzthaftungsprozess. In A. Jorzig (Hrsg.), *Handbuch Arzthaftungsrecht* (2. Aufl.). C.F. Müller.

Tamm, B. (2010). *Die Zulässigkeit von Außenseitermethoden und die dabei zu beachtenden Sorgfaltspflichten.* Duncker & Humblot.

Taupitz, J. (2009). Bindungswirkung von Standards im Gesundheitswesen. In T. M. Möllers (Hrsg.), *Geltung und Faktizität von Standards.* Nomos.

Taupitz, J. (2011). Recht und Ethik: Komplementär und dennoch defizitär? In U. Schliesky, C. Ernst & S. Schultz (Hrsg.), *Festschrift für Edzard Schmidt-Jortzig,* (S. 825-840) C.F. Müller.

Thierau, T. (2022). Wann ist der gerichtliche Sachverständige befangen? *Die Sachverständigen 2022,* 121. C.H. Beck.

Ulrich, J. (2007). *Der gerichtliche Sachverständige. Ein Handbuch für die Praxis* (12. Aufl.). Carl Heymanns.

Ulsenheimer, K. (2019). In A. Laufs, B.-R. Kern & M. Rehborn (Hrsg.), *Handbuch des Arztrechts* (5. Aufl.). C.H. Beck.

Wagner, G. (2020). In F. J. Säcker, R. Rixecker, H. Oetker et al. (Hrsg.), *Münchener Kommentar zum BGB* (8. Aufl.). C.H. Beck.

Westphal, K. (2021). In W. Bayerlein, K. Bleutge & W. Roeßner (Hrsg.), *Praxishandbuch Sachverständigenrecht* (6. Aufl.). C.H. Beck.

Wiesing, U. (2004). *Wer heilt, hat Recht? Über Pragmatik und Pluralität in der Medizin.* Schattauer.

Zimmermann, W. (2020). In W. Krüger & T. Rauscher (Hrsg.), *Münchener Kommentar zur Zivilprozessordnung* (6. Aufl.). C.H. Beck.

Prinzipienorientierte Medizinethik – The Evolution of Principlism

James F. Childress and Tom L. Beauchamp

Introduction

We are pleased to present this essay in honor of Professor Urban Wiesing's many important contributions to medical ethics through his distinguished publications and his impressive educational activities and consultations, including with the World Medical Association (WMA) as it revised the International Code of Medical Ethics in 2022. His contributions cover various topics in medical ethics and bioethics, from historical to contemporary and from philosophical to practical.

Principlism is one of the many topics Professor Wiesing has explored in illuminating ways in his publications (Wiesing 2005), and he has been interested in our theory of these principles as globally applicable in biomedical ethics. For these reasons we have chosen to write on the evolution of our ethical framework in *Principles of Biomedical Ethics* (hereafter *PBE*), as developed over eight editions,[1] in part in response to criticisms, challenges, and suggestions from conversation partners, shifts in philosophical and societal discourse, and advances in medicine and medical technology. Our framework is now widely referred to as principlism, a term coined by critics to characterize our broad, unranked principles (Clouser & Gert 1990). Originally intended to be pejorative, this label has stuck as a useful short-hand way to characterize this framework, and we use it (nonpejoratively) in this essay.[2]

We, the authors, first met and interacted while studying at the Yale University Divinity School in the mid-1960 s. Tom then pursued PhD studies in philosophy at the Johns Hopkins University, finishing the degree in 1970, and Jim received a PhD in religious ethics in the Yale University Graduate School, Department of Religious Studies in 1968. In the mid-1970 s, we became re-engaged at Georgetown University where Tom was on the faculty of the Philosophy Department and Jim joined Georgetown's Kennedy Institute of Ethics faculty to focus mainly on bioethics (Beauchamp & Childress, 2019; Beauchamp, 2020; Childress, 2020).

Our faculty colleagues – principally LeRoy Walters – soon invited us to handle jointly the ethical theory portion of the Kennedy Institute's annual intensive bioethics course for physicians, other health professionals, scientists, etc., from the U.S.

---

1 Beauchamp and Childress (1979, 1983, 1989, 1994, 2001, 2009, 2013, 2019).
2 Raanan Gillon has elaborated and defended our framework as the »four principles approach.« See Gillon (1986) and many subsequent articles. In a relatively early article, written at Gillon's invitation, Tom Beauchamp approvingly used this language. See Beauchamp (1994).

and abroad. In this course, we were sometimes perceived as gladiators fighting for either utilitarian (Tom being more consequentialist than Jim) or deontological (Jim preferring this model more than did Tom) ethical theories. However, our teaching and interactions with students quickly led us to determine that it is possible, clearer, and more fruitful to approach biomedical ethics through several ethical principles that represented a convergence of substantive commitments in utilitarian, deontological, and various other theoretical perspectives, including virtue ethics. Since most books in medical ethics and bioethics in the 1970 s examined an array of ethical issues and problems, without an overall ethical framework (unless developed within particular religious traditions such as Roman Catholic moral theology), we presented a proposal to the editor (Jeffrey House) of the medical division of Oxford University Press in New York City for a new approach, which eventually, in 1979, was published as *Principles of Biomedical Ethics*.

While we were working on our framework, Tom was also engaged as a staff philosopher for the National Commission for the Protection of Human Subjects of Biomedical and Behavioral Research, where he was responsible for drafting the *Belmont Report* (National Commission, 1978)[3] among other tasks; Jim also contributed a commissioned essay on »The Identification of Moral Principles« (Childress, 1977) for the National Commission early in its work.

At the time we started a process that we have continued: After a discussion about what we want to achieve in our joint publications, one of us who has been working on a particular idea, topic, or body of material will draft a chapter or, more typically, part of a chapter, and the other will rework that draft, maintaining the back and forth through as many as eight or nine drafts until we are both satisfied or exhausted! It has been a remarkable, fruitful, and enjoyable collaboration, now for more than 45 years.

Principles for Biomedical Ethics

From the start of our project, our four-principles conception has provided the core normative content of our framework. In our view, there is greater consensus on these principles than there is on what they imply for particular situations or on why we should adopt them. We will deal with their implications and their rationale later in this paper.

The principles in our framework have always been grouped under four general categories:

(1) respect for autonomy (a principle requiring respect for the decision-making capacities of autonomous persons),

---

3 For a discussion of the *Belmont Report's* origins, see Beauchamp (2005) and Jonsen (2005).

(2) nonmaleficence (a principle requiring not causing harm to others),
(3) beneficence (a group of principles requiring that we prevent harm, provide benefits, and balance benefits against risks and costs), and
(4) justice (a group of principles requiring the fair distribution of benefits, risks, and costs).

One change over time in our terminology for these principles merits attention. Beginning in the 3rd edition, »respect for autonomy« replaced »autonomy« as the name for this principle. The thrust of this principle is to require respect for individuals' autonomous choices in clinical care as well as in biomedical research. It does not offer a perfectionist ideal of what constitutes autonomy, as the language of principle of autonomy might suggest. Rather, respect for autonomy, parallel to the other principles, identifies what agents are expected to do in interactions with others. It operates with a minimalist rather than a maximalist understanding of what constitutes autonomy and thus requires respect for the decisions of ordinary decisionmakers. A more demanding criterion would be inconsistent with what we understand to be the demands of respect for patients and subjects in biomedical contexts of the clinic and research.

More changes occurred over time in our presentation of derivative principles or rules that specify one or more general principles. The 1st edition focused on two such rules for relationships between health care professionals and patients or between researchers and participants in research: veracity and confidentiality. The 2nd edition joined privacy with confidentiality, and subsequent editions retained both, but separated them as distinct but related rules. The 2nd edition also added fidelity, which is particularly important for our examination of conflicts of contractual and role obligations and of dual loyalties involving responsibilities to individuals as patients and as research participants in clinical trials.

All of these principles and rules of action capture clusters of positive and negative obligations or duties. We do not suppose that our terminology is sacrosanct, and we recognize that there are different ways to arrange and label these clusters of obligations. This is evident in other prominent sets of moral requirements in biomedical ethics, such as the *Belmont Report* and Robert Veatch's (2012; 2020) *Basics of Bioethics*, among other principle-based approaches. There is substantial overlap even where full agreement is not present. (Even though *PBE* – and our discussion here – focus mainly on principles of action, we do not neglect and have never neglected moral character and the virtues, starting with the first edition's final chapter entitled Ideals, Virtues, and Integrity; we consistently stress the correlation of duties and virtues (Beauchamp & Childress, 1979).)[4]

---

[4] Beginning with the 5th edition in 2001, we retitled this chapter as Moral Character and made it the second chapter in Part I of the book, after the first chapter on Moral Norms. In the sixth edition in 2009, both of these chapters along with a new chapter on Moral Status constituted Part I, which was now entitled Moral Foundations.

Connecting Principles to Concrete Situations

The moral principles we identify and develop for biomedical ethics are broad, abstract, content-thin and in this regard relatively indeterminate. This pluralistic framework presents several *prima facie* (non-absolute) principles and rules that are not systematically arranged or ranked in advance of concrete situations, and it does not provide a definitive procedure for resolving conflicts. These features led to the label of »principlism.« Questions inevitably arise about how to connect such general norms to concrete situations, particularly, but not only, when the norms themselves contingently conflict. While we are wary of excessive expectations of systematic tidiness and concrete guidance from ethical theories, any ethical theory will ultimately fail if it does not indicate how to connect its central norms to concrete situations, especially when norms themselves come into conflict.

PBE extends its four principles to concrete situations through more specific rules, including the derivative principles and rules noted above. It uses two processes (specification and balancing) for connecting these principles and rules to concrete situations by making them more determinate and for reducing and resolving contingent conflicts among them in particular situations. These processes address distinct but closely related dimensions of moral norms.

One dimension is *scope* or *range*, which we address through the method of *specification*, a method that Henry Richardson developed while we were revising our editions (Richardson, 1990). Elements of this process appeared in earlier editions of *PBE*, but we developed specification more fully in the 4th edition where we adapted for our purposes Richardson's pioneering work on specification to show how to make principles and rules more determinate by providing additional content connected with the original principles and rules. To take one straightforward, and we think noncontroversial, example, we can specify »respect for the autonomy« of patients and research subjects as »respect the autonomy of competent patients and research subjects by following their advance directives as they progressively become incompetent.« This additional content applies when the formerly autonomous patient or research subject is no longer competent but has provided a pertinent advance directive.

This process narrows the scope or range of the principle or rule by asking who, what, when, where, and so forth – questions also raised by casuistical reasoning, as Richardson recognizes (Richardson 1990, p. 289). In narrowing the range or scope of one or more principles specification helps to make the principles more determinate and, at the same time, to avoid, reduce, or resolve conflicts among them. For example, the principle of nonmaleficence requires specification to adequately address difficult cases of determining when it is appropriate or inappropriate to assist in a patient's decision to withhold or withdraw medically administered hydration and nutrition. In one common specification, the rule against killing, a subset of the rules supported by the principle of nonmaleficence, is further specified by recognizing specifiable exceptions, such as killing in self-defense, killing in warfare, and killing a fetus during a surgical intervention in order to save the life of a pregnant woman who otherwise would die. It is not always easy to resolve disputes over competing specifications; the resolution usually hinges on which specification produces the greatest coherence (as we elaborate briefly below and in greater detail in the last chapter (10) of *PBE*).

The scope of applicability of *PBE*'s principles and rules also hinges on the moral status of affected entities. For instance, conceptions of the moral status of individuals or groups significantly impact how different moral principles can and should be applied. Because of the importance of this topic, we developed – in the 6th edition in 2009 – a new chapter on Moral Status in our opening section on Moral Foundations, following Moral Norms and Moral Character (Beauchamp & Childress, 2009). Not surprisingly, arguments for changes in the treatment of women, minorities, fetuses, and non-human animals, among others, regularly appeal to revised conceptions of their moral status. Discourse and deliberation about what is required by moral principles are driven not only by arguments about moral status but also by empathy, sympathy, and moral imagination (Beauchamp & Childress, 2019, pp. 90–92).

A second dimension of moral principles and rules is their *weight* or *strength*. If principles and rules conflict in particular situations and cannot be further specified to eliminate or reduce the conflict, we usually seek to determine which principle or rule is weightier or stronger. In terms of weight or strength, principles and rules may be viewed as (1) absolute, (2) hierarchically rank-ordered (3) *prima facie* binding, or (4) mere guidelines or rules of thumb. We assess our four basic principles as falling solely in group 3 in this classification scheme.

As *prima facie* binding, *PBE*'s principles and rules lack pre-assigned weights or priority rankings (Ross, 1930; 1939).[5] They are morally prescriptive, rather than guidelines or rules of thumb that merely suggest or recommend courses of action without any prescriptive power. However, they are not absolute because each one can be overridden by one or more of the other norms in particular circumstances; no single norm triumphs in all conflicts. Likewise, efforts to provide a relative rank order, a serial or lexical ordering, as Robert Veatch does (2012; 2020), fails in the face of counterexamples.[6]

Prima facie principles and rules are binding in particular situations, other things being equal, but when they conflict, *PBE* proposes a process of balancing in those situations. In contrast to specification, which focuses on scope and range, balancing focuses on the respective weights or strengths of conflicting principles in those situations and seeks to determine which should have priority. Despite these differences, specification and balancing are closer than sometimes supposed, and both processes often can and should be pursued simultaneously. Nevertheless, comprehensively adequate specification often can eliminate the need for balancing.

We call the process of balancing that we propose *constrained balancing*.[7] It reduces (but does not fully eliminate) intuition by requiring that certain conditions or

---

5   We are influenced here by W.D. Ross's conception of prima facie duties.
6   See our response in Beauchamp and Childress (2020).
7   We sketched »conditions that restrict balancing« in the 4th and 5th editions before switching to »conditions that constrain balancing« in the 6th and subsequent editions; hence, our term »constrained balancing.« Beauchamp and Childress, 8th ed. (2019), 22–24, 238, 261n40, 342–43, 351–52, 457.

constraints be met to justify overriding one principle by another. These justificatory conditions include: (1) the presence of good reasons for acting on the overriding norm rather than on the infringed norm; (2) a realistic prospect that the moral objective justifying the infringement can be realized; (3) the absence of a morally preferable alternative course of action; (4) selection of the action that least infringes the other norms consistent with realizing the primary goal; (5) minimization of the negative effects of the infringement; and (6) impartial treatment of affected parties (Beauchamp & Childress, 2019, p. 23).

Despite our insistence that our *prima facie* principles have equal weight in advance of particular situations, some interpreters of *PBE* charge that we in fact give primary weight to the principle of respect for autonomy. For example, some hold that it »is the first of the four principles« (Curlin & Tollefson, 2021, p. 43; Gillon, 2003).[8] This is a misunderstanding of our conception, unless »first« indicates nothing more than first in *PBE's* presentation of principles. But first in presentation does not indicate that this principle is first in practical consideration or in normative priority. Often in practical moral reasoning we do not consider the principle of respect for autonomy until we have already considered the probable balance of benefits and risks of different medical procedures or public health interventions or research involving human subjects. Nor does presenting respect for autonomy first in the order of our chapters on principles imply that it has *normative priority*. Respect for autonomy often triumphs (especially for patients' *refusals* in contrast to their *requests* for procedures, products, or experimental therapies not yet formally approved for use), but even autonomous refusals can sometimes be justifiably overridden, as is evident in justifiable public health interventions in the Covid-19 pandemic such as mandatory mask-wearing for various types of meetings, dining establishments, and the like.

Some critics decry the absence of »absolutes« in principlism (Curlin & Tollefsen, 2021, p. 43). In the 8th edition of *PBE*, we note that, for all practical purposes, specification may produce a few norms that are virtually absolute: »Some specified norms are virtually absolute and need no further specification, though they are rare. Examples include prohibitions of cruelty that involves unnecessary infliction of pain and suffering. ›Do not rape‹ is a comparable example.« (Beauchamp & Childress, 2019, p. 19) For all practical purposes, these specifications of one or more principles and rules are not subject to further exceptive specifications or to balancing against other principles and rules. Few rules are exceptionless and thus unconditional or absolute in this way, but we do not ignore them. However, as noted previously, most bioethical discourse and practice involves principles and rules that are *prima facie* binding, rather than absolute, and these can be further specified and balanced in seeking greater coherence.

---

[8] See our response to such interpretations in Beauchamp and Childress (2020).

From Convergence to Common Morality

Early editions of *PBE* largely justified its four principles through the convergence of ethical theories, particularly rule-utilitarian and rule-deontological theories. While retaining the convergence thesis, we later appealed to the common morality as the primary source and warrant for these principles. Even though it is possible to find modest appeals to the common morality in earlier editions, we formally incorporated it into the 4th edition as a type of ethical theory in Chapter 2 under the rubric »Principle-Based, Common-Morality Theories.« We defended our version of this theory against other proponents of a common-morality approach, particularly that of Bernard Gert and Danner Clouser.

With over 75 pages in Chapter 2 on »Types of Ethical Theory« and over 15 pages in Chapter 1 on »Method, Justification, and Truth,« which offered the first presentation of our coherence approach in response to readers' requests for our views on method and justification (Beauchamp & Childress, 2001, p. 23), we realized that we were probably loading too much on theory and method up front, before explicating our basic principles and their implications. This was difficult for readers with limited backgrounds in theories and methods. We sought to remedy this problem in the next edition (the 5th) by dividing these materials into two chapters and making them the book's final two chapters: Moral Theories (chap. 9), and Method and Moral Justification (chap. 10). We also briefly introduced the common morality in the opening chapter, reserving sustained discussion until the final chapter (10).

PBE defines the *common morality* as »the set of norms shared by all persons committed to morality.« (Beauchamp & Childress, 2019, p. 3.). Our common-morality theory (1) relies on ordinary, but considered, pre-theoretical judgments, and shared moral beliefs for its initial content, (2) calls into question any ethical theory that cannot be rendered consistent with these initial pre-theoretical judgments, and (3) recognizes a plurality of *prima facie* moral norms, reflecting the unconnected set of common-morality obligations, as well as rights, moral ideals, and moral virtues (Beauchamp & Childress, 2019, pp. 444–448).

The common morality is the »source of considered judgments« in the sense that we formulate the four principles – respect for autonomy, nonmaleficence, beneficence, and justice – from those common-morality norms. Specifically, we *draw from* the common morality to formulate these principles to make them suitable *for biomedical ethics*. While we recognize that the common morality includes more than we attempt to capture in our framework we claim that our four principles function as »considered judgments« in the sense of reasonable formulations of some vital norms of the common morality that serve as »starting points« or »basic building blocks« for biomedical ethics, which then builds on these judgments and extends them by seeking coherence through the process of reflective equilibrium (Beauchamp & Childress, 2019, p. 443).[9]

---

9 This sentence summarizes much that we defend in our arguments in chapters 9 and 10 in *PBE*. For responses to several criticisms of our appeal to the common morality, see Childress and Beauchamp (2022).

We do not find the labels »foundationalist« and »coherentist« particularly useful or illuminating in explicating our approach. Instead, we appropriate the most defensible and helpful features of both foundationalist and coherentist theories. Starting with considered judgments as »basic building blocks« that are acceptable initially without argumentative support, we employ a version of John Rawls' method of reflective equilibrium (Beauchamp & Childress, 2019, pp. 439–444, 452). The acceptance of considered judgments might seem to align our approach with foundationalist moral theories, but we also assign a central role to coherence achieved through the process of reflective equilibrium that might seem to align us with the coherentist camp, often viewed as anti-foundationalist. It is easy to understand why some commentators view our theory as »foundationalist« because of our use of common morality notions that serve for us as »basic building blocks.« Nevertheless, the »foundationalist« label fails to capture all that our theory does, particularly in the use of reflective equilibrium to reach coherence, which serves as a key direction and constraint on the formulation, specification, and balancing of the norms that guide actions. We owe a great deal to John Rawls's famous work on these philosophical theories, and we prefer to stay reasonably close to his conceptions or at least not to depart very far from them in developing our own theories.

Afterword

Now, just short of half a century after we started to work on *PBE*, we are grateful for and to the extensive national and global community of discourse in biomedical ethics that has both motivated us to continue to revise, refine, and improve *PBE* and provided important critiques, challenges, suggestions, and ideas for our consideration, contributing significantly to the past and continuing evolution of our framework of principlism. We especially thank all of the writers in biomedical ethics, including Urban Wiesing, who have appreciated the value our ideas have for various areas of medical practice and research.

Bibliography

Beauchamp, T. L. (1994). The Four Principles Approach to Medical Ethics. In R. Gillon, (Ed.), *Principles of Health Care Ethics* (pp. 3–15). John Wiley & Sons.
Beauchamp, T. L., & J. F. Childress. (1979) *Principles of Biomedical Ethics*. (1st ed.). Oxford University Press.
Beauchamp, T. L., & J. F. Childress. (1983) *Principles of Biomedical Ethics*. (2nd ed.). Oxford University Press.

Beauchamp, T. L., & J. F. Childress. (1989) *Principles of Biomedical Ethics*. (3rd ed.). Oxford University Press.
Beauchamp, T. L., & J. F. Childress. (1994) *Principles of Biomedical Ethics*. (4th ed.). Oxford University Press.
Beauchamp, T. L., & J. F. Childress. (2001) *Principles of Biomedical Ethics*. (5th ed.). Oxford University Press.
Beauchamp, T. L. (2005). The Origins and Evolution of the *Belmont Report*. In J. F. Childress, E. M. Meslin, & H. T. Shapiro (eds.), *Belmont Revisited: Ethical Principles for Research with Human Subjects*, (pp. 12–25). Georgetown University Press.
Beauchamp, T. L., & J. F. Childress. (2009) *Principles of Biomedical Ethics*. (6th ed.). Oxford University Press.
Beauchamp, T. L., & J. F. Childress. (2013) *Principles of Biomedical Ethics*. (7th ed.). Oxford University Press.
Beauchamp, T. L., & J. F. Childress. (2019) *Principles of Biomedical Ethics*. (8th ed.). Oxford University Press.
Beauchamp, T. L., & J. F. Childress. (2019). *Principles of Biomedical Ethics:* Marking Its Fortieth Anniversary. *The American Journal of Bioethics*, (AJOB) 19(11), 9–12.
Beauchamp, T. L., & J. F. Childress. (2020). Response to Commentaries. *The Journal of Medicine and Philosophy*, 45(4–5), 560–579.
Beauchamp, T. L. (2020). Lucky Me: The Amiable and Weighty Influences on My Career. *The Journal of Medicine and Philosophy*, 45(4–5), 396–409.
Childress, J. F. (1977). The Identification of Ethical Principles. *The Journal of Religious Ethics*, 5(1), 39–68.
Childress, J. F. (2020). Never Solo: Gratitude for My Academic Journey. *The Journal of Medicine and Philosophy*, 45(4–5), 410–426,
Childress, J. F., & Beauchamp, T. L. (2022). Common Morality Principles in Biomedical Ethics: Responses to Critics. *Cambridge Quarterly of Healthcare Ethics*, 31(2), 164–176.
Clouser, K. Danner, & Bernard G. (1990). A Critique of Principlism. *Journal of Medicine and Philosophy*, 15(2), 219–36.
Curlin, F., & Tollefsen, C. (2021). *The Way of Medicine: Ethics and the Healing Professions*. Notre Dame University Press.
Gillon, R. (1986). *Philosophical Medical Ethics*. John Wiley & Sons.
Gillon, R. (2003). Ethics Needs Principles – Four Can Encompass the Rest – And Respect for Autonomy Should Be ›First Among Equals‹. *Journal of Medical Ethics*, 29(5), 307–312.
Jonsen, A. R. (2005). On the Origins and Future of the *Belmont Report*. In J. F. Childress, E. M. Meslin, & H. T. Schapiro (eds), *Belmont Revisited: Ethical Principles for Research with Human Subjects* (pp. 3–11). Georgetown University Press.
National Commission for the Protection of Human Subjects of Biomedical and Behavioral Research, U.S. Department of Health, Education, and Welfare. (1978). *The Belmont Report: Ethical Principles and Guidelines for the Protection of Human Subjects of Research*. U.S. Government Printing Office.
Richardson, H. S. (1990). Specifying Norms as a Way to Resolve Concrete Ethical Problems. *Philosophy & Public Affairs*, 19, 279–310.
Ross, W.D. (1930). *The Right and the Good*. Clarendon Press.
Ross, W. D. (1939). *Foundations of Ethics*. Clarendon Press.
Veatch, R. M. (2012). *The Basics of Bioethics*, (3rd ed.). Pearson.
Veatch, R. M. (2020). Reconciling Lists of Principles in Bioethics. *The Journal of Medicine and Philosophy*, 45(4–5), 549–559.
Wiesing, U. (2005). Vom Nutzen und Nachteil der Prinzipienethik für die Medizin. In O. Rauprich und F. Steger (Hrsg.), *Prinzipienethik in der Biomedizin. Moralphilosophie und medizinische Praxis* (S. 74–87). Campus.

Professionsethik – Profession und Ethik

Sabine Salloch

Profession, Professionalität, professionelles Handeln (und Ethik): Einige Warnhinweise zu Beginn

Die Bezugnahme auf Professionen, auf Professionalität und professionelles Handeln ist uns sowohl in der Alltagssprache als auch im wissenschaftlichen Kontext sehr geläufig. In der Regel fällt es uns nicht schwer, diese Begriffe erfolgreich zu verwenden, d. h. in einer Weise, die dazu führt, dass das Gegenüber den Sinn unserer Äußerungen in derjenigen Weise erfasst, die wir mit unserer Äußerung intendiert hatten. So teilen wir in der Regel die Auffassung, dass es sich bei Professionen um eine besondere (»hochstehende«) Gruppe von Berufen handelt und dass Professionalität bedroht sein kann durch externe Einflüsse, die die Freiheit der Akteure beschränkt. Ebenfalls wissen wir, dass »professionelles Handeln« sich durch die Erwartung an eine hohe Qualität der Dienstleistungen sowie ein gewisses Maß an Standardisierung auszeichnet. Profession (und das von diesem Begriff abgeleitete Wortfeld) hat demnach offensichtlich zum einen mit beruflicher Tätigkeit zu tun und führt zum anderen einen positiven Beiklang mit sich. So ist es nicht verwunderlich, dass im Rahmen des (wissenschaftlich inzwischen obsoleten) Merkmalskatalogverfahrens zur Bestimmung des Charakters von Professionen positive Eigenschaften dominieren (Schmeiser, 2006): Angehörige von Professionen verfügen u. a. über eine umfangreiche, spezialisierte und wissenschaftlich fundierte Ausbildung, sie können Schutz gegenüber einer Fremdkontrolle (durch den Staat oder durch Laien) in Anspruch nehmen, sie genießen ein hohes soziales Prestige und zeichnen sich durch die Herausbildung einer Berufsethik aus. Ärztinnen und Ärzte wurden in der wissenschaftlichen Literatur seit jeher als »Paradebeispiel« einer Profession herangezogen, anhand dessen die Ausprägung dieser und anderer Aspekte ausgezeichnet demonstriert werden kann.

Beginnt man jedoch als Medizinethikerin oder Medizinethiker, sich auf das Feld der Professionsforschung zu begeben, stellt sich relativ rasch ein Grad an interdisziplinärer Verwirrung (nicht nur im Gebrauch der Begriffe) ein, der höchst eindrucksvoll und schwer zu übertreffen ist. Um nur einige Beispiele zu nennen: Die Professionssoziologie ist zweifelsfrei der wichtigste und reichhaltigste Referenzpunkt beim Versuch zu verstehen, was eine Profession ist und was professionelles Handeln kennzeichnet. Die Professionssoziologie ist aber ausgesprochen heterogen und kaum überschaubar; schon die Frage nach der analytischen Ordnung des Forschungsfeldes lässt wissenschaftliche Gräben erkennen, z. B. hinsichtlich der Frage, ob es sich hier um eine bloße Widerspiegelung der großen soziologischen Theorien handelt oder ob wir es mit einer »Spezialsoziologie« zu tun haben, die über spezifische Theorien und Methoden verfügt (ebd.). Extrem erhellend zum Verständnis von Praxiszusammenhängen, auch aus ethischer Sicht, ist dabei, dass gegenüber der frühen, überwiegend positiven Wertung von Professionen (u. a. stabilisierende Funktion in der Gesellschaft, Parsons, 1958) ab Mitte des 20. Jahrhunderts ein Übergang zu machtkritischen Ansätzen stattgefunden hat, welche die Elitenbildung im Rahmen der Professionalisierung als einen Prozess der Sicherung von Macht und Privilegien (u. a. Monopole auf bestimmte Dienstleistungen) interpretieren (Larson, 1977). Auch wenn diese Analysen wiederum von neueren Ansätzen »aufgefangen« werden, die anstelle des Wertungsversuchs stärker den Gedanken von Professionalität als einer gesellschaftlichen Logik in den Vordergrund stellen (Freidson, 2001), ist die machtkritische Betrachtung doch ausgesprochen erhellend zum umfassenden Verständnis der Professionen und ihrer Rolle in der Gesellschaft.

Nicht nur die soziologische Perspektive ist komplex. Philosophisch geschulte Medizinethiker und Medizinethikerinnen werden sich unweigerlich noch weitere, schwerwiegende Fragen bei Betrachtung der Professionsethik als einem Hauptmerkmal von Professionalisierung stellen. Denn die Professionsethik scheint sich nur sehr schlecht in überkommene Ordnungsschemata (etwa: deskriptive Ethik, normative Ethik, Metaethik) zu integrieren. Was ist das für eine Ethik, die offensichtlich auf ein bestimmtes Handlungsfeld beschränkt bleibt? Wie ist damit umzugehen, dass bestimmte professionsethische Gebote (denken wir an Teile des Hippokratischen Eides) zwar historisch kontingent sind, dass in anderer Hinsicht die Professionsethik aber zugleich einen überzeitlichen Charakter hat, da Grundkonstanten und -konstellationen (etwa menschliches Leid, Abhängigkeit und Vertrauensverhältnis zum Behandler) sich seit hippokratischer Zeit kaum verändert haben? Und welche Bedeutung kann vor diesem Hintergrund in legitimatorischer Hinsicht den Ethikkodizes der Ärzteschaft zukommen?

Zuletzt stellen sich auch Probleme der sprachlichen Verwendung des Begriffs »professionell« im interdisziplinären (und internationalen!) Kontext. Als letzte Warnung vorweg sei deswegen darauf hingewiesen, dass das deutsche Wort »professionell« ein *false friend* des englischen Begriffs »professional« ist. »Professionalism« wiederum bezeichnet (auch) ein eng umschriebenes Feld der medizinischen Aus- und Fortbildung, das sich insbesondere in den englischsprachigen Ländern (v. a. Großbritannien) stark etabliert hat. So werden etwa Kodizes professionellen Verhaltens von ärztlichen Standesorganisationen veröffentlicht und als Richtschnur in die Medizinerausbildung aufgenommen (Council & Council, 2016). Im Unterschied zur Lehre im Fach Medizinethik, die in vielen Ländern auf Unterrichtsziele wie moralische Sensibilisierung und selbstständige Urteilsbildung abhebt, beziehen sich diese Professionalitätskodizes fast ausschließlich auf die Verhaltensdimension und geben konkrete Handlungsanweisungen für Ärztinnen und Ärzte. Während daher einerseits sinnvoll argumentiert werden kann, dass Professionsethik eines der Merkmale von Professionen ist (van Gils-Schmidt & Salloch, 2022), kann bei anderem Wortgebrauch bzw. anderem Referenzbereich heftig bestritten werden, dass »professionalism« und »ethics« die gleichen Ziele verfolgen (Dunn, 2016). Sprachliche Verwirrung ist hier praktisch unvermeidbar.

In diesem Beitrag soll versucht werden, allen Komplexitäten zum Trotz, ein paar Grundlinien der Diskussion um Professionalität und Ethik anzudeuten. Der Schwerpunkt der Darstellung wird auf dem Charakter von Professionsethik, der Bedeutung ärztlicher Ethikkodizes und den Grenzfällen ärztlichen Handelns liegen, in denen sich die Professionsethik und diejenige »allgemeine Ethik« treffen, die den Arzt oder die Ärztin als Person außerhalb ihrer beruflichen Rolle betrifft.

Professionsethik: Theoretische Annäherungen

Tiefergehende philosophische Analysen des Charakters, Umfangs, Inhalts und Rechtfertigungskontexts von Professionsethik sind bisher rar, auch wenn das Thema in jüngerer Zeit vermehrt Aufmerksamkeit erfährt (Curkovic & Borovecki, 2022). Schon als »klassisch« zu bezeichnen ist die Debatte zur Frage, ob eine »interne Moralität« der medizinischen Praxis als überzeitliche Grundlage der Professionsethik dienen kann. Edmund Pellegrino zufolge ist die Quelle der Professionsethik nicht in externen Faktoren – etwa philosophischen Theorien oder sozialen Konstruktionen – zu suchen, sondern ergibt sich aus dem Charakter der einzigartigen menschlichen Begegnung zwischen Arzt/Ärztin und Patientin/Patient (Pellegrino, 2001). Moralische Pflichten von Ärztinnen und Ärzten beruhen dieser Auffassung nach letztlich auf dieser Beziehung und den darauf abgeleiteten Erwartungen und Ansprüchen. Diese tugendethische Interpretation Pellegrinos war wiederholt Gegenstand von Kritik, etwa durch Robert Veatch, der eine solche interne Moralität der medizinischen Praxis als normativen Bezugspunkt für ungeeignet hält und stattdessen die Grundlage der Professionsethik außerhalb der Medizin in den basalen Zielen und Zwecken menschlicher Existenz begründet sieht (Veatch, 2001). Auch John Arras widerspricht Pellegrino und unternimmt stattdessen den Versuch, die Ziele, die einer Berufung auf die interne Moralität der medizinischen Praxis zugrunde liegen, genauer zu spezifizieren, was aus seiner Sicht dazu führt, dass die Erwartungen an das, was eine Professionsethik leisten kann, deutlich reduziert werden müssen (Arras, 2001).

Ein weiterer »Klassiker« der Erklärungsversuche von Professionsethik ist das kontraktualistische Modell, dem zufolge die Ärzteschaft in einem (virtuellen) Vertragsverhältnis zur Gesellschaft steht und als Gegenleistung für die Sicherung von Privilegien (z. B. Selbstkontrolle, Monopol auf medizinische Dienstleistungen, gute Entlohnung) zur Sicherstellung einer hohen Versorgungsqualität verpflichtet ist (Welie, 2012). Auch die Professionsethik würde sich dann aus der gegenseitigen Verpflichtung von Gesellschaft und Ärzteschaft ergeben. Neuere Erklärungsversuche schließlich weisen darauf hin, dass für ein angemessenes Verständnis von Professionsethik deren deontologischer (»pflichtenbasierter«) Charakter ergänzt werden muss um ein Moment der moralischen Supererogation (»Überverdienstlichkeit«), welches der professionellen Tätigkeit innewohne (Kole & de Ruyter, 2009; Bolton, 2021). In gewisser Weise können diese Appelle an die Supererogation als Versuch verstanden werden, den zugleich deontologischen und tugendethischen Charakter der Professionsethik angemessen abzubilden.

Aus systematischer Sicht sind folgende Merkmale von Professionsethik hervorstechend und können als Hintergrund für weiterführende Analysen dienen (Salloch, 2022).

Professionsethik ist historisch kontingent

Ärztliches Verhalten wandelt sich mit der Geschichte und ist in hohem Maße abhängig sowohl von gesellschaftlichen als auch von wissenschaftlichen Entwicklungen und von den jeweils einschlägigen Versorgungsstrukturen. Beispielhaft hierfür sind etwa die Entwicklung des modernen Krankenhauses, die Technisierung und Subspezialisierung der Medizin im 20. Jahrhundert (Jaspers, 1958) oder die zunehmende Bedeutung der Patientenautonomie nach Ende des II. Weltkriegs zu nennen. Wandel und Konstanten ärztlicher Ethik finden sich ausgezeichnet dokumentiert in ethischen Kodizes. Auch in einer globalisierten Welt besteht der Bedarf an Bezugnahme auf eine solchermaßen von allen geteilte ärztliche Berufsethik. Das in dieser Hinsicht naheliegendste Dokument ist die Deklaration von Genf des Weltärztebundes als ein von internationalen Ärztevertretungen konsentiertes und seit 1948 fortlaufend revidiertes Zeugnis der Übereinkunft über zentrale ethische »Leitplanken« ärztlicher Tätigkeit. Das Genfer Gelöbnis enthält die wichtigsten Prinzipien medizinischen Handelns in einer globalisierten Welt (Wiesing, 2020). Eine empirische Untersuchung zeigte jedoch, dass das Genfer Gelöbnis weltweit eher selten als ärztlicher Eid verwendet wird; demgegenüber gibt es international eine Vielfalt von anderen Dokumenten der Standesethik, die sich inhaltlich (d. h. in der Formulierung einzelner ärztlicher Pflichten) zum Teil eng an das Genfer Gelöbnis anlehnen (Rheinsberg et al., 2018). Im Unterschied zum Genfer Gelöbnis ist der Hippokratische Eid ein historisches Dokument, das auch in diesem Sinne verstanden werden sollte. Es wäre eine Fehlinterpretation, aus der historischen Bedeutung auf eine aktuelle Verbindlichkeit zu folgern oder gar den Hippokratischen Eid zu bestimmten Zwecken zu instrumentalisieren: »By-gone eras lend themselves beautifully to being used as flippant projections of one's own theories, and the Hippocratic Oath is no exception.« (Wiesing, 2020, S. 83)

Professionsethik ist nicht universal im Hinblick auf ihre Adressaten

Auf das Spannungsfeld zwischen dem historisch kontingenten Charakter von Professionsethik und der Permanenz bestimmter Grundkonstanten ärztlichen Handelns ist bereits hingewiesen worden. Fest steht jedoch auch, dass die Professionsethik zumindest dahingehend keinen universellen Charakter hat, dass sie sich nicht an alle Menschen, sondern an eine bestimmte Gruppe von Menschen (in unserem Fall: Ärztinnen und Ärzte) richtet. Demgegenüber drückt sie typischer Weise keine Normen für das Verhalten anderer Menschen, z. B. Patientinnen und Patienten, aus. Aus dieser Beschränkung des Adressatenkreises ergeben sich wichtige Fragen, u. a.: Ab welchem Zeitpunkt müssen sich Ärztinnen und Ärzte der Professionsethik verpflichtet sehen? Beginnt deren Einschlägigkeit mit der Approbation? Oder gibt es bereits ein abgestuftes Pflichtensystem für Medizinstudierende? Oder auch für Angehörige der Gesundheitsfachberufe? Erlischt die Verbindlichkeit der Professionsethik bei Aufgabe der ärztlichen Tätigkeit, z. B. bei Renteneintritt? Haben Ärztinnen und Ärzte das Recht auf »moralische Freizeit«, d. h. auf die Entbindung von professionsethischen Pflichten im privaten Bereich oder zur Urlaubszeit (van Gils-Schmidt & Salloch, 2022)? Das Genfer Gelöbnis drückt in seinem ersten Satz aus: »Als Mitglied der ärztlichen Profession gelobe ich feierlich, mein Leben in den Dienst der Menschlichkeit zu stellen.« (Weltärztebund, 2017) Ist dies in der Weise zu interpretieren, dass Ärztinnen und Ärzte als Personen unabhängig von Zeit und Umfeld den Geboten der Professionsethik unterliegen?

Professionsethik ist kontextbezogen

Die zuletzt dargestellten Fragen leiten uns hin auf einen dritten Aspekt von Professionsethik, der unmittelbare Bedeutung für das Leben und Handeln von Ärztinnen und Ärzten hat: Professionsethik ist kontextbezogen, insofern sie Normierungen für ein bestimmtes Handlungsfeld vornimmt. Die Grenzen dieses Handlungsfeldes können durchaus Gegenstand der Diskussion sein, etwa im Bereich der Forschung oder in der medizinischen Ausbildung. Unbestritten dürfte aber sein, dass die Professionsethik nicht (wie normative Ethik) das menschliche Handeln grundsätzlich, sondern einen definierten Handlungskontext normiert, der durch die Dominanz bestimmter Themen (etwa Krankheit und Leid, Abhängigkeit, Expertenwissen) sowie auch Handlungsziele (Diagnose, Therapie, Prognose, Prädiktion, Prävention, Rehabilitation) charakterisiert ist. Diese Kontextbezogenheit der Professionsethik kann Ärztinnen und Ärzten insbesondere dann vor schwierige ethische Abwägungen stellen, wenn berufsethische Pflichten mit ethischen Pflichten kollidieren, die sich aus anderen Lebensfeldern (bzw. sozialen Rollen) der Ärztinnen und Ärzte ergeben, oder wenn sie mit Pflichten in Konflikt stehen, die sich an alle Menschen, unabhängig von Beruf oder Lebenssituation, richten (van Gils-Schmidt & Salloch, 2022). Die erstere Situation kann zum Beispiel Ärztinnen und Ärzte betreffen, deren Pflichten als nahe Angehörige (etwa, wenn sie Verantwortung für ihre Kinder oder ihre Eltern tragen) den beruflichen Pflichten zuwiderlaufen. So konnte eine Intensivmedizinerin in der Covid 19-Pandemie etwa vor der Entscheidung stehen, zu Lasten ihrer Kinder Überstunden in der Patientenversorgung zu machen, oder durch die Berufstätigkeit Gefahr zu laufen, ihre gebrechlichen Eltern mit SARS-CoV-2 zu infizieren. Konflikte zwischen der »allgemeinen Ethik« (die sich an alle Menschen richtet) und der Professionsethik könnten etwa die Schweigepflicht im Falle einer Fremdgefährdung durch den Patienten betreffen. Hier muss abgewogen werden zwischen einer Pflicht, die spezifisch die berufliche Verantwortung betrifft (und als Vertrauensverhältnis Grundlage für eine funktionierende Behandlungsbeziehung ist), und einer allgemeinen Pflicht, andere Menschen vor Schaden zu bewahren. Insbesondere wenn ein schwerer Schaden zu befürchten ist, kann die Frage, welche »Ethik« hier die Bestimmende ist, nicht prima facie beantwortet werden. Ein ganz anderes Themenfeld betrifft den Klimawandel. Nach weitgehender Auffassung gibt es eine geteilte (auch moralisch verstandene) Verantwortung aller Menschen, dem Klimawandel entgegenzuwirken und dessen

Schäden so gering wie möglich zu halten, damit langfristig menschliches Überleben auf der Erde gesichert werden kann und die desaströsen Folgen in vielen Teilen der Welt (durch Naturkatastrophen, aber auch kriegerische Auseinandersetzungen) gemindert werden. Zunehmend gerät in den Blick, dass auch das Gesundheitssystem ein sehr relevanter Produzent klimaschädlicher Substanzen ist. Auch von Seiten der Medizinethik werden erste Beiträge publiziert, die den Konflikt zwischen ärztlicher Pflicht und Nachhaltigkeit betreffen. So analysierte etwa Joshua Parker den Fall von Patientinnen und Patienten, die zur Behandlung einer Atemwegserkrankung auf dem erneuten Verschreiben eines klimaschädlichen Inhalators bestehen, obwohl gleichwertige klimaneutrale Alternativen zur Verfügung stehen, die ebenfalls verschrieben werden könnten (Parker, 2022).

Moralisches Abwägen an den Grenzen der Professionsethik

Konflikte zwischen ärztlicher Verpflichtung gegenüber der Patientin oder dem Patienten und der Klimaverantwortung bieten ein hervorragendes Beispiel, um moralische Abwägungen an den Grenzen der Professionsethik (d. h. dort wo zu diskutieren bleibt, ob die professionsethische Forderung unvermindert Gültigkeit behält) näher zu beleuchten. Die Analyse solcher Konflikte ist nicht nur deswegen so lohnenswert, weil der Klimaschutz ein global dominantes Thema der näheren Zukunft sein wird, sondern auch weil aktuell widersprechende Positionen zu dieser Frage vertreten werden.

In der Zeitschrift *Lancet* wurde im November 2020 von einer internationalen Autorengruppen ein »Planetary Health Pledge« veröffentlicht, der engen Bezug auf das Genfer Gelöbnis nimmt und starke Forderungen zur Klimaverantwortung von Beschäftigten im Gesundheitswesen aufstellt (Wabnitz et al., 2020). So enthält dieser Eid etwa das Versprechen, dass Ärztinnen und Ärzte ihr Leben nicht nur in den Dienst der Menschlichkeit stellen, sondern auch dem Schutz der Natur widmen sollen, die Grundlage für menschliche Gesundheit ist. Sie geloben den höchsten Respekt nicht nur für das menschliche Leben, sondern auch für die Diversität allen Lebens auf der Erde. Sie verpflichten sich einer Vision von persönlicher, gemeinschaftlicher und planetarer Gesundheit, die alle Lebensformen jetzt und in Zukunft auf der Erde gedeihen lässt (ebd.).

Der »Planetary Health Pledge« wurde prominent publiziert und wird intensiv, auch aus ethischer Perspektive, diskutiert. Urban Wiesing orientiert sich in seinem kritischen Kommentar an den Inhalten des Genfer Gelöbnisses und stellt fest, dass dasselbe stets eine individuelle Orientierung an »der Patientin« oder »dem Patienten« in den Vordergrund stellt (Wiesing, 2021). Im »Planetary Health Pledge« sei hingegen von Menschen, Personen oder Patienten in der Pluralform die Rede. Wiesing hebt hervor, dass die Orientierung am Individuum zentral für die ärztliche Ethik sei. Er argumentiert dafür, dass Ärztinnen und Ärzte von der Entscheidung zwischen dem Wohl von Patientinnen und Patienten und dem Klimaschutz entlastet werden müssten: »[…] physicians must be relieved of such decisions in the physician–patient relationship, otherwise trust in the medical profession will be lost.« ebd., S. 162) Vielmehr sollten solche Entscheidungen auf gesellschaftlicher

Ebene getroffen werden. Als Tendenz in der Entscheidungsfindung empfiehlt Wiesing, dass Ärztinnen und Ärzte dem Patientenwohl den Vorrang vor ökologischen Interessen geben sollten: »If conflicts were to arise with other roles of the physician, the role towards a patient mostly has precedence.« (ebd.)

Diese tentative Antwort kann ausgehend von eigener Forschung vielleicht auf interessante Weise ergänzt werden: Henk van Gils-Schmidt und Sabine Salloch veröffentlichten kürzlich den Vorschlag, Konflikte zwischen Professionsethik und ethischen Anforderungen anderer Genese unter Rekurs auf Christine Korsgaards neokantiantischen Ansatz der praktischen Identitäten zu lösen (van Gils-Schmidt & Salloch, 2022). Demzufolge ergeben sich unsere moralischen Verpflichtungen aus selbst auferlegten Pflichten, die das ausdrücken, was wir selbst an uns wertschätzen. Dies kann sowohl unsere Identität als Ärztin als auch als Mutter, Sängerin oder Staatsbürgerin sein. Konflikte zwischen den praktischen Identitäten lassen sich dadurch analysieren (und in manchen Fällen auch lösen), dass wir die Tiefe (»deepness«) unserer jeweiligen Identität in ihrer Bedeutung für uns selbst reflektieren. Im Hinblick auf den Klimaschutz könnte das bedeuten, dass wir in der Abwägung im ärztlichen Handeln prüfen können, wie stark unsere jeweilige praktische Identität und die daraus resultierenden moralischen Verpflichtungen wiegen und ob davon ausgehend eine rechtfertigbare Lösung gewählt werden kann. Vor diesem Hintergrund kann im Konfliktfall zwischen Patientenwohl und Klimaschutz der Ausschlag – wie von Wiesing beschrieben – oft zugunsten des Patientenwohls erfolgen. Es wären jedoch ebenfalls Fälle denkbar, in denen die Stärke unserer Selbstverpflichtung zum Klimaschutz überwiegt. Der Appell an den Rekurs auf unser eigenes moralisches Selbstverständnis in verschiedenen praktischen Identitäten ist letztlich auch dazu geeignet, die Bedeutung von Professionsethik für das ärztliche Individuum verantwortungsvoll zu klären.

Fragen der Abwägung zwischen professionsethischen und anderweitigen ethischen Pflichten, denen Ärztinnen und Ärzte sich verpflichtet fühlen, bieten ein reichhaltiges und für die Praxis höchst bedeutsames Arbeitsfeld für die Medizinethik. Je nach eingenommener Perspektive ist damit zu rechnen, dass die Ergebnisse der ethischen Analyse durchaus divergieren können. Eine Wissenschaft ohne Kontroversen ist lau und letztlich ohne großen Nutzen. Dies gilt auch für die Medizinethik. Wenn alle bei moralischen Fragen im Konsens stehen, entsteht schnell der Verdacht, dass wichtige Argumente übersehen und wichtige Stimmen nicht gehört werden. Insofern dürfen wir für jeden Fachvertreter dankbar sein, der die Kritik und das offene Äußern einer Gegenposition nicht scheut. Dies ist die Voraussetzung, um miteinander in einen echten wissenschaftlichen Dialog eintreten zu können. Ich hoffe, wir bleiben im Gespräch.

Literatur

Arras, J. D. (2001). A method in search of a purpose: the internal morality of medicine. *JMed Philos, 26*(6), 643–62. https://doi.org/10.1076/jmep.26.6.643.2997

Bolton, J. (2021). Professionalism, Organizationalism and Sur-moralism: Three ethical systems for physicians. *Medicine, health care, and philosophy, 25*(1), 153–159. https://doi.org/10.1007/s11019-021-10061-0

Council, Medical Schools, and General Medical Council. (2016, May). *Professional behavior and fitness to practise: guidance for medical schools and their students.* https://www.gmc-uk.org/-/media/documents/professional-behaviour-and-fitness-to-practise-20210811_pdf-66085925.pdf

Curkovic, M., & Borovecki, A. (2022). *The Bridge Between Bioethics and Medical Practice: Medical Professionalism.* Springer.

Dunn, M. (2016). On the relationship between medical ethics and medical professionalism. *J Med Ethics, 42*(10), 625–626. https://doi.org/10.1136/medethics-2016-103939

Freidson, E. (2001). *Professionalism. The third logic.* Polity Press.

Jaspers, K. (1958). Der Arzt im technischen Zeitalter. *Medizinische Wochenschrift, 36*, 1037–1043. https://doi.org/10.1007/BF01484359

Kole, J. J., & De Ruyter, D. J. (2009). Nothing Less than Excellence: Ideals of Professional Identity. *Ethics and Social Welfare, 3*(2), 131–144. https://doi.org/10.1080/17496530902951889

Larson, M. S. (1977). *The Rise of Professionalism.* University of California Press.

Parker, J. (2022). Barriers to green inhaler prescribing: ethical issues in environmentally sustainable clinical practice. *J Med Ethics, 49*(2), 92–98. https://doi.org/10.1136/jme-2022-108388

Parsons, T. (1958). Struktur und Funktion der modernen Medizin. Eine soziologische Analyse. In R. König und M. Tönnesmann (Hrsg.), *Probleme der Medizinsoziologie* (S. 10–57). Opladen.

Pellegrino, E. D. (2001). The internal morality of clinical medicine: a paradigm for the ethics of the helping and healing professions. *J Med Philos, 26*(6), 559–579. https://doi.org/10.1076/jmep.26.6.559.2998

Rheinsberg, Z., Parsa-Parsi, R., Kloiber, O., et al. (2018). Medical oath: use and relevance of the Declaration of Geneva. A survey of member organizations of the World Medical Association (WMA). *Med Health Care Philos, 21*(2),189–196. https://doi.org/10.1007/s11019-017-9794-x

Salloch, S. (2022). Physicians towards society (and vice versa). In M.Curkovic, A. Borovecki (Ed.), *The Bridge Between Bioethics and Medical Practice: Medical Professionalism* (S. 402–421). Springer.

Schmeiser, M. (2006). Soziologische Ansätze der Analyse von Professionen, der Professionalisierung und des professionellen Handelns. *Soziale Welt, 57*, 295–318. https://doi.org/10.2307/40878537

Van Gils-Schmidt, H. J., & Salloch, S. (2022). Taking a moral holiday? Physicians' practical identities at the margins of professional ethics. *Journal of medical ethics*, jme-2022–108500. Advance online publication. https://doi.org/10.1136/jme-2022-108500

Veatch, R. M. (2001). The impossibility of a morality internal to medicine. *J Med Philos, 26*(6), 621–642. https://doi.org/10.1076/jmep.26.6.621.2996

Wabnitz, K. J., Gabrysch, S., Guinto, R., et al. (2020). A pledge for planetary health to unite health professionals in the Anthropocene. *Lancet, 396*(10261), 1471–1473. https://doi.org/10.1016/S0140-6736(20)32039-0

Welie, J. V. M. (2012). Social contract theory as a foundation of the social responsibilities of health professionals. *Medicine, Health Care and Philosophy, 15*(3), 347–355. https://doi.org/10.1007/s11019-011-9355-7

Weltärztebund. (2017, October). *Deklaration von Genf.* https://www.wikiwand.com/de/Genfer_Deklaration_des_Welt%C3%A4rztebundes

Wiesing, U. (2020). The Hippocratic Oath and the Declaration of Geneva: legitimisation attempts of professional conduct. *Medicine, Health Care Philosophy, 23*(1), 81–86. https://doi.org/10.1007/s11019-019-09910-w

Wiesing, U. (2021). Climate change and the different roles of physicians: a critical response to »A Planetary Health Pledge for Health Professionals in the Anthropocene«. *Medicine, Health Care and Philosophy, 25,* 161–164. https://doi.org/10.1007/s11019-021-10051-2

Psychoanalyse und Philosophie –
Zur Kritik der Psychoanalyse:
Eine Archäologie des Lesens

Matthias Bormuth

Prolog

Urban Wiesing verdanke ich viel. Als ich 1995 am Tübinger Graduiertenkolleg »Ethik in den Wissenschaften« begann, Karl Jaspers' historische Kritik an der Psychoanalyse und ihre aktuelle Bedeutung für die Medizinethik zu untersuchen, war er mein Mentor. Damals vertrat er an der Medizinischen Fakultät das Fach, das sich neben und mit der Medizingeschichte gerade etablierte. Als Wiesing drei Jahre später auf den Tübinger Lehrstuhl berufen wurde, den ersten für Ethik und Geschichte der Medizin in Deutschland, bot er mir eine halbe Stelle neben seinem Assistenten Georg Marckmann an. Ich war glücklich, meine theoretische Leidenschaft weiter ausüben zu können, nachdem ich mich nach längerem Zögern von der klinischen Praxis in der Psychiatrie endgültig verabschiedet hatte.

Aber nicht nur das vertrauensvolle Wohlwollen danke ich Urban Wiesing, sondern ebenso die nüchterne Strenge, mit der er mich im zweiten Jahr der Assistenz darauf hinwies, dass die Doktorarbeit vor Beginn eines weiteren Vertrags erfolgreich abgeschlossen sein müsse. Bis dahin hatte ich tatsächlich nicht mehr als eine Menge von Fragmenten verfasst, zum einen voller Skrupel, was ich endgültig niederschreiben solle, und zum anderen voll lauter Lust an neuen Perspektiven über das Kernthema hinaus. Aber da ich unbedingt Max Webers Idee von »Wissenschaft als Beruf« weiterverfolgen wollte, schrieb ich nun Tag für Tag über fünf Monate, um pünktlich zu Weihnachten das gebundene Werk in der Fakultät einreichen zu können. Ohne diese klare Grenzziehung hätte ich nicht vermocht, meine Kräfte zu bündeln.

Heute kann ich gelassen auf diese Anfänge in der Wissenschaft zurückschauen und sogar darüber nachdenken, was mich zu meiner Tübinger Doktorarbeit führte. Meine Erinnerungen und ergänzende Marginalien in meinen Büchern offenbaren kritische Momente der intellektuellen Klärung, die mit Irritationen und Inspirationen verbunden waren. Sie betreffen die Zeit, als ich als junger Assistent in der Psychiatrie begann, die klinische Theorie und Praxis in Gestalt der Psychoanalyse und Psychotherapie skeptisch zu betrachten. Die folgenden Aufzeichnungen verstehen sich als narrative Ideengeschichte, die sich dem Vorbild des Angloamerikaners Tony Judt verdankt. Bei ihm lernte ich die Wahrnehmung für lebensgeschichtlich relevante Situationen, in denen sich bei einem Historiker oft das Problembewusstsein für die eigene Forschung formt.

Minima Moralia – Adorno-Lektüre am Bodensee

Begonnen hatte meine Auseinandersetzung mit der Psychoanalyse am Bodensee, wo sich einmal jährlich die deutschsprachigen Psychotherapeuten und Psychoanalytiker zur Fortbildung trafen (und weiterhin treffen). Lindau war 1990 ihr Mekka, zu dem auch viele Mitglieder meiner Frankfurter Klinik aufbrachen. Mir blieb die Zeit vor allem in Erinnerung, weil sie die Anfänge meiner Kritik an Freuds Schule mit sich brachte.

Am Büchertisch fiel mir zwischen den medizinisch-psychiatrischen Fachbüchern ein philosophisches Buch von Theodor W. Adorno auf. Die *Minima Moralia*, im strengen Weiß mit schwarzen Streifen als Band der Bibliothek Suhrkamp ausliegend, boten für mich eine unverhoffte Möglichkeit, in die »Arbeit am Begriff« einzutauchen, die der Autor im Geiste Hegels auf rund 350 Seiten in poetischer Leidenschaft exerzierte. Seine kurzen Essays proklamierten den »Verzicht auf explizite theoretische Zusammenhänge« und kamen nicht nur meiner Lust an einer knappen und schönen Sprache entgegen. Vor allem förderten sie mein implizites Bedürfnis, den klinischen Ansprüchen der Psychoanalyse, die vom Frankfurter Sigmund Freud-Institut ausgingen, gedanklich Widerstand zu leisten. Ich fühlte mich sofort mit dem Begründer der Kritischen Theorie verbunden, der im amerikanischen Exil gegen Psychoanalytiker manche Notate verfasst hatte. Adorno bot mir ein enigmatisches Antidot gegen das theoretische und praktische Selbstbewusstsein, das mir auf ganz unterschiedliche Weise die tiefere Not vieler seelisch hilfsbedürftigen Menschen zu verkennen schien. Er traf auf meine Skepsis gegenüber dem psychiatrischen Betrieb, in dem trotz der erstaunlichen Einfühlung oft eine allzu starke Gewissheit der klinischen Einsichten herrschte. Kaum jemand zweifelte klinisch an der Triftigkeit seiner Meinung, die in ganz unterschiedlicher Weise als Versprechen für die psychisch Notleidenden gehandelt wurden.

Über der Lektüre einzelner Essays, die ich in den Pausen der Vorträge und Praktika las, wurde die Lindauer Woche für mich zu einer philosophischen Erweckung. Die *Minima Moralia* entfalteten ihren subversiven Geist, so dass ich den Autor unverhofft als philosophischen Fluchthelfer aus dem therapeutischen Betrieb empfand. Dem Sozialphilosophen gefiel es keineswegs, dass man in der aufgeklärten, vom Kapital regierten Lebenswelt Amerikas das Individuum sogar in der Psychoanalyse in seiner inkommensurablen Fragwürdigkeit verkannte. Ein Textstück, das den konkreten Menschen vor den klinischen Abstraktionen zu retten sucht, versah ich mit der Marginalie »Aufmerksamkeit«: »Fast könnte man sagen, daß vom Tempo, der Geduld und Ausdauer des Verweilens beim Einzelnen, Wahrheit selbst anhängt: was darüber hinausgeht, ohne sich erst ganz verloren zu haben, was zum Urteil fortschreitet, ohne die Ungerechtigkeit der Anschauung erst sich schuldig gemacht zu haben, verliert sich am Ende im Leeren.« Dass sich dem Anspruch der vollkommenen Transparenz auch der Beobachter selbst in der unergründlichen Eigenwilligkeit verwehrte, imponierte mir als eine weitere Einsicht Adornos: »Erkannt wird vielmehr in einem Geflecht von Vorurteilen, Anschauungen, Innervationen, Selbstkorrekturen, Voraussnahmen und Übertreibungen, kurz in der dichten, fundierten, aber keineswegs an allen Stellen transparenten Erfahrung.«

Seine kulturkritischen Invektiven trafen gerade auch meine Unzufriedenheit mit dem Geist einer Aufklärung, die nicht ihrer Grenzen einsichtig ist. Gegen den Überschwang des rationalen Fortschritts erinnerte Adorno an alternative Wege des Erkennens: »Die Verdrängung der Philosophie durch die Wissenschaft hat, wie man weiß, zu einer Trennung der beiden Elemente geführt, deren Einheit Hegel zufolge das Leben von Philosophie ausmacht, Reflexion und Spekulation.« Dass Freuds Theorie selbst in diesem Verdrängungsprozess eine perfide Rolle spielte, ist die provozierende These: »Damit jedoch nicht zufrieden, gliedert der Wissenschaftsbetrieb selber die Spekulation sich ein. Unter den öffentlichen Funktionen der Psychoanalyse ist das nicht die letzte. Ihr Medium ist die freie Assoziation. Der Weg ins Unbewußte des Patienten wird gebahnt, indem man ihnen die Verantwortung der Reflexion ausredet […]. Was einem einfällt, ist gerade gut genug dazu, daß Geschulte entscheiden, ob der Produzierende ein Zwangscharakter, ein oraler Typ, ein Hysteriker sei. Vermöge der Lockerung der Verantwortlichkeit, die in der Loslösung von der Reflexion, der Kontrolle des Verstandes liegt, wird Spekulation selbst als Objekt der Wissenschaft überlassen, deren Subjektivität mit ihr erloschen ist.«

Ohne Zweifel bildete das Lesen der *Minima Moralia* am Bodensee ein auratisches Ereignis. Mich inspirierte der kritische Gestus, mit dem Adorno die vielgepriesene Psychoanalyse auch als abgründiges Medium ansah, das zur gesellschaftlichen Entmündigung beiträgt. Denn sie gefährde als Wissenschaft die Kräfte, die im Einzelnen darauf warteten, geweckt zu werden: »Die fertig gelieferte Aufklärung verwandelt nicht nur die spontane Reflexion, sondern auch die analytischen Einsichten, deren Kraft gleich ist der Energie und dem Leiden, womit sie errungen werden, in Massenprodukte und die schmerzlichen Geheimnisse der individuellen Geschichte, die schon die orthodoxe Methode auf Formeln zu reduzieren geneigt ist, in geläufige Konventionen.« Seine Essays wollen ein solch eigenständiges Denken mit einer polemischen Verve anregen, die sich leidenschaftlich gegen psychologische Theoreme wendet und ihren klinischen Gebrauch ad absurdum führt: »Der Narzißmus, dem mit dem Zerfall des Ichs sein libidinöses Objekt entzogen ist, wird ersetzt durch das masochistische Vergnügen, kein Ich mehr zu sein […]. Das Reich der Verdinglichung und Normierung wird auf diese Weise bis in seinen äußersten Widerspruch hinein, das vorgeblich Abnorme und Chaotische, ausgedehnt. Das Inkommensurable wird gerade als solches kommensurabel gemacht, und das Individuum ist kaum einer Regung mehr fähig, die es nicht als Beispiel dieser oder jener öffentlich anerkannten Konstellation benennen könnte.«

Wahrscheinlich faszinierte mich damals auch Adornos Willen, als Sozial- und Geisteswissenschaftler zugleich Schriftsteller zu sein. Gerade deshalb heißt es selbstkritisch, was Quantität und Qualität des Erzeugten angeht, in den *Reflexionen aus dem beschädigten Leben*: »Wer keine Heimat mehr hat, dem wird wohl gar das Schreiben zum Wohnen. Und dabei produziert er, wie einst die Familie, unvermeidlicher Weise auch Abfall und Bodenramsch. Aber er hat keinen Speicher mehr, und es ist überhaupt nicht leicht, vom Abhub sich zu trennen.« Um der Gefahr eines solchen Missstandes vorzubeugen, stellt Adorno eine Maxime auf, an die zu halten er weniger fähig war, als seine apodiktischen Worte suggerieren: »Nie darf man kleinlich sein beim Streichen. Länge ist gleichgültig und die Furcht, es stehe nicht genug da, kindisch.« Er blieb ein großes Kind, das sich im Spiel der Gedanklichkeit verlieren konnte, zumal er diese gegen die wissenschaftlich beherrschte Welt als Ausdruck spekulativer Selbstbehauptung wendete.

Als Adorno aus Kalifornien ins zerstörte Deutschland zurückkehrte, ließ ihn die Aufnahme in den Suhrkamp Verlag zu Recht hoffen, dass seine poetische Ambition dort die gebührende Resonanz finden würde. Denn Vertrautheit mit der deutschen Geistesgeschichte, die seine Verknappungen und Anspielungen voraussetzen, waren dort noch zu erwarten. Er fand bei Peter Suhrkamp Offenheit für seine Maxime: »Es gehört zur schriftstellerischen Technik, selbst auf fruchtbare Gedanken verzichten zu können, wenn die Konstruktion es verlangt. Deren Fülle und Kraft kommen gerade unterdrückten Gedanken zu gute.« Ich habe damals allerdings vieles an hintergründigen Assoziationen nicht verstanden, was sich hinter den mäandernden Sätzen und den omnipräsenten Auslassungen steckte. Auch sorgte Adornos vielfach gespreizte Sprache nicht selten dafür, dass ich wieder Abstand von den *Minima Moralia* suchte. Hier wurde die kulturelle Tiefe allzu sehr betont. Selbstkritik diente meist dazu, eine grandiose Wendung vorzubereiten. Seitdem brachte ich es nie dazu, ein idealer Leser Theodor W. Adornos zu werden.

Aber in Lindau erregten seine Notate meinen Sinn für philosophische Selbstbehauptung. Der platonische Eros der Selbsterkenntnis war am Werk. Die avantgardistischen Essays untergruben den Anspruch, den individuellen Geist buchstäblich begreifen zu können. Seitdem blieb mir ein begriffliches Unbehagen an der psychoanalytischen Praxis, die in Frankfurt (und darüber hinaus) aus der Schule des ein Jahrzehnt zuvor verstorbenen Alexander Mitscherlich präsent war.

Heidelberger Geist – Karl Jaspers und Max Weber

Nach den Frankfurter Jahren war die Medizin mir fremd geworden und guter Rat teuer, was die berufliche Zukunft anging. Nach einer längeren Chile-Reise lebte ich vorerst in Marburg, wo die Alte Universität, in der schon Hannah Arendt bei Rudolf Bultmann Theologie gehört hatte, zum Lesen einlud. Der Briefwechsel mit ihrem Heidelberger Lehrer Karl Jaspers begeisterte mich im Spätsommer 1992. Ihr Dialog, der sich zwischen den Kontinenten über ein Vierteljahrhundert erstreckte, demonstrierte, was Arendt mit einem Satz von Nietzsche unterstrich: »Die Wahrheit beginnt zu zweit.«

Durch private Veränderungen kam ich bald nach Heidelberg. In der schmalen Plöck, wenige hundert Meter vom Wohnhaus von Karl Jaspers entfernt, wurde das *Antiquariat Hatry* zu einem magischen Anziehungspunkt. Dort stieß ich bald auf die dreibändige Ausgabe der *Philosophie*, seinem Hauptwerk, das kurz vor der sog. Machtergreifung Hitlers erschienen war. Hannah Arendt hatte im November 1945 aus dem amerikanischen Exil an Jaspers geschrieben: »Wenn ich heute wieder in Ihrer ‚Philosophie' lese, […] sind Sie mir so gegenwärtig wie in den Jahren meiner Jugend.« Ich selbst war als Medizinstudent fünf Jahre zuvor in Göttingen über Hans Saners *Rowohlt Monographie* erstmals auf den Existenzphilosophen aufmerksam geworden. Mich faszinierte, wie dessen letzter Assistent den seltenen Weg von der Psychiatrie zur Philosophie beschrieb. Nun war ich in einer Lage, in der der weitere Weg des abtrünnigen Mediziners wie ein Versprechen wirkte.

Wenn ich heute die Marginalien in der Einleitung betrachte, stach mir in meiner Ratlosigkeit vor allem ins Auge, was die *Philosophie* anfangs über kritische Lebenslagen zu sagen hatte. Offen brachte Jaspers die philosophische Unruhe zur Sprache, als ob er meine geistige Situation beschriebe: »Zum Bewußtsein meiner selbst erwacht, sehe ich mich in einer Welt, in der ich mich orientiere; ich hatte Dinge ergriffen und wieder fallen lassen; es war alles fraglos selbstverständlich und rein gegenwärtig. Jetzt aber, mich verwundernd, frage ich, was denn eigentlich ist; denn alles ist schlechthin vergänglich […]. Auf diese Frage möchte ich Antwort, die mir Halt gibt. Denn in dem Bewußtsein meiner Situation, die ich weder restlos erfasse noch in ihrer Herkunft durchschaue, bin ich von einer unbestimmten Angst gedrängt.« Das existenzphilosophische Denken war mir von daher auf den Leib geschnitten. Davon zeugt auch meine Marginalie »Wagnis zu sein«, die dem fulminanten Satz galt: »Ich bleibe zwischen Anfang und Ende in der Angst des Nichtseins, wenn ich nicht *selbst zu sein wage* dadurch, daß ich ergreife und entscheide.« Aber bei aller Leidenschaft des Dialogs, den ich implizit mit Jaspers' existenziellen Einsichten führte, blieb mir vage, wohin mein Weg mich führen würde. So brannte sich mir leider auch das Pathos des folgenden Gedankens schmerzhaft ein: »Doch nur im Scheitern dieses Suchens, das das Sein schlechthin finden wollte, komme ich in das Philosophieren.«

Jedoch machten die Sätze aus der *Philosophie* zugleich Mut, sich den Luxus zu leisten, die berufliche Karriere zu gefährden, indem man mit Jaspers das Leben des Geistes ernst nahm. Doch die *Philosophie* stellte keine abstrakten Kriterien in Aussicht, um mich als konkreten Menschen zutiefst verstehen zu können. Mit der Marginalie »Existenz ist nicht objektivierbar« fasste ich – vorerst weiter ratlos – Jaspers' geheimnisvolles Bekenntnis zum eigenwilligen Menschen lakonisch zusammen: »Wir sind ein jeweils schlechthin Unvertretbares, nicht Fälle eines Gattungsbegriffs ‚Existenz'. Existenz wird signum, um auf die Richtung dieser Selbstvergewisserung eines objektiv weder denkbaren noch gültigen Seins zu weisen, das niemand weder von sich noch von anderen weiß und sinnvoll behaupten kann.« Das Postulat, dass der Mensch sich einer letzten Bestimmbarkeit entziehe, wurde mir später zum gedanklichen Schlüssel meines beruflichen Lebens. Mein früheres Unbehagen an der Psychoanalyse als allzu sicherer Wissenschaft vom Menschen, das in Adorno einen Frankfurter Apologeten gefunden hatte, entfaltete sich durch die Jaspers-Lektüren neu.

Als ich nach einem Jahr des Lesens in Heidelberg – weiterhin unschlüssig – vorerst in meinen alten Beruf zurückkehrte, wählte ich Jena. Ich wollte 1993 die Chance zu nutzen, den Osten Deutschlands besser kennenzulernen. Noch in Heidelberg hatte ich mir *Der Arzt im technischen Zeitalter* zugelegt, einen kleinen Band mit Jaspers' kritischen Aufsätzen zur Psychotherapie. Nun wurde die streitbare Sammlung erneut triftig. Besonders fulminant war die Polemik »Zur Kritik der Psychoanalyse«, die sich an deren Etablierung in Heidelberg nach 1945 entzündet hatte. Darin fanden sich Sätze, in denen sich Jaspers gegen den Anspruch einer rein psychoanalytisch angeleiteten Selbstklärung richtete: »Der existentielle Prozeß der

Selbstdurchleuchtung und der Selbstwerdung im inneren Handeln, die Freiheit selber ist im Ernst nicht möglich vor einem anderen Menschen, es sei denn in der Lebensgemeinschaft existentieller Kommunikation. Was am Leitfaden der hohen philosophischen Überlieferung von den Stoikern, Augustin bis zu Kierkegaard und Nietzsche, an der Hand der Dichter und Weisen allein durch eigenen Vollzug erworben werden kann, das muß verlorengehen in einem technischen Prozeß der Analyse durch einen sogenannten Sachkenner.«

Da ich über dem Jahr in Thüringen keineswegs einen neuen Zugang zur Psychiatrie fand, auch wenn sich meine Erfahrungen erweiterten, entschloss ich mich, die noch ausstehende Doktorarbeit der Psychoanalysekritik von Jaspers zu widmen. So hoffte ich, über der Forschung dem bleibenden Unbehagen einen fundierten Ausdruck zu geben und vielleicht einen Weg in die Geisteswissenschaften zu finden. Ich nahm mit Hans Saner direkt Kontakt auf, war mir doch in seiner Jaspers-Monographie der Satz aufgefallen: »Als nach dem Krieg die Psychoanalyse allmählich in Deutschland eine starke Position gewann, übernahmen einige Analytiker ihre Verteidigung. [...] Es gibt bis heute keine Untersuchung dieses Kampfes.« Es freute den Nachlassverwalter, als ich ihn in Basel inmitten der Bibliothek des Existenzphilosophen besuchte, dass ich mich dieser Aufgabe stellen wollte.

Der entfachte Enthusiasmus steigerte sich noch, als ich auch dem Deutschen Literaturarchiv einen kurzen Besuch abstattete, wo der schriftliche Nachlass von Jaspers lagerte. Gewöhnt an die herben Verhältnisse der klinischen Arbeit, fühlte ich mich dort wie im siebten Himmel. Denn Bibliothekarinnen reichten mir die Briefe von und an den Philosophen in kleinen Mappen an meinen Arbeitsplatz. Ich erinnere mich noch gut an die auratische Wirkung eines Briefs, den Arendts Mann an ihren Lehrer gesandt hatte. Das haptisch besondere Luftpostblatt und die lose Handschrift auf dem blauen Grund waren historische Spuren, die in der Vorstellung suggerierten, man nehme am damaligen Gespräch näher teil, als es die Lektüre des gedruckten Briefwechsels ermöglichte.

Tatsächlich gelang es mit Saners Unterstützung, an dem renommierten Archiv einige Monate ein Stipendium zu erhalten, um Jaspers' Briefschaft und weitere handschriftlichen Quellen für meine Promotion zu sichten. Als werdender Experte für die Briefe von Karl Jaspers erhielt ich über Saner die Anfrage, ob ich nicht in Marbach auch ein Gutachten für die Jaspers-Stiftung anfertigen könne. Diese wollte für eine eventuelle Ausgabe der wissenschaftlichen Korrespondenzen wissen, wie deren Umfang und Ausrichtung genauer zu beurteilen sei. Nun kehrte ich öfter nach Heidelberg zurück, um ihren Präsidenten, Reiner Wiehl, der als Ordinarius für Philosophie Hans Georg Gadamer gefolgt war, kurze Zwischenbetrachtungen zu geben. Hatte ich mich wenige Jahre zuvor dort vollkommen isoliert mit Jaspers beschäftigt, durfte ich nun mit ihm im Philosophischen Seminar über diesen und all die Geistesgrößen sprechen, mit denen er über Jahrzehnte Briefe gewechselt hatte. Da sich Wiehl als Spinoza-Kenner auch mit psychologischen Fragen beschäftigte, ergaben sich auch Gespräch über Viktor von Weizsäcker, den psychosomatischen Lehrer Alexander Mitscherlichs.

Die Promotionszeit wurde unverhofft zu meiner geisteswissenschaftlichen Universität, ohne dass ich eine regelrechte Schule durchlaufen musste. So veränderte sich mein Blick auf Jaspers mit der Zeit, auch wenn ich zu Anfang der Forschung ganz den Gedankenkreisen des Existenzphilosophen verhaftet blieb. Stärker in kritische Distanz zum Existenzphilosophen geriet ich nach Max Weber-Studien, auf dem das psychologische und philosophische Verstehen methodisch beruhte. Leitend wurde mir dessen Schlüsselbegriff der »Lebensführung«. Mich überraschte allerdings, dass die *Gesammelten Aufsätze zur Wissenschaftslehre* keineswegs den Standpunkt von Jaspers bestätigten. Wo Weber die Lage des modernen Menschen in der wissenschaftlich entzauberten Welt als prekär beurteilte, da in den Wertkonflikten keine eindeutigen Lösungen möglich seien, sah sein Schüler die Chance der möglichen »Chiffren der Transzendenz«. Anders gesagt: Während der Soziologe allein beanspruchte, diagnostisch klären zu können, was es mit der rationalisierten Lebenswelt auf sich hat, wollte der Existenzphilosoph therapeutisch tätig sein, dem modernen Menschen helfen, sich im desolaten Dasein metaphysisch neu zu orientieren.

Zum Verständnis der klaren Bruchlinie, die sich zwischen Jaspers und seinem großen Vorbild auftat, half sehr ein Essay von Dieter Henrich, der im Heidelberg der Nachkriegszeit unter Hans Georg Gadamer zu Weber promoviert hatte. Mit dem Pathos des Philosophen, der als bester Historiker des deutschen Idealismus seinen Ruf begründet hatte, beschrieb er die konflikträchtige Konstellation. So gab Henrich eine »bedeutsame Notiz« aus Jaspers' Selbstgespräch über Weber zur Kenntnis, die enthüllt, wie sehr der Existenzphilosoph zuletzt im Glauben enttäuscht worden war, der Soziologe begegne der pluralistischen Moderne ebenso unter einer verborgenen Chiffre der Transzendenz: »Webers rationale Gestalt zeigt die allseitige Offenheit, die Zerrissenheit, die Kämpfe, nicht aber die Einheit. […] Ich habe sie lange bei Max Weber selbstverständlich wirksam vorausgesetzt. […] Es bleibt die unauflösbare Frage, wie weit es mit Max Weber möglich gewesen wäre, […] mit ihm in Kommunikation über das zu kommen, was nicht als Standpunkt einzufangen oder zu bestimmen ist.«

Mir selbst erschien der soziologische Blick auf unaufhebbare Wertkonflikte, die Weber metaphorisch unter anderem zwischen Apollon und Aphrodite veranschlagte, menschlich einleuchtender als die existenzphilosophische Heroik eines konsequent vernünftigen Lebens. Weber sagt nicht, wie man sich in Wertkonflikten entscheiden solle, er ließ sie nur klarer sehen. So war mit Weber genauer der Konflikt zu beschreiben, den Jaspers nach 1945 mit den psychosomatischen und psychoanalytischen Theorien ausfocht. Es handelte sich demnach um alternative Versuche, in der ökonomisch rationalisierten Welt, ein freiheitliches Leben – im Namen Freuds oder Kants – führen zu können. Für Jaspers war problematisch, dass die psychoanalytischen Ausbildungsverhältnisse kulturell-wissenschaftliche Ideen in einem hierarchischen Verhältnis von Analytiker und Analysand vermittelten. Dagegen lebte die philosophische Lebensführung von den privaten Lektüren, die man, angeregt von Vorlesungen und Seminaren, für sich vollzog. Mir leuchtete seine Vorstellung der freien Aneignung ein. Die passende Passage aus der *Philosophie* hatte ich schon früher angestrichen und mit der Marginalie »weltliche Kirche« versehen: »Damit erwächst eine institutionsfreie geistige Gemeinschaft der Glieder eines nun schon Jahrtausende währenden geistigen Reiches, in dem jeder er selbst sein muß und doch gar keine Willkür verstattet ist, wo verbindende und entfremdende Wahrheit gilt, die in keiner allgemeinen Dogmatik für alle je endgültig werden kann. Es ist das Reich des lebendigen philosophischen Glaubens, der wirklich ist allein im einzelnen Menschen selber, seinem Erfahren und seiner Einsicht, seiner Vernunft, die ihren Boden in seiner möglichen Existenz hat.«

Trotz der kritischen Artikel von Jaspers ließ Alexander Mitscherlich Freuds Theorie von Heidelberg aus in Frankfurt zur vorherrschenden Form einer wissenschaftlich angeleiteten Selbstreflexion werden. Deshalb nahm ich zuletzt noch kritisch Überlegungen von Jürgen Habermas auf, der 1969 mit *Erkenntnis und Interesse* versucht hatte, diese Ambition philosophisch zu legitimieren. Als ich dem Sozialphilosophen, der ebenfalls dem Heidelberg Hans Georg Gadamers seine universitären Anfänge dankte, später mein Buch *Lebensführung in der Moderne* sandte, erhielt ich einen freundlichen Brief, in dem Habermas von seiner ehemaligen Position im Namen der Diskursethik Abstand nahm. Aber mir schien sein Blick auf die gesellschaftliche Meinungsbildung das Zentrum des eigenen Philosophierens, die in vielem undurchsichtig bleibende Person, doch zu vernachlässigen. Diese benötigt gerade deshalb eine hohe Aufmerksamkeit, sowie Dieter Henrich sich im kritischen Anschluss an den Idealismus zuletzt auch in Nähe zu Literaten wie Hölderlin und Samuel Beckett suchte, ohne eine Lösung des Problems der Selbst- und Weltorientierung anzubieten. Mir blieb von daher immer das Ende von Max Webers *Wissenschaft als Beruf* überzeugend. Seine Rede, 1917/18 gehalten vor idealistischen Studenten in der politischen Krise, schließt mit den Worten, man solle »der ›Forderung des Tages‹ gerecht werden – menschlich sowohl wie beruflich. Die aber ist schlicht und einfach, wenn jeder den Dämon findet und ihm gehorcht, der *seines* Lebens Fäden hält.«

Literatur

Adorno TW (1951) Minima Moralia, Reflexionen aus dem beschädigten Leben, Frankfurt a. M.
Arendt, Hannah/Jaspers, Karl (1985) Briefwechsel 1926–1969, hrsg. von Lotte Köhler und Hans Saner, München.
Bormuth M (2018) Lebensführung in der Moderne. Karl Jaspers und die Psychoanalyse, Zweite um ein Nachwort ergänzte Auflage, Stuttgart-Bad Cannstatt.
Henrich D (1988) »Denken im Blick auf Max Weber«, in: Jaspers, Karl: Max Weber. Gesammelte Schriften, München, S. 9–31.
Jaspers K (1956) Philosophie, Bde. 1–3. Zweite Auflage, Berlin.
Saner H (1970) Karl Jaspers, Reinbek bei Hamburg.
Weber M (2017) Wissenschaft als Beruf und zeitgenössischen Resonanzen, hrsg. von Matthias Bormuth, Berlin.

Reproduktionsmedizin –
Fortpflanzung, Medizin und gutes Leben:
Über einen systematisch vernachlässigten
Zusammenhang[1]

Claudia Wiesemann

Einleitung

Ethische Fragen guten Lebens spielten bisher eine eher untergeordnete Rolle in der Medizin- und Bioethik. Die Medizinethik, ein weltweit noch junges wissenschaftliches Fach, hat sich in den letzten Jahrzehnten vorwiegend der normativen Ethik gewidmet. Dies ist der Genese des Faches geschuldet. In der modernen Medizin entstehen viele ethische Fragen aufgrund der vulnerablen Situation von Patientinnen und Patienten in einer sozio-technisch komplexen Welt. Die Dominanz eines komplizierten wissenschaftlich-technischen Apparats auf der einen und die fortschreitende Demokratisierung sozialer Beziehungen auch innerhalb gesellschaftlicher Organisationen und Institutionen auf der anderen Seite erzwangen in den letzten Jahrzehnten eine neue Aushandlung der Rechte und Pflichten von Ärztinnen und Ärzten sowie der Beschäftigten weiterer Gesundheitsberufe. Angesichts der Dringlichkeit der anliegenden Probleme wurden Aspekte guten Lebens dagegen als zweitrangig behandelt. Sie finden jedoch seit einiger Zeit mehr und mehr Beachtung (Pfleiderer & Rehmann-Sutter, 2006; Kipke, 2013; Schweda & Wiesemann, 2016). Dabei wird deutlich, dass sie einen wesentlichen Beitrag zu Bewältigung normativer Herausforderungen in der Medizin leisten können.

So konnte in den letzten Jahren gezeigt werden, dass moralische Entscheidungen am Lebensende engstens verwandt sind mit Vorstellungen darüber, was es heißt, einen guten Tod zu sterben, und diese Einstellungen wiederum davon, was es heißt, ein gutes Leben zu leben. Die in der Gesellschaft vorherrschenden Deutungen guten Lebens im Alter können moralische Handlungsspielräume eröffnen oder begrenzen, je nachdem, welche Sinn-, Glück- oder Wohlergehenserwartungen als angemessen für die letzte Phase des Lebens gelten (Schweda, 2017; Woopen et al., 2021; Ehni, 2022). Moralische Normen werden erst vor dem Hintergrund geteilter Vorstellungen guten Lebens mit Sinn erfüllt. Normative Ethik und Strebensethik hängen also mehr, als man auf den ersten Blick meinen sollte, voneinander ab.

---

1 Diese Publikation entstand im Rahmen der Forschungsgruppe 5022 »Medizin und die Zeitstruktur guten Lebens« (Sprecherin Claudia Wiesemann, Universitätsmedizin Göttingen), gefördert durch die Deutsche Forschungsgemeinschaft (DFG), Projektnummer 424883170.

Insofern scheint die Medizinethik gut beraten, Fragen guten Lebens in der Zeit in ihre allgemeinen normativen Überlegungen einzubeziehen. Zumindest sollten solche wechselseitigen Abhängigkeiten in den Blick genommen und ihre Relevanz für die medizinethische Debatte herausgearbeitet werden. Das soll im Folgenden am Beispiel der menschlichen Fortpflanzung und ihrer medizinischen Unterstützung geschehen. Dabei wird die Verwobenheit moralisch-normativer Fragen mit solchen guten Lebens in der Zeit deutlich werden.

Theorien guten Lebens

Üblicherweise werden Fragen guten Lebens als Thema der Strebensethik von solchen richtigen Handelns als Thema der normativen Ethik voneinander unterschieden.[2] Während die Ersteren darauf abheben, wie ein Leben zu führen ist, das in einzelnen Momenten oder auch im Ganzen als »gut« zu bezeichnen ist, betreffen Letztere die moralischen Grundlagen des menschlichen Zusammenlebens. Aufbauend auf diese Differenz werden Fragen guten Lebens der individuellen Lebenshaltung oder Lebensführung zumeist der Tugendethik zugeordnet. Moralisch-normative Fragen richtigen Handelns betreffen dagegen die wechselseitigen Rechte und Pflichten im sozialen Zusammenleben und werden im Rahmen von Pflichten- oder Folgenethiken abgehandelt.[3] Diese Differenzierung ist in erster Näherung sinnvoll. Sie trägt der Tatsache Rechnung, dass die persönliche Lebensgestaltung in modernen demokratischen Gesellschaften weitestgehend individuellen Präferenzen überlassen bleiben sollte, und eröffnet zugleich einen Begründungsweg für die darüber hinaus notwendigen, normativ bindenden Regeln menschlichen Zusammenlebens.

Vorstellungen guten Lebens können sich auf objektiv oder subjektiv erstrebenswerte Zustände oder Werte berufen (Wolf, 1999; Hoesch et al., 2013). In pluralen Gesellschaften werden sie seit längerem überwiegend hedonistisch oder wunschtheoretisch verstanden, d. h. sie orientieren sich an den subjektiven Empfindungen, Bewertungen oder Wünschen der betroffenen Person (Steinfath, 1998, 2013; Fenner, 2007). Strikt objektivistische Auslegungen laufen dagegen Gefahr, als dogmatisch interpretiert zu werden, weshalb attraktive objektivistische Theorien wie der *Capabilities Approach* Martha Nussbaums (2011) auf Potentiale bzw. Befähigungen anstatt auf schon verwirklichte Eigenschaften abheben, womit dem Subjekt wiederum ein Interpretationsspielraum zugestanden wird. Damit ist auch schon ein

---

2 Für einen Überblick s. Steinfath, 2013. Gelegentlich, aber mittlerweile weniger üblich, werden Strebensethik und normative Ethik auch als Ethik und Moral bezeichnet. Dieser an sich traditionsreichen Richtung wird hier nicht gefolgt, weil es sinnvoller erscheint, die Ethik als Theorie der Moral zu verstehen und damit ein hierarchisches Verhältnis zwischen den beiden Begriffen anzunehmen.

3 Vom Sonderfall der Pflichten gegen sich selbst einmal abgesehen.

wesentlicher Unterschied zwischen Strebensethiken und normativen Ethiken bezeichnet. Den auf das Subjekt und seine individuelle Einstellung zum Leben abzielenden Theorien guten Lebens stehen solche gegenüber, die normativ und präskriptiv das Zusammenleben der Menschen zu regeln bezwecken und als Thema der Moral gelten. Bei Letzteren ist zumindest ein gewisser Grad an intersubjektiver Verbindlichkeit gefordert. Anstrengungen gehen zudem dahin, die objektive, universale Verbindlichkeit einzelner Prinzipien oder Normen zu demonstrieren.

Zum Zusammenhang von Strebensethik und normativer Ethik

Die erneute Befassung mit der philosophiehistorisch alten und ehedem einflussreichen Frage nach dem guten Leben lässt aber mehr und mehr deutlich werden, dass eine scharfe Trennung in normative Ethiken auf der einen und Ethiken guten Lebens auf der anderen Seite in der Medizinethik nicht sinnvoll ist.

Drei Vorüberlegungen sollen diesen Zusammenhang verdeutlichen.

Erstens sind für die Medizinethik zentrale, moralisch aufgeladene Begriffe, sogenannte »thick concepts«, wie Gesundheit oder Krankheit, Identität, Mutter oder Vater, Familie nur dann verständlich, wenn man ihren Bezug zu Vorstellungen guten Lebens rekonstruiert und in dieser Hinsicht sozusagen »mit Leben erfüllt«.[4] Ihre moralische Aufladung erfahren sie aus ihrer Bedeutung für das Leben von Menschen in seiner Gänze, also nicht nur in dem jeweiligen Moment, in dem sich die moralischen Fragen richtigen Handelns konkret stellen. Um zu verstehen, warum die Handlung eines Vaters gegenüber seinem Kind verwerflich ist, muss man verstehen, was es heißt, ein Vater zu sein, und diese Rolle erschließt sich im Lebensvollzug. Die besondere moralische Bedeutung der Fortpflanzungsmedizin leitet sich daraus ab, was es für das Leben von Menschen bedeutet, Vater oder Mutter zu sein und eine Familie zu haben.

Insofern ist auch *zweitens* die Differenzierung in subjektive, je individuell gewählte Konzepte guten Lebens auf der einen und intersubjektive, das Zusammenleben größerer Gruppen regelnde moralische Normen auf der anderen Seite nicht selten zu kurz gegriffen. Denn Vorstellungen guten Lebens stützen sich auf die oben erwähnten »thick concepts«, also Begriffe mit normativen Bedeutungsanteilen, etwa Elternschaft oder Identität, die eine zumindest intersubjektiv geteilte moralische Verbindlichkeit ausdrücken; sie sind also weniger subjektivistisch als angenommen. Dies zeigt sich insbesondere dann, wenn Fragen guten Lebens zusammen mit anderen Personen und in direktem Bezug auf sie beantwortet werden müssen. In der Medizinethik werden solche Probleme etwa dann offenkundig, wenn ärztliches

---

4 Zum Begriff der »thick concepts« in der Ethik s. Väyrynen, 2021. Zur lebensweltlichen Aufladung zentraler Begriffe der Medizin s. Wiesing, 2011, S. 107.

Handeln einander nahestehenden Personen gilt. Auch hier bietet die Fortpflanzungsmedizin anschauliche Beispiele. Die Entscheidung über die Inanspruchnahme von In-vitro-Fertilisation wird in aller Regel zusammen mit einem Partner oder einer Partnerin getroffen und stellt eine Art Synthese beider Vorstellungen von Elternschaft und Familie, mithin von einem geteilten guten Leben dar. Hinzu kommt, dass in solche Überlegungen auch Vorstellungen über das gute Leben des Kindes einfließen werden, die sich in aller Regel wegen der Zukünftigkeit und somit Unvorhersehbarkeit dessen, was das Kind zu erwarten hat, auf schon bestehende, im Allgemeinen als gut angesehene Vorstellungen stützen werden (Wiesemann, 2006).

Drittens ist auch die Zeit weniger, als man meinen möchte, geeignet, einen klaren Unterschied zu markieren. Auf den ersten Blick scheinen Fragen guten Lebens – wie der Name schon sagt – ein ganzes Leben mit seinen vielen Aufs und Abs zu betreffen, moralische Fragen dagegen erstrecken sich auf eine bestimmte Handlung innerhalb eines umgrenzten und überschaubaren Zeithorizonts. Allerdings tragen die spezifischen Probleme der Medizinethik dazu bei, diese einfache Sortierung zu unterlaufen. Denn Entscheidungen in der Medizin haben oft weitreichende Konsequenzen und betreffen nicht selten ein ganzes Leben, etwa weil Krankheit, insbesondere chronische Krankheit, einem Leben eine ganz neue Richtung geben kann und weil es manchmal gar darum geht, den Tod abzuwenden oder zumindest nach hinten hinauszuschieben (Weber-Guskar, 2021). Ärztliche Handlungen können tief in den Lebenslauf ihrer Patientinnen und Patienten eingreifen. Medizinische Behandlungen müssen in ein Leben mit der Krankheit oder mit Behinderung integriert werden. Diesen Überlegungen folgend wurde etwa der Begriff der Lebensqualität in den letzten Jahrzehnten revidiert mit dem Ziel, die subjektiven Erwartungen vom Leben und an das Leben der betroffenen Personen besser abzubilden (vgl. Kovács et al., 2016). Vorstellungen guten Lebens stehen so in Wechselwirkung mit der lebenszeitlichen, biografischen Dimension ärztlichen Handelns.

All dies lässt sich sehr anschaulich für die Ethik von Medizin und Fortpflanzung zeigen.

Ethik von Medizin und Fortpflanzung

Fokussiert man auf den Zusammenhang von normativer Ethik und Vorstellungen guten Lebens in der Zeit, eröffnen sich neue Perspektiven auf die Ethik von Medizin und Fortpflanzung. Eine erste Erkenntnis ergibt sich dabei schon auf einer systematischen Ebene. Üblicherweise wird die Ethik der Fortpflanzung in der normativen Medizinethik unter dem Oberbegriff »Ethische Fragen am Lebensanfang« eingeordnet und verhandelt – in einer naheliegenden Kontrastierung zu den ebenfalls drängenden ethischen Fragen am Lebensende.[5] In dieser Kategorisierung erscheint

---

5 So etwa kürzlich in einem Sonderheft der Zeitschrift *Ethik in der Medizin:* »Hauptsache das

der Embryo/Fetus bzw. das geborene Kind an seinem Lebensanfang als zentraler Bezugspunkt aller Überlegungen.

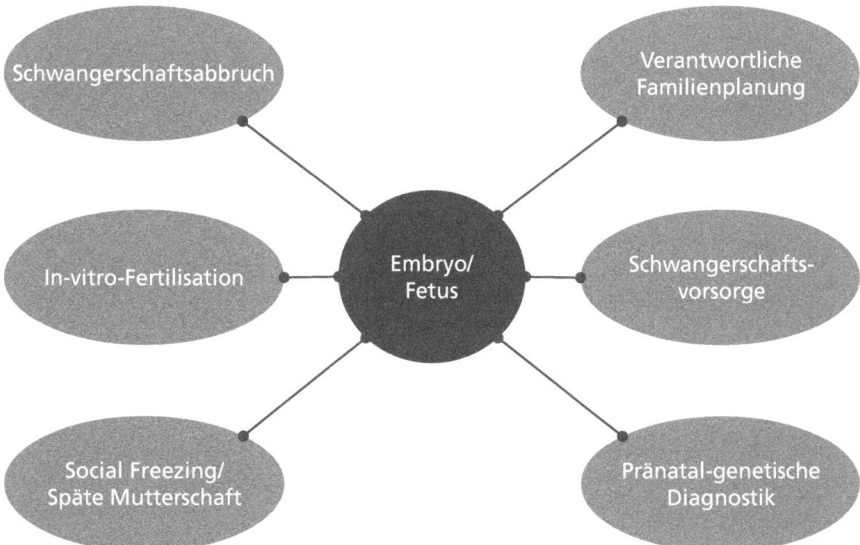

Abb. 1: Ethische Fragen des Lebensanfangs – schematische Darstellung

Die beteiligten zeugenden Eltern und die Frau in der Schwangerschaft treten dagegen in den Hintergrund. Sie fungieren nur als weitere Akteure in einem Geschehen, das sich um den Menschen an seinem Lebensbeginn dreht. Aufgrund dieses – vermutlich nicht allein rhetorischen[6] – Kniffs kann leicht aus dem Blick geraten, dass jene Fortpflanzungsentscheidungen, die unter dem Stichwort »Ethische Fragen am Lebensanfang« verhandelt werden, auch solche sind, die das Leben von erwachsenen Menschen prägen, und zwar über einen langen Zeitraum ihres Lebens hinweg, manchmal bis weit in die zweite Lebenshälfte hinein. Eine Fokussierung auf das Leben der zeugenden und sich fortpflanzenden Personen würde Fragen guten Lebens mehr Aufmerksamkeit verschaffen. Immerhin schreibt die soziologische Forschung Entscheidungen über die Fortpflanzung und Gründung einer Familie einen großen Einfluss auf die Biografie von Menschen, mithin auf ihre Lebenskonzepte und letztlich auch auf ihre Vorstellungen guten Lebens zu. Solche Themen treten aber zwangsläufig in den Hintergrund oder werden ganz ausgeblendet, wenn der Embryo/Fetus an seinem Lebensanfang Ausgangspunkt des Denkens ist. Spräche man dagegen von »Ethischen Fragen der Fortpflanzung und Familiengründung« oder – analog der in der Medizinethik gängigen Einteilungen – von »Ethischen Fragen in der Lebensmitte«, stellten sich die entsprechenden Fra-

---

Kind ist gesund« – Ethische und rechtliche Fragen am Lebensanfang, hrsg. v. Ruth Denkhaus und Julia Inthorn, *Ethik in der Medizin*, Bd. 34, Heft 1 (2022).
6 Die sprachliche Wendung steht in einer Tradition der Marginalisierung der Perspektiven, Interessen und Rechte von Frauen.

gestellungen entlang eines Lebenszeitkontinuums. Dies gilt insbesondere für Frauen, deren reproduktive Phase biologisch begrenzt ist. So systematisiert wären die drängenden strebensethischen Fragen guten Lebens weniger leicht zu ignorieren als bisher üblich.

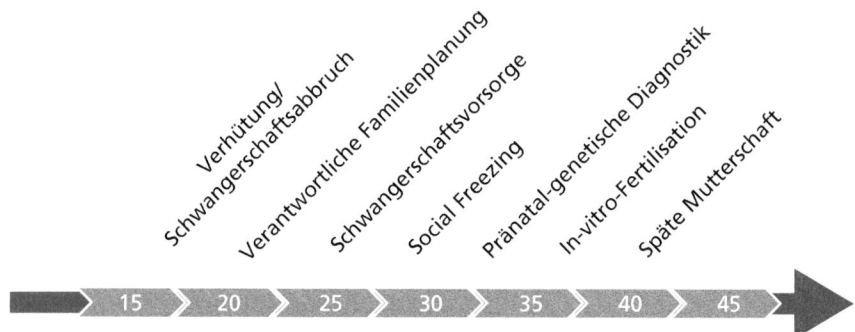

Abb. 2: Ethische Fragen der Lebensmitte – schematische Darstellung[7]

Die Familiengründung zählt zu denjenigen Ereignissen im Leben, die wesentlich zur Sinnstiftung beitragen.[8] Über Fortpflanzungsentscheidungen reflektiert man mit Blick auf das ganze Leben, sowohl das schon gelebte als auch das noch zu lebende Leben. Es hat einen nachhaltigen Einfluss auf den Lebensverlauf, ob eine Person ihr Leben allein, mit einem Partner oder mit einem oder mehreren Kindern und ggf. Enkelkindern verbringt bzw. verbringen möchte. Die damit verbundenen moralischen Fragen stellen sich also vor dem Horizont eines ganzen menschlichen Lebens und werden wesentlich durch diesen Kontext geprägt (Bleisch & Büchler, 2020; McQuillan et al., 2022). Dabei geht es sowohl um Themen der vergangenen Zeit (»War mein Kinderwunsch über die vergangenen Jahre stabil?«, »Habe ich genug ökonomische Sicherheit erlangt, um eine Familie zu gründen?«), als auch um Herausforderungen der Zukunft (»Fühle ich mich der Erziehung eines Kindes gewachsen?«, »Ist mein Partner der Mensch, mit dem ich diese Fragen meistern will und kann?«). Ein solches Verhalten ist gesellschaftlich gewünscht, wenn nicht sogar gefordert, weil es der großen Verantwortung, die mit solchen lebenszeitbestimmenden Entscheidungen einher geht, gerecht wird. Jedenfalls erwartet man ganz selbstverständlich von jungen Menschen, dass sie sich mit Blick auf die Familiengründung verantwortungsvoll verhalten und diese Fragen ernstnehmen.

Dabei führt allerdings die implizite Vernachlässigung der Lebens(-zeit)perspektive zu seltsam inkohärenten moralischen Anforderungen, die insbesondere an das Verhalten von Frauen in den unterschiedlichen Altersstufen gerichtet werden. Ei-

---

7 Die Darstellung bezieht sich auf die Fortpflanzung der Frau und ist der Anschaulichkeit halber vereinfacht. Manche fortpflanzungsethischen Themen ziehen sich durch den ganzen Lebensvollzug. So können etwa die Themen ›Verhütung‹ und ›Schwangerschaftsabbruch‹ an mehreren Stellen im Lebensverlauf relevant werden.
8 Vgl. den Value-of-Children Ansatz in Nauck (2014).

nerseits wird von ihnen erwartet, dass sie sexuelle Beziehungen verantwortungsbewusst eingehen, um nicht ungewollt schwanger zu werden. Mit Hilfe von Aufklärungskampagnen und Appellen an das Verantwortungsbewusstsein ist man – aus gutem Grund – bemüht, Teenagerschwangerschaften und Schwangerschaften in anderen prekären Lebenssituationen zu verhindern. Die Erwartung, Fortpflanzung sorgfältig zu planen und zu steuern, wird an junge Frauen und Männer in diesen Lebensabschnitten ganz selbstverständlich herangetragen. So erhalten etwa Frauen in Deutschland bis zum Alter von 22 Jahren kostenlose, von der Krankenkasse bezahlte Empfängnisverhütungsmittel.[9] Legen Frauen dagegen in weiter fortgeschrittenem Alter das gleiche planerisch vorausschauende Verhalten an den Tag, etwa wenn sie sich mit Hilfe von *Social Freezing* eine Eizellreserve für eine spätere Familiengründung schaffen wollen, dann wird dies nicht selten als Handeln unter Optimierungszwang negativ ausgelegt und der natürlichen, ungeplanten Fortpflanzung das Wort geredet. Planendes Verhalten kann folglich sowohl als gesellschaftliches Ideal als auch als zwanghaft ausgelegt werden.[10] Solche widersprüchlichen Erwartungen können an ein und dieselbe Frau im Abstand von wenigen Jahren gerichtet sein. Dabei handelt es sich nicht nur einfach um eine – gesellschaftlich wünschenswerte – Pluralität der Meinungen, sondern um konfligierende Vorstellungen guten Lebens, die sich innerhalb einer individuellen Biografie manifestieren, die individuell aufzulösen aber unmöglich sind. Dies müsste eigentlich in der medizinethischen Debatte reflektiert werden (King et al., 2023). Der lebensgeschichtliche enge Zusammenhang wird jedoch übersehen, wenn die ethischen Fragen der Fortpflanzung jeweils isoliert voneinander und primär mit einem systematischen Bezug auf den Embryo/Fetus verhandelt werden. Das moralische Thema »Verhütung« wird dann etwa an einer anderen Stelle verhandelt als das Thema »Reproduktionstechnologien«.

Ähnlich dissoziative Effekte aufgrund der Vernachlässigung der Lebens(-zeit)-perspektive ergeben sich für die Phase der Schwangerschaft. Verantwortungsbewusste Fortpflanzung meint nicht nur *eine Schwangerschaft zur rechten Zeit*, sondern auch verantwortliches Verhalten *in der Zeit der Schwangerschaft*. Gemeint ist damit neben einer auf die Bedürfnisse des Fetus ausgerichteten Lebensweise der Schwangeren auch die zuverlässige Wahrnehmung der Vorsorgeuntersuchungen alle vier Wochen. Eine Schwangere, die diesem medizinischen und gesellschaftlichen Anspruch nicht nachkommt, wird schnell als leichtsinnig und verantwortungslos gegenüber ihrem Kind angesehen. Es sind aber die gleichen Vorsorgetermine und nicht selten sogar die gleichen Untersuchungen, die wiederum als »Pränatale Diagnostik« Kritik auf sich ziehen. Unter dem Oberbegriff »Ethik der Pränatalen Diagnostik« werden jedoch üblicherweise nur jene Untersuchungen verhandelt, die letztlich zu einem Schwangerschaftsabbruch führen können. Die Systematisierung unterstellt somit, die ethisch als problematisch verhandelte Pränatale Diagnostik ließe sich als umschriebener Problemkomplex identifizieren und von der guten,

---

9 Dies gilt für verschreibungspflichtige Verhütungsmittel wie die Pille, die Spirale sowie die sogenannten »Notfallkontrazeptiva«. Kondome für Männer werden dagegen nicht bezahlt.
10 Für einen Debattenüberblick s. Bernstein & Wiesemann (2014) sowie Weber-Guskar (2018).

gesellschaftlich erwarteten Vorsorge isolieren, während es sich lebenspraktisch und aus Sicht der Schwangeren (sowie der behandelnden Ärztinnen und Ärzte) um ein Handlungskontinuum von äußerst sinnvollen, ethisch gebotenen bis hin zu ethisch womöglich problematischen Handlungsweisen handelt, deren klare Abgrenzung voneinander nicht nur konzeptionell, sondern auch praktisch unmöglich ist. Die jeweilige betroffene Frau wird Entscheidungen, die sich in diesem Kontinuum abspielen, danach ausrichten, welche Vorstellungen guten Lebens sie verfolgt. Kann sie etwa sich den für Schwangerschaft und Geburt so typischen schicksalhaften Wendungen ausliefern, weil sie diese als sinnstiftend erfährt, oder sieht sie vielmehr rational-planendes Verhalten als wesentlich für die Möglichkeit eines guten Lebens an? Erlebt sie sich überhaupt als Autorin ihres Lebens oder nicht vielmehr als Werkzeug anderer, einfluss- oder kenntnisreicherer Instanzen wie der Medizin oder einer Religionsgemeinschaft? Ohnehin ist – bezogen auf das Leben einer Schwangeren – oft gar nicht klar, wann eine Vorsorgemaßnahme von verantwortungsbewusst und moralisch gut in ethisch dubios und moralisch schlecht umschlägt. Denn auch jene Untersuchungen, deren Ergebnis am Ende einen Schwangerschaftsabbruch rechtfertigen könnten, werden nicht selten als fürsorgliche Vorsorge begonnen und können diesen Charakter auch bis zum Ende behalten. Die vorsorgliche Ultraschalluntersuchung des Feten kann behandelbare wie unbehandelbare Fehlbildungen aufdecken. Die Untersuchung auf eine der drei Trisomien 21, 13 und 18 beim Ungeborenen – oft als ethisch problematisch verurteilt – kann mit dem Ziel unternommen werden, über die spezifischen damit verbundenen Schwierigkeiten der Geburt eines solchen Kindes frühzeitig informiert zu sein, sodass die Frau sich darauf vorbereiten kann, ein Kind mit komplexeren Fehlbildungen, das sofort chirurgische Behandlung benötigt, zur Welt zu bringen oder im ungünstigsten Fall ihr Kind nach der Geburt beim Sterben zu begleiten.[11] Alle diese Entscheidungen werden im Horizont des eigenen Lebens, des Lebens des Partners sowie des zu gebärenden Kindes getroffen und erhalten dadurch eine strebensethisch relevante Dimension. Dieses Handlungs- und Verantwortungskontinuum erschließt sich erst aus der Perspektive der direkt betroffenen Personen und ihrer individuellen sowie gemeinsamen Vorstellungen eines guten Lebens. In der Systematik der normativen Ethik wird es dagegen unsichtbar.

---

11 Die in den Medien und von Fachleuten immer wieder kolportierte Behauptung, Frauen, die eine Testung auf Trisomie 21 vornehmen lassen und ein positives Ergebnis erhalten, würden zu über 90 % abtreiben, ist empirisch nicht fundiert. Andere, wesentlich niedrigere Raten erhoben etwa für Deutschland Weichert et al., 2017, international Natoli et al., 2015 und Hill et al., 2017. Die »Über-90 %-These« stützt sich auf veraltete, einseitige oder falsch interpretierte Daten. So wird etwa unzulässigerweise von der Abtreibungsrate nach Amniozentese der 80er und 90er Jahre auf die Abtreibungsrate nach PND und NIPT heute geschlossen. Die »Über-90 %-These« wird jedoch hartnäckig weiter kolportiert. Ein Grund ist vermutlich, dass so die im gesellschaftlichen Diskurs vorgenommene Trennung in »gute« und »schlechte« Vorsorge plausibel erscheint.

Schlussfolgerungen für eine zukünftige Ethik der Fortpflanzung

Fortpflanzung und Familiengründung sind Lebenszeit prägende Unterfangen. An ihnen erweist sich, wie sehr moralisch-normative Fragen mit solchen guten Lebens in der Zeit verwoben sind. Sortiert man Fortpflanzungsthemen aus der Perspektive eines guten Lebens in der Zeit, ergeben sich daraus neue Einsichten für moralisch-normative Fragen. Und umgekehrt wird deutlich, dass Vorstellungen guten Lebens ohne einen Bezug zu normativen Überzeugungen nicht sinnvoll erhellt werden können. Einige Schlussfolgerungen für die Medizinethik sollen hier angerissen werden.

Die bisher übliche Zentrierung medizinethischer Analysen auf den Embryo/Fetus machte es möglich, ethische Probleme von Medizin und Fortpflanzung so zu konzipieren, dass Fragen guten Lebens in der Zeit weitgehend ausgeklammert werden konnten. Der Embryo/Fetus, der gemeinhin in normativ-ethischen Debatten im Mittelpunkt steht, verfügt noch über keine biografische Lebenszeit und hegt noch keine Erwartungen an ein gutes Leben. Er ist gewissermaßen ein Wesen jenseits der Zeit und jenseits jener Subjektivität, die für Vorstellungen guten Lebens so kennzeichnend ist. Es ist wichtig, sich vor Augen zu halten, dass eine solche Fokussierung einseitig ist, das Leben verabsolutiert und somit neutralisiert, es also nicht als ein zu lebendes Leben begreift.

Für die (prospektiven) Eltern stellen sich die entsprechenden Fragen begreiflicherweise anders dar. Diese sind immer schon in gelebtes Leben eingebettet. In Entscheidungen über Familie und Fortpflanzung wird das eigene, konkrete, individuelle Leben weitergedacht. Ihr Gut-Sein oder Schlecht-Sein muss sich im lebensweltlichen Kontext erweisen: Es erhellt sich erst durch den konkreten Bezug auf die jeweils gelebte individuelle Biografie.[12] Das betrifft sowohl das Individuum selbst als auch die Personen, mit denen das Individuum in Beziehung steht. Durch die Verwobenheit von elterlicher und kindlicher Lebenszeit ist überdies der Blick der prospektiven Eltern auf den Embryo/Fetus unweigerlich von Erwartungen und Erwägungen von dessen guten Leben geprägt. Fortpflanzungsentscheidungen werden sich auch daran orientieren.

Fortpflanzung als ein kollektives Unterfangen setzt allerdings einem ausschließlich subjektivistischen Verständnis guten Lebens Grenzen. Der gemeinsame Lebensvollzug bedarf zumindest einer intersubjektiven Verständigung über wesentliche Fragen von Lebensqualität, -glück oder -sinn. Dabei handelt es sich um einen komplexen zeitlichen Prozess, der prinzipiell unabgeschlossen ist, denn die Verständigung darüber mit dem Partner oder der Partnerin oder gar mit dem geborenen und aufwachsenden Kind erfolgt erst im gemeinsamen Lebenszeitvollzug. Auf diese Weise entwickeln und verfestigen sich allerdings Vorstellungen guten Lebens und guter Elternschaft und werden innerhalb sozialer Gemeinschaften zu geteilten

---

12 Das ist auch der Hintergrund der von Tanja Krones und Gerd Richter (2003) geforderten »kontextsensitiven Ethik«.

Überzeugungen von normativer Kraft. Diese können und müssen wiederum einer kritischen normativen Bewertung zugänglich sein.

Die moralische Relevanz von Elternschaft ist nur zu verstehen, wenn man berücksichtigt, dass es sich dabei um Lebenszeit und Lebenssinn prägende Existenzweisen handelt. Umgekehrt kann die Bedeutung von Elternschaft für ein gutes Leben nur erfasst werden, wenn ihre intersubjektive bzw. kollektive normative Aufladung berücksichtigt wird. Diese Wechselwirkung in den Blick zu nehmen und so die vergleichsweise sterile Ethik des Embryos um die Dimension der Lebenszeit anzureichern sollte das Ziel einer produktiveren zukünftigen Ethik von Medizin und Fortpflanzung sein.

Literatur

Bernstein, S. & Wiesemann, C. (2014). Should Postponing Motherhood via ›Social Freezing‹ Be Legally Banned? An Ethical Analysis. *Laws 3*, 282–300.

Bleisch, B. & Büchler, A. (2020). *Kinder wollen. Über Autonomie und Verantwortung*. Carl Hanser Verlag.

Ehni, H. (2022). *Zukunftsvisionen des Alters. Fragen und Antworten der Philosophie und Ethik*. Kohlhammer.

Fenner, D. (2007). *Das gute Leben*. De Gruyter.

Hill, M., Barrett, A., Choolani, M., et al. (2017). Has noninvasive prenatal testing impacted termination of pregnancy and live birth rates of infants with Down syndrome? *Prenatal Diagnosis 37*, 1281–1290.

Hoesch, M., Rüther, M. & Muders, S. (2013). Einleitung: Neue Perspektiven auf das gute Leben. In M. Hoesch, M. Rüther & S. Muders (Hrsg.), *Glück – Werte – Sinn. Neue Perspektiven auf das gute Leben*, (S. 1–9). De Gruyter.

King, V., Lodtka, P., Marcinski-Michel, I., Schreiber, J. & Wiesemann, C. (2023). Reproduktives Timing. Neue Formen und Ambivalenzen zeitlicher Optimierung von Fortpflanzung und ihre ethischen Herausforderungen. *Ethik in der Medizin 35*, 43–56.

Kipke, R. (2013). Das ›gute Leben‹ in der Bioethik. *Ethik in der Medizin 25*(2), 115–128.

Kovács, L., Kipke, R. & Lutz, R. (Hrsg.). (2016). *Lebensqualität in der Medizin*. Springer.

Krones, T. & Richter, G. (2003). Kontextsensitive Ethik am Rubikon. In M. Düwell, K. Steigleder (Hrsg.), *Bioethik. Eine Einführung* (S. 238–245). Suhrkamp.

McQuillan, J., Passet-Wittig, J., Greil, A. L. et al. (2022). Is perceived inability to procreate associated with life satisfaction? Evidence from a German panel study. *Reproductive BioMedicine Online 14*, https://doi.org/10.1016/j.rbms.2021.09.004.

Natoli, J. L., Ackerman, D. L., McDermott, S. et al. (2012). Prenatal diagnosis of Down syndrome: a systematic review of termination rates. *Prenatal Diagnosis 32*, 142–153.

Nauck, B. (2014). Value of children and fertility: Results from a cross-cultural comparative survey in eighteen areas in Asia, Africa, Europe and America. *Adv. Life Course Res. 21*, 135–148.

Nussbaum, M. C. (2011). *Creating Capabilities. The Human Development Approach*. The Belknap Press of Harvard University Press.

Pfleiderer, G. & Rehmann-Sutter, C. (2006). *Zeithorizonte des Ethischen. Zur Bedeutung der Temporalität in der Fundamental- und Bioethik*. Kohlhammer.

Schweda, M. & Wiesemann, C. (2016). Die zeitliche Dimension des menschlichen Lebens und ihre medizinethische Relevanz. *Jahrbuch für Recht und Ethik 24*, 327–340.

Schweda, M. (2017). »A season to everything«? Considering life-course perspectives in bioethical and public-health discussions on ageing. In S. Harper & J. Hamblin (Eds.), *Planning Later Life* (S. 11–30). Routledge.
Steinfath, H. (1998). Einführung. Die Thematik des guten Lebens in der gegenwärtigen philosophischen Diskussion. In H. Steinfarth (Hrsg.), *Was ist ein gutes Leben?* (S. 7–31). Suhrkamp.
Steinfath, H. (2021). Zeit und gutes Leben. *Zeitschrift für philosophische Forschung 74*, 493–513.
Väyrynen, P. (2021). Thick Ethical Concepts. *The Stanford Encyclopedia of Philosophy*, Edward N. Zalta (ed.), https://plato.stanford.edu/archives/spr2021/entries/thick-ethical-concepts/.
Weber-Guskar, E. (2018). Debating social egg freezing: arguments from phases of life. *Medicine, Health Care and Philosophy 21*, 325–333.
Weber-Guskar, E. (2021). *Aus der Bahn geworfen. Krankheit und zeitliche Orientierung*. Brill.
Weichert, A., Braun, T., Deutinger, C., Henrich, W., Kalache, K. D. & Neymeyer, J. (2017). Prenatal decision-making in the second and third trimester in trisomy 21-affected pregnancies. *Journal of Perinatal Medicine 45*, 205–211.
Wiesemann, C. (2006). *Von der Verantwortung, ein Kind zu bekommen. Eine Ethik der Elternschaft*. C. H. Beck.
Wiesing, U. (2011). Lebenswelt und Wissenschaft im Arzt-Patient-Verhältnis. *Lebenswelt und Wissenschaft. XXI. Deutscher Kongress für Philosophie 15.–19. September 2008 an der Universität Duisburg-Essen, (Hrsg. K.-F. Gethmann, J. C. Bottek und S. Hierkel)*, 96–110. Felix Meiner.
Wolf, U. (1999). *Die Philosophie und die Frage nach dem guten Leben*. Rowohlt.
Woopen, C., Wagner, M. & Zank, S. (2021). Das gute Leben. Gesellschaft, Politik und die Praxis des hohen Alters. *Zeitschrift für Gerontologie und Geriatrie 54*, 138–143.

Risikoethik – Risikoethik und die Zukunft der Genomeditierung

Dieter Birnbacher

Einleitung

Der gegenwärtige Meinungsstand zur Anwendung der Geneditierung auf die menschliche Keimbahn (*Heritable Human Genome Editing*, HHGE) ist gekennzeichnet durch einen weitgehenden Konsens darüber, dass vorerst keine klinischen Anwendungen des Verfahrens der Geneditierung auf die menschliche Keimbahn erfolgen sollten. Die Risiken der Anwendung erscheinen zurzeit als zu hoch und zu wenig kalkulierbar, um einen entsprechenden Versuch zu wagen. Dieses Einverständnis wurde im November 2018 durch He Jiankui von der Southern University of Science and Technology in Shenzhen, China gebrochen.

Zugleich stellt sich die Frage, ob ein entsprechendes Moratorium nicht auch für die *Forschung* gelten sollte, soweit diese auf eine klinische Anwendung des HHGE auf die menschliche Keimbahn zielt, einschließlich der Forschung, die erforderlich ist, um diese Methode sicher anwendbar zu machen.

Diese Frage ist kontroverser als die Frage der klinischen Anwendung. Sie umfasst im Grunde zwei Fragen: 1. Sollte eine auf klinische Anwendungen zielende Forschung zum HHGE rechtlich zugelassen werden? 2. Sollte eine auf klinische Anwendungen zielende Forschung zum HHGE staatlich gefördert oder in anderer Weise von der Gesellschaft unterstützt werden?

Eine Antwort auf die erste Frage fällt leichter als eine Antwort auf die zweite. Einschränkungen der Forschungsfreiheit bedürfen zwingender Gründe, die ihrerseits ihre Grundlage in verfassungsrechtlichen Prinzipien haben. Im Fall der Korrekturen an der menschlichen Keimbahn mit Mitteln der Genomeditierung wäre es schwierig, zwingende Gründe für ein Forschungsverbot namhaft zu machen, jedenfalls solange sie nicht gegen das in Deutschland geltende Verbot der Forschung an menschlichen Embryonen verstößt. Im Licht der dominanten Rolle, die dieses Gesetz dem Potenzialitätsprinzip zuweist (vgl. Birnbacher, 2006b), kann man allerdings spekulieren, ob vielleicht nicht sogar eine entsprechende Forschung mit nicht entwicklungsfähigen menschlichen Embryonen in Deutschland rechtlich zulässig wäre. Nach deutschem Recht gilt nur der Embryo nach Vereinigung von Ei- und Samenzelle und nur der entwicklungsfähige Embryo im Rechtssinn als Embryo.

Die zweite Frage verdient eine ausführlichere Antwort. Ob und wie weit Forschung zum HHGE öffentlich gefördert werden sollte, hängt wesentlich von den Chancen und Risiken der aus der Forschung potenziell resultierenden Anwendungen ab.

Risiken der Anwendung – Risiken der anwendungsbezogenen Forschung

In der internationalen Debatte um die ethische Bewertung der Sicherheitsforschung zur HHGE haben Risikoargumente und damit konsequenzialistische Argumente einen deutlichen Vorrang vor kategorisch-deontologischen Argumenten. Bis in die jüngsten Kommissionsberichte hinein, etwa den Report der von Ely Y. Adashi geleiteten International Commission (Adashi & Cohen, 2020) stehen Sicherheitsaspekte im Vordergrund. Die Grundfrage lautet: Rechtfertigen die möglichen *benefits* der klinischen Anwendung dieses Verfahrens die Risiken, die einerseits im Zuge einer potenziellen Anwendung, andererseits im Zuge der zu ihrer sicheren Anwendung erforderlichen Forschung in Kauf zu nehmen sind?

Die Dominanz von Risikoargumenten erklärt sich nicht zuletzt dadurch, dass die Mehrzahl der nicht-konsequenzialistischen Argumente gegen die Anwendung der HHGE und der dazu notwendigen Sicherheitsforschung an spezifische, nicht verallgemeinerbare kulturelle Deutungsmuster gebunden sind. Außerdem schießen sie regelmäßig übers Ziel hinaus. Das gilt insbesondere für zwei Argumente auf der Ebene des Individuums und eines auf der Ebene der Menschheit als Gattung: die Argumente, dass eine Genomveränderung die Authentizität des geborenen Menschen verfälscht, das Argument der Sakrosanktheit der natürlichen individuellen Genausstattung sowie das der Sakrosanktheit des Genoms der menschlichen Gattung als ganzer.

Alle drei Argumente schließen nicht nur die Keimbahneditierung, sondern auch die somatische Genomeditierung aus. Diese ist jedoch in der Mehrzahl ihrer Anwendungen weithin akzeptiert. Außerdem eröffnet sie für zahlreiche genetisch bedingte oder mitbedingte Erkrankungen bisher unbekannte Heilungschancen. Das Authentizitätsargument besagt, dass ein HHGE unzulässig ist, da es mit der Authentizität des Menschen, der in der Folge einer im frühen Embryonalstadium oder bei den Gameten vorgenommenen Genomveränderung geboren wird, unvereinbar ist. Dies Argument trifft offenkundig auch die somatische Gentherapie. Auch ein in seinem Körpergenom künstlich veränderter Mensch ist nicht vollständig »authentisch«, wenn man damit das Genom meint, mit dem er geboren worden ist. Aber schon der Realitätsgehalt eines so bestimmten Begriffs von Authentizität lässt sich bezweifeln. So ist das individuelle Genom keine statische Größe, sondern fortlaufend Veränderungen durch innere und äußere Faktoren ausgesetzt. Dasselbe gilt für das Naturwüchsigkeitsargument. Auch ein mit Mitteln einer somatischen Genedierung behandelter Mensch trägt nicht mehr sein naturwüchsiges, von allen menschlichen Eingriffen unabhängiges Genom. Damit wird zwangsläufig auch die Integrität des Genoms der Menschheit als ganzer verletzt. Noch weniger vereinbar mit weithin geteilten Plausibilitäten sind die noch weitergehenden, nicht nur das Resultat, sondern bereits das Vorgehen des HHGE treffenden Naturwüchsigkeitsargumente des katholischen Lehramts, nach denen bereits die für die HHGE unabdingbare In-vitro-Fertilisation unzulässig ist.

Kategorische Verdikte über die HHGE machen es sich mit der Beurteilung dieses Verfahrens leicht – aus konsequenzialistischer Sicht allzu leicht. Konsequenzialistische Beurteilungen, die sich auf die Frage der Verhältnismäßigkeit von Chancen und Risiken einlassen, sehen sich demgegenüber Schwierigkeiten anderer Art ausgesetzt: Die in die Beurteilung eingehenden prognostischen Einschätzungen weisen in diesem Fall – wie bei allen Neulandtechnogien – ein hohes Maß an Ungewissheit auf. Die Unsicherheiten betreffen dabei alle einschätzungsrelevanten Parameter: das Ausmaß des Nutzens der betreffenden Forschung vor dem Hintergrund der dann, wenn die Sicherheit des Verfahrens etabliert sein sollte, möglicherweise bestehenden Alternativen; sobald genetisch veränderte menschliche Embryonen probeweise eingepflanzt, ausgetragen und geboren werden, die Auswirkungen auf die Lebenschancen und das Lebensschicksal dieser Menschen; die Art der Zwecke, zu denen die Ergebnisse dieser Forschung in Zukunft eingesetzt werden.

Risikoethik

Risikoethisch ist die Genomeditierung an der menschlichen Keimbahn eine massivere Herausforderung als die Genomeditierung in Form einer entsprechenden am Individuum ansetzenden Intervention – gleichgültig, ob sie auf die Therapie einer bestehenden Erkrankung, auf die Prävention möglicher Erkrankungen oder auf nicht-krankheitsbezogene Verbesserungen oder Veränderungen zielt. Grund dafür ist das besondere Risikoprofil der HHGE im Unterschied zur Genomeditierung am Individuum:

1. Da die Modifikationen am Genom in den allerersten Stadien der Entwicklung des menschlichen Embryos bzw. bei seinen Vorgängern (Gameten, Vorkernstadien) erfolgt, liegen sie in jeder einzelnen Körperzelle des geborenen Individuums vor. Fehler wie *off target*-Effekte (unbeabsichtigte Veränderungen anderer als der angezielten Genomabschnitte), *on target*-Effekte (fehlerhafte Veränderungen der angezielten Genomabschnitte) und unvollständige Änderungen (z. B. Mosaikbildung) hinterlassen Spuren in allen Körperzellen.
2. Die am Genom vorgenommenen Veränderungen betreffen nicht nur das jeweilige Individuum, sondern werden an die Nachkommen weitergegeben.
3. Die vorgenommenen Modifikationen sind (bis auf weiteres) irreversibel. Ob sie in der zweiten oder einer späteren Generation rückgängig gemacht werden können, ist aus heutiger Sicht unklar. Es bedürfte dazu einer nochmaligen Anwendung des HHGE in umgekehrter Richtung.

Wie sind die Risiken der Forschung zur Sicherheit dieses Verfahrens für die im Zuge dieser Forschung geborenen Menschen zu beurteilen? – An dieser Stelle werden eine Reihe von Fragen relevant, die als zentrale Gegenstände der Risikoethik gelten können:

1. Sollen Nutzen und Risiko des Verfahrens wie bei technischen Beurteilungen üblich nach dem Nutzenerwartungswert (der Summe der Produkte aus Nutzen- bzw. Schadenshöhe und ihrer jeweiligen Eintrittswahrscheinlichkeit) oder nach der jeweils vorliegenden Konstellation von »qualitativen Risikomerkmalen« beurteilt werden?
2. Von welcher Risikoeinstellung ist bei der Beurteilung der Akzeptabilität des Verfahrens auszugehen, einer eher risikoneutralen oder eher risikoaversiven?
3. Wie sind die bei Neulandtechnologien zwangsläufigen Ungewissheiten – sowohl bei den Chancen wie bei den Risiken – in der Beurteilung zu berücksichtigen?
4. Was zählt – der Erwartungswert oder die »qualitativen Risikomerkmale«?

Während wissenschaftliche und technologische Experten technologische und medizinische Risiken weitgehend nach dem Nutzenerwartungswert bewerten, greifen Laien bei der Wahrnehmung, Bewertung und Akzeptanz technologischer Risiken überwiegend auf bestimmte mentale Heuristiken zurück (vgl. Renn, 2008). Beide unterschieden sich in ihren Ergebnissen teilweise gravierend. Offenkundig geworden ist das insbesondere bei der Einschätzung der Risiken des Anbaus genetisch veränderter Kulturpflanzen in der Landwirtschaft.

Aus der Sicht vieler Wissenschaftler ist die Laienwahrnehmung von Risiken weitgehend irrational, oder, wie das häufig genannt wird, »emotional«. Tatsächlich lässt sich die populäre Wahrnehmung von Risiken, insbesondere bei den Risiken für Leib und Leben, nur mit großer Mühe in eine kohärente Form bringen. Teilweise werden Gefahren aufgrund objektiv seltener Ereignisse (wie die mehr oder weniger spekulativen Gesundheitsschäden durch Lebensmittelzusätze) stark überschätzt, Gefahren durch allgegenwärtige Faktoren (wie die gut belegten Gesundheitsschäden durch Feinstaub) stark unterschätzt. Der Risikotheoretiker Peter M. Sandman hat das einmal so ausgedrückt: »Die Risiken, die dich töten, sind nicht dieselben wie die Risiken, die dich ärgern und erschrecken« (Jungermann & Slovic, 1993, S. 80). Psychologische Risikotheorien, die verbreitete Risikobeurteilungen zu rekonstruieren versuchen, verzichten häufig auf ein einheitliches Prinzip und ziehen einen Pluralismus von mehr oder weniger kontextgebundenen Prinzipien vor, etwa in Form des von Gerd Gigerenzer und Reinhard Selten (2001) entwickelten »adaptiven Werkzeugkastens« (*adaptive toolbox*). Nach dem, was wir der empirischen Risikoforschung entnehmen können, orientiert sich die Laienbeurteilung der Akzeptabilität von Risiken statt an quantitativen Größen wie Nutzen- bzw. Schadensausmaß und Eintrittswahrscheinlichkeit vor allem an einer Reihe von »qualitativen Risikofaktoren«, u. a. an:

- Freiwilligkeit vs. Unfreiwilligkeit der Risikoübernahme. Es macht für die Akzeptanz eines Risikos einen Unterschied, ob das Risiko freiwillig eingegangen wird oder aufgezwungen ist.
- Natürlichkeit vs. Anthropogenität des Risikos. Es macht für die Akzeptanz eines Risikos einen Unterschied, ob es natürlichen oder menschlichen Ursprungs ist. Dem Natürlichen wird im Allgemeinen ein »Natürlichkeitsbonus« (Birnbacher, 2006a, S, 21–22) eingeräumt, u. a. auch bei Risiken.

- Katastrophenpotenzial. Es macht für die Akzeptanz eines Risikos einen Unterschied, ob zu befürchten ist, dass es sich in einem katastrophalen Schadensereignis manifestiert oder in vielen kleineren über die Zeit verteilten Schadensereignissen.
- Fairness vs. Unfairness der Nutzen-Risiko-Verteilung. Es macht für die Akzeptanz eines Risikos einen Unterschied, ob der Nutzen der Risikoübernahme und der Schaden im Schadensfall auf dieselben Gruppen entfallen oder ob Nutzen und Schaden ausgesprochen ungleich verteilt sind.

Das sind nur einige der »qualitativen Risikofaktoren«, von denen den Ergebnissen der psychologischen Risikoforschung zufolge die Wahrnehmung, Bewertung und Akzeptanz von Risiken abhängen. Ich habe sie deshalb ausgewählt, weil sie mir gute Kandidaten dafür zu sein scheinen, dass sie sich in das Paradigma der Beurteilung von Chancen und Risiken nach dem Erwartungswert integrieren lassen. Sie stünden damit einer integrativen Theorie der Akzeptabilität von Risiken nicht notwendig als »Stolpersteine« im Weg. Das gilt vor allem, wenn man bei der Bewertung des jeweiligen Risikos das Ausmaß des jeweiligen Nutzens und Schadens nicht nach irgendwie gearteten objektiven Größen (wie der Zahl der Toten und Verletzten bei Unfällen, dem Sachschaden oder dem wirtschaftlichen Nutzen und Schaden) bemisst, sondern nach der subjektiven Betroffenheit der jeweils betroffenen Personen, also dem Ausmaß, in dem sich infolge der jeweiligen risikobehafteten Praxis die subjektive Lebensqualität der davon betroffenen Subjekte verbessert oder verschlechtert (vgl. Birnbacher, 2010).

Es ist offensichtlich, dass es auf dem Hintergrund eines subjektivistischen Verständnisses von Nutzen und Schaden einen erheblichen Unterschied macht, ob man die Möglichkeit dieses Schadens freiwillig in Kauf genommen hat oder nicht. Auch bei gleichem objektivem Schadensausmaß (etwa einer bestimmten Art von Unfall) wird dieser Schaden sehr unterschiedlich bewertet, je nachdem, ob er als »Preis« für eine hochbewertete Tätigkeit (etwa eine Risikosportart) ins Kalkül gezogen und für vertretbar befunden worden ist oder ob er einem ohne eigene explizite oder implizite Zustimmung aufgezwungen wird. Die Unfreiwilligkeit eines Risikos geht im Schadensfall in der Regel mit einem signifikant höheren subjektiven Schaden einher. Eine besondere Form der Unfreiwilligkeit ist dabei die Irreversibilität von Risiken. Irreversibilität bedeutet Alternativlosigkeit: Ein irreversibles Risiko entzieht sich einer Entscheidung darüber, ob man das betreffende Risiko in Kauf zu nehmen bereit ist oder nicht.

Auch für die Risikodimension Natürlich vs. Anthropogen lässt sich plausibel machen, dass sie im Schadensfall für das jeweilige Ausmaß des subjektiven Schadens relevant ist. Natürliche Gefahren (wie etwa Gesundheitsgefahren aufgrund der jeweils eigenen körperlichen Konstitution) werden sehr viel eher akzeptiert als Gefahren, die von anderen Menschen ausgehen (wie etwa Gesundheitsgefahren aufgrund von Verletzungen durch andere oder durch Umweltschadstoffe). Dass dieser Parameter einen Unterschied macht, lässt sich unschwer evolutionär erklären. Da man in der Evolution des Menschen gegen natürliche Gefahren weitgehend machtlos war, wurden sie notgedrungen eher akzeptiert als Gefahren durch Menschen, gegen die man sich zur Wehr setzen konnte.

Auch das Katastrophenpotenzial ist, wenn es um das Ausmaß des subjektiven Schadens geht, ein zu berücksichtigender Parameter. Anders als viele zeitlich und geografisch verteilte kleinere Schäden (wie etwa die in Deutschland jährlich mehr als 2.500 Toten und 320.000 Verletzten im Straßenverkehr) haben Kumulationen von Schäden in einem einzigen Schadensereignis schwerwiegendere Systemeffekte als die Summe vieler einzelner Schadensereignisse und erschüttern das Vertrauen in eine Technologie nachhaltiger.

Auch die Dimension der Fairness vs. Unfairness in der Nutzen-Risiko-Verteilung ist zweifellos ethisch relevant. Auch wenn eine ausgeprägt einseitige Verteilung von Vorteilen und Lasten (wie gelegentlich argumentiert wird, vgl. Cavaliere, 2018, S. 213) nicht als Minderung der *Sicherheit* einer Technologie gelten kann, wird sie dadurch dennoch in der Regel moralisch weniger akzeptabel.

Bis auf das Merkmal »Katastrophenpotenzial« sind diese Risikomerkmale offenkundig auch für die Einschätzung der Chancen und Risiken des HHGE relevant.

Das gilt zuallererst für die Dimension *Freiwilligkeit vs. Unfreiwilligkeit.* Die Forderung, dass versuchsweise vorgenommene klinische Anwendungen der HHGE nur auf freiwilliger Basis erfolgen, wird heute von niemandem in Frage gestellt. Nicht nur müssen die Eltern, deren Kind mit einem veränderten Genom geboren wird, nach Information über Chancen und Risiken in die gentechnische Intervention einwilligen. Auch die Spender der Embryonen, an denen im Vorfeld klinischer Versuche die Sicherheit des Verfahrens getestet wird, müssen der Verwendung zustimmen, jedenfalls so lange keine künstlich (etwa aus IPS-Zellen) hergestellten menschlichen Gameten, Embryonen oder Embryoide für die Forschung zur Verfügung stehen. Allerdings lässt sich ein *informed consent* stets nur von einwilligungsfähigen Lebenden einholen, nicht von dem aus einem HHGE hervorgehenden Kind und nicht von dessen potenziellen Nachkommen. Bei Interventionen zu präventiven Zwecken, die auf schwere Erkrankungen und Behinderungen zielen, lässt sich ein zukünftiges Einverständnis relativ problemlos antizipieren. Anders verhält es sich bei Interventionen zur Prävention leichterer oder therapierbarer Erkrankungen, von Krankheitsdispositionen (wie im Fall von He Jiankui der Disposition, mit HIV infiziert zu werden) oder zu Zwecken des Enhancements, der Steigerung nicht-gesundheitsbezogener Eigenschaften. Bei diesen ist in der Regel nicht garantiert, dass die Betroffenen von der Intervention subjektiv profitieren und dass sie ihrer auf der Wahlentscheidung anderer beruhende genetische Ausstattung als Erweiterung und nicht als Einengung ihrer Lebenschancen empfinden.

Ebenso auf der Hand liegt die Relevanz der Dimension *Natürlich vs. Anthropogen* für die Risikobeurteilung bei der HHGE. Mögliche Schäden durch Fehler bei der Anwendung des Verfahrens werden den betroffenen Wissenschaftlern zugeschrieben, auch wenn natürliche Schäden derselben Art und Folgenträchtigkeit weitaus häufiger vorkommen. Sie werden in der Regel ausgeprägtere Enttäuschungsgefühle nach sich ziehen. Nicht nur andere werden den von einem missglückten gentherapeutischen Behandlungsversuch Betroffenen möglicherweise statt als zufällig von einer natürlichen Anomalie Betroffenen als kalkuliertes »Opfer« eines von Menschen bewusst unternommenen riskanten Versuch sehen, er wird sich möglicherweise auch selbst so sehen.

Auch die *Fairness vs. Unfairness* der Nutzen-Risiko-Verteilung ist wie bei allen avancierten und kostenaufwendigen medizinischen Verfahren ethisch relevant. Insbesondere stellt sich die Frage, wie weit die HHGE Chancen hat, zu einem Standardverfahren zu werden, das allen und nicht nur einer kleinen Elite zur Verfügung steht. Zwar sind die Kosten der gentechnischen Interventionen infolge der Entdeckung der neuen Genscheren im Vergleich mit den bis dahin verfügbaren Verfahren mittlerweile um ein Vielfaches preiswerter geworden. Aber es wäre bedenklich, den Steuerzahler mit den hohen Kosten der Erforschung und der klinischen Erprobung des Verfahrens zu belasten, wenn das einmal etablierte Verfahren am Ende nur für Superreiche erschwinglich wäre, oder – wie die jüngsten WHO-Empfehlungen zum HHGE (WHO, 2021) anmahnen – die zwischen der medizinischen Versorgungslage in den reichen und den armen Ländern bestehende Kluft noch weiter vertiefen würde.

Welche Risikoeinstellung, welcher Umgang mit Ungewissheit?

Während am Nutzenerwartungswert orientierte versicherungsmathematische Chancen-Risiko-Kalkulationen in der Regel von einer neutralen Risikoeinstellung ausgehen, gibt es gute Gründe, bei Entscheidungen über Erprobung und Anwendung neuer Technologien eine moderat risikoaversive Risikoeinstellung einzunehmen.

Ein Grund ist das aus der Risikopsychologie bekannte Vorherrschen einer durchweg eher risikoaversiven Haltung gegenüber neuen Technologien. Das Bestehen von (unfreiwilligen) Risiken durch neue Technologien wird (unabhängig vom Schadenseintritt) überwiegend stärker als Belastung empfunden als die dadurch bestehenden Chancen (unabhängig von ihrer Realisierung) als *benefit*. In einer demokratischen Gesellschaft sollte diese Tendenz bei der Einführung neuer Technologien respektiert werden. Ein anderer Grund ist die Tatsache, dass Sicherheit vor (unfreiwilligen) Risiken als ein grundlegendes menschliches Bedürfnis gelten kann. Wir bezahlen die Prämien für eine Versicherung ja nicht nur, um im Schadensfall einen Schaden ersetzt zu bekommen, sondern auch und wesentlich um der gefühlten Sicherheit willen, vor den Schadensfolgen (soweit sie monetär bewertbar sind) geschützt zu sein. Hinzu kommt, dass Risikoängste insbesondere bei Technologien mit Katastrophenpotenzial häufig durch Prozesse »sozialer Verstärkung« überhöht werden (Kasperson et al., 1988).

Beide Gründe legen bei neuen Technologien ein moderat, wenn auch nicht extrem risikoaversives Vorgehen nahe. Das gilt vor allem, wenn nicht nur die Wahrscheinlichkeiten von möglichen Schadensfällen schwer einzuschätzen ist, sondern sich die möglichen Schadensfälle ex ante infolge des Fehlens geeigneter Modelle oder experimenteller Arrangements nur schwer identifizieren lassen.

Andererseits sollte die Risikoscheu nicht so weit gehen, dass der Erkenntnis- und technische Fortschritt dadurch vollständig blockiert wird – jedenfalls soweit die Ziele hinreichend erstrebenswert sind. Eine Maximin-Regel nach dem Muster von Hans Jonas' »Heuristik der Furcht« wäre klarerweise inakzeptabel, da sie jeden Fortschritt unverhältnismäßig behindern würde. Eine »Heuristik der Furcht« würde einseitig allein den Risiken moralische Bedeutung beilegen und die moralischen Chancen technischer Fortschritte ignorieren. Dasselbe würde sich bei Befolgung einer deontologischen Regel ergeben, die jede Zufügung eines unfreiwilligen gesundheitlichen Schadens kategorisch ausschließt, wie sie Julian Nida-Rümelin vorgeschlagen hat (Nida-Rümelin et al., 2012, S. 155). Eine Regel dieser Art würde es verbieten, auch dann auch nur ein minimales Risiko einer gesundheitlichen Schädigung in Kauf zu nehmen, wenn dem gute Chancen einer erheblichen Verbesserung der Gesundheitsversorgung gegenüberstehen.

Es ist nicht leicht, bei der Risikoabwägung neuer Technologien einen vernünftigen Mittelweg zwischen Risikoneutralität und extremer Risikoaversion zu finden. Erforderlich dazu ist einerseits eine umfassende historische Erfahrung mit vergleichbaren Entscheidungsproblemen, andererseits eine (stets fallible) Urteilskraft nach der Art des sogenannten »engineering judgement«. Leider ist auch von dem in diesem Zusammenhang häufig angerufenen »Vorsorgeprinzip« (*precautionary principle*) nicht allzu viel Hilfe zu erwarten. Angesichts der Vielzahl seiner möglichen Interpretationen ist dieses Prinzip eher eine Reformulierung der Aufgabe als ein Lösungsangebot. Wird das »Vorsorgeprinzip« so verstanden, dass es verbietet, in der Forschung jederlei Risiko einzugehen, ist es klarerweise übermäßig prohibitiv. Außerdem lässt sich Vorsorge nur für Risiken treffen, die man ex ante in irgendeiner Weise benennen kann. Neulandtechnologien bergen aber häufig Risiken, die sich erst ex post identifizieren lassen. Eine unverzichtbare Funktion übernimmt das Vorsorgeprinzip allerdings in pragmatischer Hinsicht – als eine Orientierungsregel, die zu Vorsicht, Wachsamkeit und schrittweisem Vorgehen mahnt.

Die Konsequenzen, die sich daraus für HHGE ergeben, liegen auf der Hand: Eine klinische Anwendung dieses Verfahrens ist in der ersten Phase nur bei hinreichendem Kenntnisstand über alle bekannten Sicherheitsaspekte und unter striktem Monitoring vertretbar. Bereits bei der Sicherheitsforschung sind Sicherheitsaspekten Priorität (wenn auch nicht absolute Priorität) zu geben.

Voraussetzung ist allerdings, dass die Chancen dieses Verfahrens hinreichend erheblich sind, um die Inkaufnahme der Risiken zu rechtfertigen.

Sicherheitsforschung zum HHGE und ihre Grenzen

Ein möglicher »Fahrplan« der Sicherheitsforschung zum HHGE könnte nach einem ausgewiesenen Experten, dem amerikanischen Medizinjuristen Henry Greely (Greely, 2021, Kap. 14), so aussehen, dass die zur Verfügung stehenden Verfahren zunächst an nichtmenschlichen Embryonen ex vivo, dann an nichtmenschlichen

Embryonen in vivo und schließlich an menschlichen Embryonen im Blastozystenstadium ex vivo untersucht werden. Es wäre jeweils zu überprüfen, wie weit und wie fehlerfrei sich die an den Gameten oder am frühen Embryo induzierten Änderungen am Genom auf den Phänotyp auswirken. Angesichts der stets kostengünstiger werdenden Totalsequenzierung des Genoms könnte sich die Auffindung von off-target- und on-target-Effekten auf der Ebene des Genoms dabei als problemloser darstellen als die Ermittlung ihrer u.a. durch epigenetische und entwicklungsumweltbedingte Faktoren mitbedingten Auswirkungen auf den Phänotyp und dessen direkte und indirekte Folgen.

Ein anderes Problem dieser Forschung liegt darin, dass die Entwicklung des Embryos nach der Einnistung am 14. Tag der Schwangerschaft für die Forschung in vielerlei Hinsicht eine *black box* bleibt. Das wäre auch dann der Fall, wenn die gegenwärtig geltende 14-Tage Frist für die Forschung an menschlichen Embryonen erweitert werden sollte. Auch mit einer erweiterten Zeitgrenze wären erfolgreiche Versuche an menschlichen Embryonen und Föten von einer Sicherheitsgarantie für klinische Anwendungen weit entfernt. Es wäre allenfalls möglich, Teilsysteme und Gewebe aus den an der Weiterentwicklung gehinderten Embryonen in vitro zu kultivieren, um durch die Genomänderungen bedingte Fehlbildungen zu identifizieren. Eine gewisse Sicherheit des Verfahrens ließe sich erst durch das Ausreifen-Lassen menschlicher Embryonen bis zur Geburt und ein anschließendes Monitoring der Entwicklung der geborenen Kinder gewinnen.

Ein weiteres Hindernis für die Sicherheitsforschung zum HHGE sind die gegenwärtig in vielen Ländern geltenden rechtlichen Beschränkungen der Forschung an menschlichen Embryonen. Ob eine entsprechende Forschung mithilfe nicht entwicklungsfähiger Embryonen oder embryoähnlicher Strukturen denkbar ist, ist bislang ungeklärt. Je stärker sich solche Entitäten von normalen entwicklungsfähigen Embryonen unterscheiden, desto weniger aussagekräftig sind solche Versuche für Fragen einer potenziellen klinischen Anwendung (vgl. Deutscher Ethikrat, 2017, S. 27).

Eine weitere Beschränkung ist die begrenzte Verfügbarkeit von menschlichen Embryonen. Ob aus somatischen Stammzellen durch Reprogrammierung hergestellte Gameten und Embryonen als Ersatz zur Verfügung stehen, ist aus heutiger Sicht unklar. Fraglich ist darüber hinaus, wie viele Eltern bereit sein werden, überzählige Embryonen aus reproduktionsmedizinischen Verfahren wie In-vitro-Fertilisationen und PID für die HHGE-Forschung zu spenden.

Wie vordringlich ist HHGE?

Dies alles spricht dafür, dass der Weg hin zu einer Etablierung einer hinreichend sicheren und erprobten Anwendung des HHGE steinig sein wird. Es ist kaum damit zu rechnen, dass das Verfahren in wenigen Jahren so weit abgesichert ist, dass das gegenwärtig bestehende implizite Moratorium der klinischen Anwendung guten Gewissens gelockert werden kann.

Eine andere Frage ist, ob das Ziel allererst erstrebenswert genug ist, um diesen Weg zu gehen. Gerade eine hinreichend gesicherte Anwendung des Verfahrens birgt ihrerseits schwerwiegende Risiken, vor allem das schwer zu kontrollierende Risiko seiner Anwendung zu ex ante nicht intendierten Zwecken wie einem generationenübergreifenden Enhancement menschlicher Eigenschaften. Sobald die Eigenschaften, die generationenübergreifend mit genetischen Mitteln gesteigert werden, über die von den Autoren des Klassikers *From Chance to Choice* »all-purpose natural capacities« (Buchanan et al., 2000, S. 168) genannten elementaren Eigenschaften hinausgehen, würde ein solches Enhancement ethische Fragen aufwerfen. Während bei den »all-purpose natural capacities« (wie etwa mittlere Intelligenz, maßvolle Aggressionsneigung und Empathiefähigkeit) schwer zu bestreiten ist, dass sie für alle Menschen ungeachtet ihrer Lebensumstände und Lebensziele wünschenswert sind, würden bei darüber hinaus gehenden Eigenschaften die genetische Steuerung primär die zufälligen und zeitgebundenen Präferenzen der anfänglichen Anwender widerspiegeln. Damit würde sich eine Büchse der Pandora der genetischen Fremdbestimmung öffnen, zumindest solange die einmal eingeführten Änderungen des Genoms irreversibel sind. Schließlich ist beim HHGE anders als bei der Präimplantationsdiagnostik die Wahl qualitativer Merkmale des Nachwuchses nicht mehr auf die genetischen Konstellationen beschränkt, die sich natürlicherweise bei der Kombination der elterlichen Gene ergeben. Sobald auch polygen bedingte Merkmale wie athletischer Körperbau, Musikalität und Haarfarbe mit HHGE wählbar werden, wäre der Weg nicht mehr weit bis zu einem schwer zu kontrollierenden »genetischen Supermarkt« (Nozick, 2011, S. 442).

Demgegenüber sind die *benefits* der Verfügbarkeit einer sicheren Methode des HHGE aus heutiger Sicht begrenzt. Für Paare mit familiären genetischen Anomalien steht zur Unterbrechung der Weitergabe der Anomalie mit der Präimplantationsdiagnostik eine erprobte und risikoarme Alternative zur Verfügung. Die Zahl der Fälle, in denen eine Verhinderung der Weitergabe genetischer Störungen an die Nachkommen durch Präimplantationsdiagnostik nicht möglich ist, ist überschaubar. Greely schätzt das Vorkommen von Monozygotie bei den Eltern – so dass ein von ihnen gezeugtes Kind mit 100 % die Anomalie erbt – auf zwischen 1.000 und 10.000 weltweit (Greely, 2021, S. 232). Zudem wird nicht bei allen diesen Paaren, bei denen beide Partner von der Mutation betroffen ist, der Wunsch nach einem vollständig genetisch verwandten Kind hinreichend stark sein, um sich auf das Wagnis eines HHGE einzulassen, statt die Alternativen einer Gametenspende oder einer Adoption zu nutzen. Für polygen bedingte Volkskrankheiten wie der koronaren Herzkrankheit oder der Alzheimer-Demenz existieren häufig »Schlüsselgene«. So könnte eine Korrektur einer Keimbahnmutation im BRCA1-Gen das Brustkrebs-Risiko einer von dieser Form erblichen Brustkrebses betroffenen Frau von etwa 75 Prozent auf die etwa 12 Prozent der weiblichen Allgemeinbevölkerung senken (Deutscher Ethikrat, 2017, S. 15). Auch um in solchen Fällen Gene an der Übertragung zu hindern, dürfte sich eine entsprechende Weiterentwicklung der Präimplantationsdiagnostik eher anbieten als die HHGE. Allerdings bedürfte es bei dieser Methode der Kontrolle und möglichen Intervention in jeder neuen Generation.

Zu bedenken ist darüber hinaus, dass für den voraussichtlichen längeren Zeitraum, den die präklinische Sicherheitsforschung einnehmen wird, eine große Wahrscheinlichkeit besteht, dass Verfahren der somatischen Gentherapie unter Verwendung von CRISPR-Cas mit vergleichbarer Wirksamkeit entwickelt werden. Solche Verfahren könnten im Fötalstadium, in der frühen Entwicklung oder auch im Erwachsenenalter ansetzen, bedürften allerdings ebenso wie die Präimplantationsdiagnostik in jeder Generation einer erneuten Behandlung.

Fazit

Nicht nur die Anwendung des HHGE, auch bereits die Forschung zu ihrer sicheren Anwendung ist mit gravierenden, schwer zu kalkulierenden und schwer zu kontrollierenden Risiken behaftet. Es erscheint fraglich, ob die Aussicht auf eine sichere Anwendung der HHGE hinreichend verlockend ist, um eine Inkaufnahme dieser Risiken zu rechtfertigen.[1]

Literatur

Adashi, E. Y., & Cohen I. G. (2020). Heritable Human Genome Editing: The International Commission Report. *JAMA 324*(19), 1941–1942.
Birnbacher, D. (2006a). *Natürlichkeit*. Berlin.
Birnbacher, D. (2006b). Wie überzeugend ist das Potentialitätsargument? *Jahrbuch für Wissenschaft und Ethik 11*, 327–336.
Birnbacher, D. (2010). Emotions within the bounds of pure reason: Emotionality and rationality in the acceptance of technological risks. In S. Roeser (eds.), *Emotions and risky technologies* (S. 177–194). Dordrecht.
Buchanan, A., Brock, D. W., Daniels, N., et al. (2000). *From chance to choice*. Genetics and justice. Cambridge
Cavaliere, G. (2018). A path through the (moral) morass. Genome Editing, reproduction and broad conversations. In M. Braun, H. Schickl, Dabrock, P. (eds.), *Between moral hazard and legal uncertainty: Ethical, legal and societal challenges of Human Genome Editing* (S. 203–225). Wiesbaden.
Deutscher Ethikrat. (2017). *Eingriffe in die menschliche Keimbahn. Stellungnahme*. Berlin.
Gigerenzer, G. & Selten, R. (2001). Rethinking rationality. In G. Gigerenzer & R. Selten (eds.), *Bounded rationality. The Adaptive Toolbox* (S. 1–12). Cambridge MA.
Greely, H. T. (2021). *CRISPR people. The science and ethics of editing humans*. MIT Press.
Jungermann, H. & Slovic, P. (1993). Charakteristika individueller Risikowahrnehmung. In W. Krohn & G. Krücken (Hrsg.): *Riskante Technologien: Reflexion und Regulation* (S. 79–100). Suhrkamp.

---

1 Für wertvolle Hinweise bin ich Bettina Schöne-Seifert dankbar.

Kasperson, R. E., Renn, O., Slovic, P., et al. (1988). The social amplification of risk. A conceptual framework. In *Risk Analysis 8*, 177–187.
Nida-Rümelin, J., Rath, B., & Schulenburg, J. (2012). *Risikoethik*. J.B. Metzler.
Nozick, R. (2011). *Anarchie, Staat, Utopia*. J.B. Metzler.
Renn, O. (2008). Concepts of risk: An interdisciplinary review. *GAIA 17*, 50–66, 196–204.

Vertrauen –
Das Vertrauen und die Medizin

Giovanni Maio

Gespräche, die sich zwischen Patienten und ihren Ärzten ereignen, sind in vielen Fällen kaum denkbar ohne ein zugrundeliegendes Vertrauensverhältnis. Urban Wiesing und Georg Marckmann haben dieses Vertrauen als »antizipatorisches Vertrauen« (Wiesing & Marckmann, 2009, S. 17) bezeichnet, als ein Vertrauen, das in Zusammenhang steht mit einer kollektiven Erwartung an die Ärzte als Vertreter einer ärztlichen Profession. Ausgehend von dieser überzeugenden These erscheint es lohnend, genau danach zu fragen, was Vertrauen ist und welche konkrete Bedeutung es für die Medizin hat. Wo hat das Vertrauen seinen Platz in der Medizin? Und warum muss das Vertrauen neu verteidigt werden? Darüber soll es in diesem Beitrag gehen. Zunächst sollen die Grundelemente des Vertrauens herausgearbeitet werden, um in einem zweiten Teil auf die Implikationen der gewonnenen Einsichten für die moderne Medizin einzugehen.

Grundelemente des Vertrauens

Dem Vertrauen soll in diesem ersten Teil zunächst systematisch nachgegangen werden; es gilt, die Grundelemente herauszuarbeiten, die das Vertrauen ausmachen, denn so häufig der Begriff auch verwendet werden mag, sein genauer Charakter ist gar nicht so leicht zu fassen. Daher erscheint es wichtig, nach den Grundelementen des Vertrauens zu fragen.

Vertrauen als Entproblematisierung des Nichtwissens

Von Vertrauen zu einem anderen Menschen lässt sich nur dort sprechen, wo es keine Sicherheit gibt. Wenn man mit Sicherheit weiß, was der andere tut, so braucht man kein Vertrauen. Vertrauen kann man nur dann, wenn etwas Unsicheres und vor allem etwas Unkontrollierbares im Raume schwebt. Vertrauen heißt aber auch nicht Nicht-Wissen, sondern Vertrauen ist eine Art Mittelzustand zwischen Nichtwissen und Wissen (Simmel, 1908, S. 393). Wer vertraut, weiß etwas, auch wenn er es oft nicht beziffern kann. Es war auch Georg Simmel, der diesen Mittelzustand des Wissens auf den Punkt brachte, als er betonte, dass derjenige, der alles wüsste, kein

Vertrauen bräuchte und derjenige der nichts wüsste, gar nicht vertrauen könnte (Simmel, 1908, S. 93; siehe auch dazu Endreß, 2002, S. 74).

Deutlich wird: Es bleibt beim Vertrauen immer ein Rest an Unsicherheit; andernfalls wäre es kein Vertrauen, sondern eine Vereinbarung. Dem Vertrauen ist somit das bereitwillige Akzeptieren eines Wissensdefizits inhärent. Wo alles sicher ist, stellt sich die Frage des Vertrauens nicht. Wer vertraut, akzeptiert, dass er nicht so viel weiß, dass er eine bestimmte Handlung des anderen garantieren könnte, aber lässt sich auch ohne diese Garantie auf die Beziehung ein, weil er darauf vertraut, dass der andere sich vertrauenswürdig verhält. Der Vertrauende verzichtet freiwillig auf das Einholen weiterer bestärkender und versichernder Informationen (Hartmann, 2003, S. 410) und lässt sich freiwillig auf das Wagnis des Vertrauens ein. Vertrauen ist daher nicht weniger als eine Bewältigung von Unsicherheit und ein kreativer und konstruktiver Umgang mit den Grenzen des Voraussagbaren. Vertrauen stellt damit eine konstruktive Antwort auf die Unvermeidbarkeit von Unwissen und Undurchsichtigkeit dar. Das Vertrauen ermöglicht es, über das Gesicherte und Evidente hinauszugehen und mehr zu tun als das reine Kalkül es zuließe. Durch das Vertrauen wird der Kontrollimperativ durch innere Ruhe ersetzt.

Daraus wird deutlich, dass Vertrauen in gewisser Weise ein Sprung ist, der sich über die dem Leben inhärenten Ungewissheiten hinwegsetzt. Ohne diesen Sprung könnten wir mit der grundsätzlichen Offenheit unserer Zukunft nicht zurechtkommen. Vertrauen ist die emotionale Überbrückung eines zwingenden Defizits an Wissen über die Zukunft – und die innere Disposition, dieses Wissensdefizit nicht als lähmend zu empfinden, sondern als etwas Unvermeidbares zu akzeptieren. Vertrauenkönnen heißt also, tolerant sein zu können mit unserem fragmentarischen Wissen. Die objektive Unzulänglichkeit des Wissens wird durch das Vertrauen in eine subjektive Gewissheit überführt, die Gewissheit, dass das Leben auch ohne Garantien gut ausgehen kann. Vertrauen ist insofern nichts anderes als die Entproblematisierung des Nichtwissens auf dem Boden einer Grundhaltung der Zuversicht.

Vertrauen als akzeptierte Verwundbarkeit

Damit man von Vertrauen sprechen kann, muss eine Abhängigkeit des eigenen Wohlergehens von dem Handeln der Vertrauensperson bestehen. Denn Vertrauen kommt immer nur dort auf, wo es um etwas Wichtiges für die eigene Person geht und wo der Erhalt dieses Wichtigen in gewissem Maße von der Person, der man Vertrauen schenkt, abhängig ist. Als vertrauender Mensch macht man sich somit unweigerlich verletzbar, weil man etwas Wichtiges in die Hände der Vertrauensperson legt und ihr somit Macht über das eigene Wohlergehen überträgt.

So wird deutlich, dass Vertrauen zugleich nicht weniger ist als die Anerkennung der eigenen Verwundbarkeit, weil man im Moment des Vertrauens sich komplett abhängig macht von den nicht kontrollierbaren Entscheidungen des anderen. Auf diese Weise geht Vertrauen unweigerlich mit der Anerkenntnis der eigenen Schutzlosigkeit im Moment des Vertrauens einher. Wer vertraut, übersieht diese Abhängigkeit nicht, denn das wäre bloße Blauäugigkeit. Aber das Besondere des

Vertrauens besteht darin, dass der Vertrauende diese Abhängigkeit frei wählt. Insofern ist Vertrauen nicht weniger als das Annehmen der eigenen Verletzlichkeit. Wer selbst unverletzbar bleiben will, ist dazu verurteilt, nie das Vertrauen zu wagen, und er wird dann in eine Spirale der Kontrollen verfallen und vor lauter Kontrolle handlungsunfähig werden. Vertrauen ist also eine konstruktive Weise, mit der eigenen Verletzlichkeit umzugehen.

Vertrauen als Einräumen von Freiheit

Mit dem Vertrauen wird der andere entlassen in die Freiheit der eigenverantwortlichen Sorge um das wichtige Gut, das ihm anvertraut worden ist. Vertrauen hat nichts damit zu tun, dass man etwas Konkretes von dem anderen erwartet und dieses festgezurrt wird; ein solches Vorgehen wäre eher eine Abmachung, aber kein Vertrauen. Vertrauen setzt voraus, dass man es als Vertrauender der Beurteilungsfähigkeit des anderen überlassen kann, sich um die wichtige Sache zu kümmern. Im Modus des Vertrauens wird ein Anerkennungsverhältnis gestiftet, und diese Anerkennung des anderen drückt sich darin aus, dass man als Vertrauender der Vertrauensperson den Ermessensspielraum zubilligt, nach eigener Beurteilung die Vertrauenserfüllung zu bestimmen. Vertrauend ist man von der Grundeinstellung der Vertrauensperson so überzeugt, dass man als Vertrauender dieser zutraut, dass sie aus ihrer eigenen Einstellung heraus schon richtig entscheiden wird.

Das ist eben das Besondere am Vertrauen, dass man als Vertrauender nicht über den anderen verfügen und ihn nach den eigenen Vorstellungen steuern möchte, sondern der Vertrauende gesteht ihm ein eigenes Verhalten zu, ein Verhalten nach seiner Auffassung. Derjenige, der vertraut, setzt also nicht darauf, dass der andere einfach zuverlässig funktioniert, sondern er setzt auf die Freiheit des anderen. Insofern hat das Vertrauen eben nichts Mechanisches oder strikt Regelbasiertes, sondern Vertrauen impliziert das Zugeständnis einer eigenen Kreativität im Umgang mit dem Vertrauensgut. Das ist auch absolut notwendig, weil Vertrauen gerade dort aufkommt, wo es eben nicht durch Verträge ersetzt werden kann, weil es für Situationen gedacht ist, die man nicht im Vorhinein restlos formalisieren kann. Vertrauen ist von daher nicht weniger als Freiheit schenken.

Wenn man vertraut, bezieht sich das Vertrauen nicht auf den Fortbestand der Sache, die man anvertraut, sondern es bezieht sich vielmehr auf den Fortbestand des guten Charakters, den man vertrauend dem anderen unterstellt. Zu Ende gedacht heißt dies, dass die Vertrauensbeziehung nichts mit einer Treuhänderschaft zu tun hat. Der Mensch, dem man vertraut, ist eben nicht gleichzusetzen mit dem Notar, der meine Sache gut verwalten vermag, der aber in der Regel unpersönlich bleiben wird. Das Vertrauensverhältnis geht nicht im Verhältnis der Treuhänderschaft auf, sondern es ist weitaus mehr, weil das Vertrauenkönnen einen Glauben an die Vertrauenswürdigkeit der anderen Person voraussetzt; Vertrauen bezieht sich somit nicht auf die Erfüllung einer Maßnahme, sondern auf die unterstellte Moralität der anderen Person. Vertrauen ist, so könnte man auch sagen, seinsorientiert und nicht bloß leistungsorientiert.

Vertrauen als Konstituierung einer Beziehung

Vertrauen ist ein Ermöglichungsgut. Es ermöglicht eine gemeinsame Aktion, es ermöglicht Kooperation, weil das Vertrauen eine Art Durchbruch in eine neue soziale Beziehung darstellt; mit dem Vertrauen erfährt die Beziehung einen qualitativen Sprung, sie wird zu einer moralischen Beziehung. Genau darin unterscheidet sich ja das Vertrauen elementar von dem Sich-Verlassen. Dass es beim Vertrauen um eine Beziehung geht und nicht um eine konkrete Abmachung, lässt sich dadurch veranschaulichen, dass man sich vorstellt, was denn geschieht, wenn ein Mensch erkennt, dass er sich nicht auf den anderen verlassen kann und was mit ihm geschieht, wenn er merkt, dass er zu Unrecht vertraut hat. Bei der Unzuverlässigkeit mag dies eine Enttäuschung, ja ein Ärgernis sein, aber nicht mehr. Das hängt damit zusammen, dass die Verlässlichkeit sich auf eine Sache bezieht, und zwar unabhängig vom Charakter des anderen – Hauptsache eine bestimmte versprochene Sache wird eingehalten. Beim Vertrauensbruch hingegen ist nicht nur eine Enttäuschung im Spiel, sondern in dem Erleben eines Vertrauensbruchs kommt das Gefühl des Verletztseins und des Gekränktseins auf. Derjenige, der das Vertrauen »missbraucht«, verletzt den anderen, weil er mit dem Vertrauensbruch die Beziehung, die über das Vertrauen gestiftet worden war, zurückgibt bzw. sie zunichtemacht. Die vertrauende Person fühlt sich gekränkt, wenn die Vertrauensperson das Vertrauen missbraucht, weil die vertrauende Person nicht einfach darauf vertraut hat, dass der andere etwas Bestimmtes tut, sondern weil sie vertrauend eine Beziehung zur Vertrauensperson gestiftet hat. An diesem Gedankenspiel lässt sich also ex negativo verdeutlichen, dass das Vertrauen im Grunde mit einer Erwartung an die Beziehung einhergeht und nicht allein mit einer Erwartung an die Kompetenz. Wenn man also vertraut, dann erwartet man nicht etwa etwas Bestimmtes vom anderen, sondern man steht vielmehr in einer vertrauensvollen Beziehung zum anderen, mit allen Beziehungserwartungen, die damit verbunden sind. Der Vertrauensbruch kommt diesbezüglich einem Verrat gleich. Die Psychologen John Rempel und John Holmes haben das Vertrauen definiert als »jenen Grad an Zuversicht, den wir beim Nachdenken über eine Beziehung empfinden« (Rempel & Holmes, 1989). Schon daraus wird deutlich, dass im Vertrauen alles an dieser Beziehung gemessen wird.

Vertrauen als Redlichkeitserwartung

Die Beziehung, die über das Vertrauen konstituiert wird, ist eine ganz besondere. Denn es ist keine Beziehung, die primär auf Zuneigung oder Sympathie beruht, sondern es ist eine moralische Gemeinschaft. Die eigentliche tragende Säule dieser Beziehung ist die Unterstellung geteilter Werte. Wenn man jemandem vertraut, so verleiht man der Vertrauensperson einen normativen Status. Vertrauend wird die Vertrauensperson in gewisser Weise geadelt, weil der Vertrauende der Vertrauensperson grundsätzlich positive Motive unterstellt. Im Grunde ist in das Vertrauen eine implizite Botschaft über den unterstellten Charakter hineingeschrieben. Wenn man jemandem vertraut, dann verlässt man sich nicht einfach nur auf ihn, sondern man unterstellt der anderen Person gute Motive, weil derjenige, der vertraut, implizit davon ausgeht, auf die Vertrauensperson auch dann bauen zu können, wenn es für den anderen schwirig wird. Das heißt, dass über das Vertrauen dem anderen etwas zugetraut wird, was über Verlässlichkeit und Einhalten von Abmachungen weit hinausgeht. Dass jemand eine Abmachung oder einen Vertrag einhält, weil er sonst Sanktionen befürchten müsste, könnten wir voraussetzen, und doch müssten wir jederzeit damit rechnen, dass er auch lieber die Sanktionen in Kauf nehmen könnte als die Konsequenzen der Vertragseinhaltung zu tragen. Beim Vertrauen ist es genau umgekehrt. Hier unterstellen wir, dass der andere an seinem impliziten Versprechen, vertrauenswürdig zu bleiben, auch dann festhalten wird, wenn etwas dazwischenkommt. Eine echte Vertrauensbeziehung ist daher von besonderer Stabilität gekennzeichnet, weil in diese Beziehung etwas hineingewoben ist, was unabdingbar mit dem Vertrauen verbunden ist, und das ist die Erwartung eines nichtopportunistischen Verhaltens. Das ist der Kern des Vertrauensverhältnisses: Dem anderen wird unterstellt, dass er sein Verhalten nicht nach dem Wind richtet und einfach die Fahnen wechselt, wenn es seinen Interessen näherkäme, sondern dass der andere fest dabeibleibt, was er implizit versprochen hat, nämlich sich im Sinne des Vertrauensgeber zu engagieren. Vertrauen ist somit nichts anderes als eine Loyalitätserwartung. Wenn man vertraut, dann unterstellt man, dass die Vertrauensperson sich mit den Zielen identifiziert, die einem am Herzen liegen. Vertrauend unterstellt man eine grundlegende Wertvorstellung, die mit den eigenen Werten kompatibel ist und die nicht opportunistisch zur Disposition gestellt wird. Deswegen lässt sich sagen, dass Vertrauen ganz zentral mit der Tugend der Treue verknüpft ist. Wenn man vertraut, dann vertraut man nicht auf etwas Konkretes, sondern man vertraut auf die Treue des anderen. Treue in dem Sinne, dass man vertrauend darauf baut, dass die Vertrauensperson die eigene Sache nicht verraten wird und unbeirrt sich für das einsetzen wird, was in seine Hände gelegt wurde. Letzten Endes hat Vertrauen mit der Gewissheit der Unkorrumpierbarkeit des anderen zu tun, und wer das Vertrauen annimmt, gibt damit in gewisser Weise eine Treueerklärung ab.

Vertrauen als soziale Verpflichtung

So sehr das Vertrauen freiwillig aufkommen mag, wenn man das Vertrauen angenommen hat, entfaltet das Vertrauen eine verpflichtende Wirkung. Mit dem Vertrauen, so haben wir gesehen, wird zunächst ein Anerkennungsverhältnis gestiftet; der Vertrauende erkennt den anderen als einen vertrauenswürdigen Menschen an, und allein dadurch werden dem anderen moralische Pflichten auferlegt. Nimmt ein Mensch das Vertrauen an, so ist es fast schon so als würde er im Entgegennehmen dieses Vertrauens eine Art unausgesprochenes Versprechen geben, nämlich das Versprechen, sich des Vertrauens würdig zu erweisen. Und er wird gar dazu genötigt, ein Stück weit. Denn in dem Moment, da einem Menschen Vertrauen entgegengebracht wird, wird es für ihn schwieriger, sich wie ein Schuft zu verhalten. Das hängt damit zusammen, dass im Akt des Vertrauens ihm eine Reputation zuerkannt wird, die zu verspielen mit einem enormen Ansehensverlust einherginge. Die bindende Kraft des Vertrauens liegt darin, dass man sich der Reputation, vertrauenswürdig zu sein, nicht ohne Verluste einfach entledigen kann. Der größte Verlust, den man im Fall eines Vertrauensbruchs in Kauf nehmen müsste, wäre der Gesichtsverlust und damit letzten Endes der Ausschluss aus bestimmten Gemeinschaften. Man kann es auch so sagen, dass der Vertrauensbruch mit einer empfindlichen Störung der gesamten Atmosphäre verbunden wäre und somit derart moralisch sanktioniert würde, dass es sich beim Vertrauenschenken um eine nicht zu unterschätzende Form der moralischen Verpflichtung handelt. Man kann eben Vertrauen nicht einfach annehmen und es dabei bewenden lassen; das Annehmen von Vertrauen legt einem unweigerlich moralische Pflichten auf, die unter Umständen schwer lasten können.

Vertrauen als gemeinschaftsstiftende Kraft

Das Vertrauen ist, wie schon Georg Simmel es auf den Punkt gebracht hat, »eine der wichtigsten synthetischen Kräfte innerhalb der Gesellschaft« (Simmel, 1992, S. 393). Erst über das Vertrauen wird überhaupt eine Kooperation und eine Gemeinschaft unter den Menschen möglich. Es ist schlechterdings nicht realisierbar, zuerst alle notwendigen Informationen einzuholen, bevor man eine Kooperation oder eine Beziehung mit jemandem eingeht. Würde man in diese emotionale Vorleistung des Vertrauens nicht investieren, so wäre man schlichtweg handlungsunfähig und vor allen Dingen beziehungsunfähig. Das Vertrauen ermöglicht also erst Beziehungen und verleiht den Beziehungen Tiefe. Daher hat das Vertrauen eine kohäsive Kraft. Reines Misstrauen führt zum Verlust von Chancen und zu »verschenkten Gelegenheiten« (Hardin, 2001, S. 298). Erst durch die Fähigkeit zu vertrauen ermöglicht man die Gemeinschaft mit anderen Menschen und erweitert damit den Radius der eigenen Handlungsmöglichkeiten. Analog dazu bedeutet das Leben im Modus des Misstrauens die Etablierung einer beziehungsverhindernden Grundhaltung.

Das Vertrauen in einer Ära der Vertraglichung der Medizin

Der hilfesuchende kranke Mensch befindet sich unweigerlich in einer Situation, die unabdingbar auf ein Vertrauensverhältnis angewiesen ist, denn gerade in der Begegnung des Patienten mit dem Psychotherapeuten oder dem Arzt besteht unvermeidbar ein Wissensgefälle, das auch mit der besten Information nicht ganz aufgehoben werden kann. Würde der Patient kein Vertrauen zu seinem Arzt oder Therapeuten haben und ständig vor ihm auf der Hut sein wollen, so hätte das zur Folge, dass er sich letzten Endes gar nicht helfen lassen könnte. Das Fehlen eines Vertrauensverhältnisses geht also eindeutig zu Lasten des Patienten. Der Arztberuf ist wie der Psychotherapeutenberuf von seinem Wesen her auf ein Vertrauensverhältnis angewiesen, weil ohne dieses Vertrauen der Patient in eine lähmende Situation hineinschlitterte, in eine Situation der Handlungsunfähigkeit. Gerade weil man Menschen, die auf Hilfe angewiesen sind, nicht in eine solche geradezu ausweglose Situation hineinschlittern lassen will, setzt das System auf die Etablierung eines Vertrauensrahmens (Hommerich, 2009). Denn das Vertrauen befähigt den Patienten, die Kluft der Nichtkontrollierbarkeit zu überbrücken, es befähigt ihn letzten Endes dazu, das Hilfsangebot der Ärzte anzunehmen.

Wir haben gesehen, dass das Wesen des Vertrauens ja gerade darin besteht, dass man der Vertrauensperson deswegen Ermessensspielräume zubilligt, weil man weiß, dass man nicht alles formalisieren kann und man deswegen vertrauend darauf bauen können muss, dass in der Behandlung von Patienten eigenverantwortliche Personen am Werke sind, die auf dem Boden verinnerlichter Werte eine individuelle Abwägung vorzunehmen befähigt sind. Das ist gerade für die Medizin von entscheidender Bedeutung, denn die Ärztin, der Arzt steht tagtäglich vor der Herausforderung, durch die Beschäftigung mit dem Patienten das jeweils individuell Passende herauszufinden, und dafür braucht er Eigenverantwortlichkeit und Ermessensspielräume. Wenn durch die Überbürokratisierung diese Ermessensspielräume gekappt werden, dann ist das nicht nur eine Gefährdung des Vertrauensverhältnisses, sondern mehr noch die Inkaufnahme einer nicht patientengerechten Behandlung, weil patientengerecht behandeln nur heißen kann, sich auf die Besonderheit des einzelnen Patienten einzulassen und gerade nicht schematisiert vorzugehen. Vertrauen bedeutet eben, dem Arzt zuzutrauen, dass er dieses Besondere herausfinden wird, und dazu bedarf es nicht formaler Modelle, sondern der Freiheit des Arztes, seine eigene Beurteilungskunst anzulegen, als integre Person, der man diese Beurteilung überlässt.

Im Grunde ist es so, dass das gegenwärtige System implizit davon ausgeht, dass das Vertrauen in allen Bereichen der Medizin durch den Vertrag ersetzt werden könne. Und deswegen versucht man, alles zu formalisieren und eine restlose kontrollierende Durchleuchtung aller Aktionen in der Medizin zu etablieren. Ziel des Systems ist eine panoptische Kontrolle aller Entscheidungen, und weil das Vertrauen durch den Vertrag ersetzt werden soll, strebt man an, das individuelle Ermessen der Ärzte und Therapeuten durch scharf umrissene Handlungsvorgaben zu ersetzen, die nicht kontextabhängig interpretiert werden dürfen, sondern strikt nach vorgegebenem Plan umzusetzen sind. Was in einer Vertrauensbeziehung implizit, situationsbezogen und persönlich geleistet wird, erhält im Vertragsabschluss einen expliziten, schematischen und einklagbaren Charakter. Kurzum: Jeder Vertrag ist formalistisch. Dadurch gewährt er zwar Sicherheit, bezahlt diese aber mit dem Verlust der Möglichkeit einer situativen Anpassung.

Schlussfolgerung

Es ist selbstredend, dass die Medizin ohne garantierte Ansprüche und damit ohne Elemente einer Vertragsbeziehung nicht realisiert werden kann. Denn jeder Patient hat einen Anspruch auf entsprechende Sorgfaltspflichten, auf konkrete Standards, auf die Gewährung einer rechtlich garantierten Form von Medizin. Und doch ist die bloße Vertragsbeziehung nicht ausreichend für die Gewährleistung einer guten Medizin. Der Vertrag bindet die Menschen, aber er verbindet sie nicht. Setzen wir allein auf den Vertrag, das heißt allein auf Sachdienlichkeit und Rechte, so wird der zwischenmenschliche Charakter der Medizin als soziale Praxis ausgeblendet, weil mit dem reinen vertraglichen Tauschverhältnis eine Art Recht auf Indifferenz transportiert wird. Je mehr der Vertrag als zentrales Paradigma gepriesen wird, desto mehr wird die soziale Frage reduziert auf eine »effiziente Sozialität« (Hénaff, 2009, S. 527), bei der es eben dann nicht mehr primär um das engagierte Eintreten für das Wohlergehen des anderen geht, sondern stattdessen um formale Regelbefolgungen. Aber gerade für den Umgang mit kranken Menschen ist es ganz entscheidend, dass die Befolgung abstrakter Regeln eingebettet ist in eine vertrauensvolle Beziehung, weil Medizin sich in den meisten Fällen aus der geglückten Verknüpfung von Sachlichkeit und Zwischenmenschlichkeit verwirklicht.

Literatur

Endreß, M. (2002). *Vertrauen.* Transcript.
Hénaff, M. (2009). *Der Preis der Wahrheit. Gabe, Geld und Philosophie.* Suhrkamp.
Hardin, R. (2001). Die Alltagsepistemologie von Vertrauen. In M. Hartmann und C. Offe (Hrsg.), *Vertrauen. Die Grundlage des sozialen Zusammenhalts* (S. 295–332). Campus.
Hommerich, C. (2009). *Die Freien Berufe und das Vertrauen in der Gesellschaft.* Nomos.
Rempel, J. K. & Holmes, J. G. (1989). Trust in close relationships. In C. Hendrick und S. S. Hendrick (eds.), *Close relationships: Review of personality and social psychology* (S. 187–220). Sage.
Simmel, G. (1992). Soziologie. Untersuchungen über die Formen der Vergesellschaftung. In O. Rammstedt (Hrsg.) *Gesamtausgabe, Band 11.* Suhrkamp.
Wiesing, U., & Marckmann, G. (2009). *Freiheit und Ethos des Arztes: Herausforderungen durch evidenzbasierte Medizin und Mittelknappheit.* Alber.

Wissenschaftlichkeit –
»Die Medizin als Wissenschaft«: zu Paul Martini und über ihn hinaus

Heiner Raspe

Während Ihre Arbeit, *lieber Herr Wiesing*, biografisch früh am Internisten, Medizinhistoriker und -theoretiker Richard Koch (1882–1949) anknüpfte, knüpft mein Geburtstagsgruß biografisch spät am sieben Jahre jüngeren Internisten und klinischen Forscher Paul Martini (1889–1964) an. Damit setzt sich ein Gespräch fort, das zwischen uns seit Jahren um eine historisch informierte und ethisch nachdenkliche Epistemologie der klinischen Medizin inkl. ihres zentralen Handlungsbegriffs »Indikation« kreist. Sie gehören zu den Fachvertretern, die in Forschung, Lehre und Gremienarbeit dem dreifachen »GTE«-Anspruch gerecht werden. Ihre eindrücklichsten Texte vereinen die drei – heute zu oft separierten – Perspektiven (Wiesing, 1995).

Am 8. Juni 1956 hielt der damals 67-jährige Paul Martini den Festvortrag zur Eröffnung der Kerkhoff-Klinik und der kardiologischen Abteilung des gleichnamigen Instituts der Max-Planck-Gesellschaft in Bad Nauheim (Martini, 1957). Martini war von 1932 bis 1959 Direktor der Medizinischen Universitätsklinik der Universität Bonn; er kann mit seiner »Methodenlehre der therapeutisch-klinischen Forschung«[1] als Zentralfigur der deutschen Geschichte der evaluativen (Hiat & Goldman, 1994)[2] Therapieforschung mit Hilfe vergleichender Heilmittelprüfungen gelten (Stoll et al.). Er trug »die Idee des [- naturwissenschaftlichen -] Experiments in das Krankenzimmer« (Martini, 1950, S. 16), um damit Wirksamkeit und Nutzen (»Wert oder Unwert«) eines Heilmittels *empirisch* zu »beweisen« (Martini, 1932, S. 12). Dies führte ihn auf das Feld der Kausalitätstheorien (Martini, 1948) und in diesem Vortrag zu Überlegungen zum Wissenschaftscharakter der Medizin.

---

1 Martini, P. (1932). *Methodenlehre der therapeutischen Untersuchung* (1. Aufl.). Springer. Weitere Auflagen unter dem im Text genannten Titel erfolgten 1947, 1953 und 1968.
2 Sie beschrieben »the medical neglect of the evaluative clinical sciences«. Diese sollten sich auch den »effects of treatments on the quality as well as the length of life« widmen.

»Medizin« – »als« – »Wissenschaft« – drei Fragezeichen

Martini begann seinen Vortrag mit einer Erläuterung des von ihm selbst gewählten Titels[3]:

> »›Medizin als Wissenschaft‹, – das kann heißen, die These aufstellen, daß die Medizin aus mehr als aus Wissenschaft bestehe. Es kann damit aber auch die Frage aufgeworfen sein, ob die Medizin eine Wissenschaft sei und wie weit sie es sei, genauer ausgedrückt, wie weit wissenschaftliche Methoden in ihr zur Anwendung kommen können und kommen müssen.«

Mein erstes Fragezeichen bezieht sich auf das weite Feld »Medizin«. Martini löst es selbst auf. Seine »These« sei »nur in dem Teil der Medizin zum Problem geworden […], der sich mit dem kranken Menschen beschäftigt, also in der klinischen Medizin.« Um diese (vulgo) »Klinik« soll es hier allein gehen.

Ein Grundelement der Klinik ist die »klinische Situation« (S. 2): In ihr steht ein Kliniker – zeitlich begrenzt – in direktem Kontakt mit und in treuhänderischer Verantwortung für einen Patienten, um – an und mit ihm und für ihn handelnd – ein gemeinsam festzulegendes Behandlungsziel zu verfolgen. Als Kliniker gilt jeder, der nach gehöriger Aus- und Weiterbildung verantwortlich in eine solche Situation eingebunden ist, sei es als Arzt, Pflegender, Psychotherapeut, Physio- oder Ergotherapeut etc., sei es im Krankenhaus, in eigener Praxis oder am Unfallort.

Das zweite Fragezeichen steht hinter dem »als«[4]. Martini selbst hatte erwogen,

> »daß die [klinische, HR] Medizin aus mehr als Wissenschaft bestehe.« – »Dieser Teil müßte dann außerhalb der Forschung liegen, und das ist auch der Fall – es ist der Bereich der ärztlichen Praxis. […] So ist die klinische Medizin wirklich nicht nur Wissenschaft« (S. 4).

Das »als« eröffnet ein weites Feld potenziell heterogener Prädikate. Oft führt es zwanglos zu Polaritäten und Mischungsverhältnissen: Klinik als Berufung oder/und Job, als Feld menschlicher Begegnung oder/und inhumaner Zumutung, als Wissenschaft oder/und Kunst, als Theorie oder/und Praxis, als Institution der Fürsorge oder/und sozialen Kontrolle usw.

Die Prädikate und die mit ihnen verbundenen Aspekte lassen die Frage nach ihrer relativen Bedeutung erst einmal offen. Ohne Weiteres kann keines für sich den ersten Platz und schon gar nicht ein Monopol beanspruchen. Jeder bestimmte Aspekt wird durch die Existenz der anderen relativiert – und auch mit skeptischen Fragen konfrontiert: Gibt es Dich wirklich? Bist Du so wichtig und so alt wie ich? Hat man Dich nicht oft genug heftig kritisiert?

---

3 Der Martini einladende Direktor des William G. Kerckhoff-Herzforschungsinstituts, der Physiologe Rudolf Thauer, hatte am 3.3.1956 in seinem Einladungsschreiben als Titel »Bedeutung der Wissenschaft für die Medizin« vorgeschlagen. Martini antwortete am 16.4. mit seinem Gegenvorschlag. Der Briefwechsel ist Teil des Nachlasses Martinis am Institute for Medical Humanities der Universität Bonn (Signatur IV A 3).

4 »Als« ist eine vieldeutige Partikel. Das Deutsche Wörterbuch der Gebrüder Grimm widmet ihr gut 13 Spalten. Folgt man den Grimms, dann nutzt Martini »als« komparativ (»mehr als«) und demonstrativ (in der Überschrift). Siehe S. 246–248: Grimm, J. & Grimm, W. (1854). *Deutsches Wörterbuch. Erster Band.* S. Hirzel

Folgt man dieser Spur, dann gerät das »als« in die Nähe des »als ob«. Hans Vaihinger (1852–1933) hatte seine 1911 erstmals erschienene »Philosophie des Als Ob« im Untertitel erläutert als »System der theoretischen, praktischen und religiösen Fiktionen der Menschheit auf Grund eines idealistischen Positivismus« (vgl. Koch, 1924; Coerper, 1919). Wieweit Paul Martini mit Vaihinger und dessen Philosophie und Richard Kochs folgender Monographie[5] vertraut war, wäre weiter zu untersuchen. Jedenfalls ist es auffällig, dass Martini seine Heilmittelprüfungen 1948 ff. auf eine Kausalität »als ob«, also auf eine Fiktion stützte (s. u.).

Das dritte Fragezeichen steht hinter »Wissenschaft«. Mario Bunge definierte kurz, pragmatisch und offen: »Science is a style of thinking and acting [...]. As with all human creations, we should distinguish in science the work – research – from its end product – knowledge« (Bunge, 2017, S. 3). Dabei darf die *gedankliche* Arbeit an Konzepten, Modellen, Theorien nicht vergessen werden.

Martini identifizierte »Wissenschaft sein« mit der Anwendung »wissenschaftlicher Methoden« unter dem Schirm allgemeiner epistemischer Werte, Normen und Ziele. Er nannte u. a. die »Folgerichtigkeit des Denkens« (S. 2, 4), die »Fähigkeit zum Unterscheiden« (S. 4), das »Mißtrauen gegen die eigenen, besonders gegen erwünschte Ergebnisse (S. 4), die »Schlüssigkeit der Beweisführung« (ebd.).

> »Wenn wir in der medizinischen Forschung auch auf Schritt und Tritt an die Grenzen unserer Beweisführung stoßen; solange wir immer das Optimum methodischer Beweise erstreben, und uns dort und dann, wenn wir dennoch keine Beweise liefern können, kein ›X‹ für ein ›U‹ vormachen, bleiben wir in der Wissenschaft (ebd.).«

Für seinen therapeutisch-klinischen Beweis (»Beweis« hier im kriminalistischen Sinn) orientierte sich Martini an der Methodologie des naturwissenschaftlichen Experiments, um induktiv auf einen realen Kausalnexus schließen zu können: Wie kann man wissen, dass es tatsächlich das Heilmittel war, das als Ursache den Unterschied gegenüber einer Kontrollbedingung machte? Zentrale Elemente seiner Heilmittelprüfungen waren neben dem organisierten Vergleich die Wahl geeigneter Beobachtungskriterien, die Ausschaltung von Mitursachen, v. a. der Suggestion, die hierauf zielende unwissentliche Versuchsanordnung, die klinische Homogenität ausreichend großer Patientengruppen, die unparteiische Zuteilung auf die jeweiligen Expositionsbedingungen sowie die statistische Beschreibung und wahrscheinlichkeitstheoretische Sicherung der Ergebnisse.

Martini entwickelte seine therapeutisch-klinische Forschung im Anschluss an die eigenen physiologischen und physikalischen Experimente, die ihn zu Doktorat und Habilitation geführt hatten. Dies erleichterte ihm die »Tatsache« (für andere eine *Fiktion*), »daß die Forderungen, die an die Medizin vom kranken Menschen gestellt werden, doch schließlich im überwiegenden Maße sich auf körperliche Leiden beziehen.« (Martini, 1960, S. 4)[6] Diese Fiktion führte Martini zu einem bewussten

---

5 Der Internist Koch war 1924 schon Privatdozent für Geschichte und die philosophischen Grundlagen der Medizin an der Universität Frankfurt a. M.

6 S. 15 heißt es noch entschiedener: »Daß ein sehr weiter Bereich von ihr [der klinischen Medizin] praktisch fast rein naturwissenschaftlicher Natur ist, das sollte für jeden außer Zweifel stehen. Zu offenbar gibt es einen Bereich in ihr, der sich nicht nur mit dem Körperlichen so gut wie ausschließlich beschäftigt, der darüber hinaus das mit Recht tut, da

»Dualismus« mit den »2 Hauptfaktoren [...] des Körpers und der Seele« (Martini, 1940, S. 841) – später zur Unterscheidung der »Voraussetzungen der naturwissenschaftlichen und der geisteswissenschaftlichen Methode und [zu, HR] der sauberen Trennung ihrer Anwendungsbereiche.« (Martini, 1949, S. 2) Für seine therapeutisch-klinische Forschung entschied sich Martini ganz für die Seite des Körpers – durchaus mit einem Bewusstsein für das darin enthaltene fiktionale Moment:

> »In unserer wissenschaftlichen Arbeit werden wir dennoch nicht anders vorgehen können, *als ob* alles in kausalen Beziehungen ablaufen würde.« (Martini, 1948, S. 345; 1953, S. 171)

– d. h. so streng, so mechanisch wie in der Welt der anorganischen Physik und Chemie.

Diese Entscheidung ging andererseits einher mit einem Misstrauen gegenüber hermeneutischen Methoden, wie sie die psychoanalytisch orientierte »sinnbetonte Psychosomatik« (Martini, 1953, S. 307) Alexander Mitscherlichs pflegte. Auch wenn Martini die Bedeutung des »geisteswissenschaftliche(n) Teil(s)« (Martini, 1960, S. 16) der Medizin nie leugnete, *wissenschaftlich* und in *seiner Forschung* interessierte ihn dieser Teil nicht. Mitscherlich warf er 1948 vor, »den Menschen ganz und gar aus der biologischen Ordnung der übrigen Lebewesen herausgenommen [zu haben].« (Martini, 1948, S. 348)

Und so konnte er von der Pathophysiologie durchaus weitere therapeutische Fortschritte erwarten, »aus der Einsicht in die Beeinflußbarkeit pathologisch-physiologischer Einheitszusammenhänge heraus.« (Martini, 1932). Dennoch: Mit seiner eigenen wissenschaftlichen Arbeit stellte er sich der Aufgabe, »den klinischen Beweis zu der theoretischen Begründung« zu liefern. Denn

> »daß ein immer tieferes Eindringen in die physiologischen und pathologischen Zusammenhänge uns auch die therapeutischen Erkenntnisse und Zusammenhänge schließlich wie reife Früchte zutragen müsse. Dieser Traum ist ausgeträumt.« (Martini, 1947, S. 2–3)

Medizin eine Wissenschaft? Und wenn ja: welchen Typs?

Akzeptierte man die These Martinis, »die [klinische] Medizin sei mehr als Wissenschaft«, dann wäre seine anschließende Frage, »ob die[se] Medizin eine Wissenschaft sei«, schon beantwortet: Die Annahme der These schlösse dies aus. Man würde Karl Eduard Rothschuh zustimmen können: »Die *Medizin* ist [...] *keine Wissenschaft*, aber es gibt eine wissenschaftliche Medizin, die Wissenschaft treibt um der Erkennung und Heilung der Krankheit willen.« (Rothschuh, o.D., S. 9)

---

er weder anamnestisch noch diagnostisch noch therapeutisch über den Körper und das Körperliche hinausgreift.«

Nun ist aber das Spektrum der Auffassungen zum wissenschaftstheoretischen Status der Medizin viel breiter. Neben dem Verdikt »keine Wissenschaft« (Grote, 1962, S. 48)[7] steht die von vielen vertretene Auffassung Georges Canguilhems, die Medizin könne »als angewandte Wissenschaft oder als entwicklungsfähige Summe angewandter Wissenschaften bezeichnet werden.« Die »therapeutische Intention« der Medizin beinhalte, »wenn sie in die Praxis umgesetzt werden soll, von sich aus den theoretisch fundierten Rekurs auf wissenschaftliche Errungenschaften […], die an sich mit dieser Intention nichts zu tun haben« (Canguilhelm, 1989, S. 84–85). Dazu passt die Vermutung Holger Lyres: »Der praktizierende Mediziner betreibt ebenso wenig Wissenschaft wie ein praktizierender Physiker oder Ingenieur; aber alle drei können ihr Handeln in einer erlernten Wissenschaft fundieren.« (Lyre, 2018, S. 162)

Verbreitet ist schließlich die von Urban Wiesing und mir geteilte Auffassung Wolfgang Wielands, die klinische Medizin sei eine »praktische Wissenschaft« (Wiesing, 1998; Wieland, 1975)[8]. *Praktischen Wissenschaften* gemeinsam ist, dass sie nicht ausschließlich epistemische Ziele verfolgen, sondern durch ihr Forschen, Wissen und Können mit erprobten Praktiken erwartbaren Einfluss auf tatsächliche Gegebenheiten und Entwicklungen nehmen (wollen und sollen). Als solche Wissenschaften gelten u. a. die Politik- und die Verwaltungswissenschaft, die Betriebswissenschaft, die Rechtswissenschaft, Teile der praktischen Philosophie und Theologie, die Pädagogik und schließlich auch die Tier- und die Humanmedizin.

Will man die Tier- von der Humanmedizin unter dem *genus proximum* Praktische Wissenschaft unterscheiden, dann wird es zwingend, eine *differentia specifica* zu bestimmen. Sie liegt für mich in der von Martini mehrfach herausgehobenen »Sonderstellung und Würde des Menschen« (Martini, 1957, S. 1)[9], hier des besorgten, gesundheitlich gefährdeten oder manifest kranken Mitmenschen; er ist dem Kliniker gleichzeitig »Gegenstand« und »Gegenüber« (Hartmann, 1993), ein »jemand« und ein »etwas« (Spaemann, 1996).

Die Humanmedizin hat es in ihrer Klinik eben nicht mit Puppen, Porzellan, Groß- oder Kleintieren zu tun, sondern mit Personen, die einen humanen Umgang erwarten – und benötigen. Wie es kürzlich eine ärztliche Kollegin ausdrückte, die an einem Lymphom erkrankt war: »Es geht nicht nur um Zeit, sondern auch um die innere Bereitschaft, den Patienten in seiner Not anzuerkennen und ihm durch eine authentische Begegnung auf dem Weg zur Heilung zu unterstützen […] Es ist die Beziehung, die heilt« (Apondo, 2022).

---

7 Der Medizin fehle ein »zusammenhängendes, systematisches und damit einheitliches Weltbild«. Sehr viel komplexer ist die Auffassung Richard Kochs. Seine »Betrachtung führt zu dem Ergebnis, dass die Medizin, die selbst keine Wissenschaft ist, die Wissenschaft mit Erfolg angewendet hat und nicht mehr entbehren kann.« S. 63, Koch, R. (1920). Die ärztliche Diagnose. (2. Aufl.). Bergmann.

8 Allerdings hielt Richard Koch von diesem Begriff schon 1920 nichts. Ders., S. 64: »Andere Bezeichnungen der Heilkunde als «Erfahrungswissenschaft» oder «praktische Wissenschaft» sind mehr als nichtssagend, denn sie verschleiern gerade das, was sie angeblich ausdrücken wollen.«

9 Auf S. 4 ist für ihn »der Mensch über die übrige Natur, die lebendige wie die leblose, erhöht«. Hier wird, wie an vielen anderen Stellen, die religiöse Prägung Martinis deutlich.

Zur Unterscheidung der Human- von der Tiermedizin können die Modelle, Theorien und Methoden der naturwissenschaftlichen Grundlagenforschung, der Evidenzbasierten Medizin und der Bevölkerungsepidemiologie nichts Entscheidendes beitragen. Die Pathophysiologie der Arthritis wird im Tiermodell nicht anders untersucht als beim Menschen; eine randomisierte kontrollierte Studie folgt beim Großtier keinem anderen Zuschnitt als in der Humanmedizin und die Epidemiologie der Schweinepest ist der des Coronavirus durchaus vergleichbar. Man wird die Differenz im Humanum der Humanmedizin suchen müssen.

Einen Wegweiser entnehme ich Hans-Georg Gadamer. Für ihn stellte die »Heilkunst«

> »innerhalb der modernen Wissenschaften eine eigentümliche Einheit von theoretischer Erkenntnis und praktischem Wissen dar, [...] die sich überhaupt nicht als Anwendung von Wissenschaft auf Praxis verstehen lässt. Sie stellt eine eigene Art von praktischer Wissenschaft dar, für die im modernen Denken der Begriff abhanden gekommen ist.« (Gadamer, 1993, S. 59)[10]

Ich plädiere erneut dafür, diese »eigene Art« als *Handlungswissenschaft* zu bezeichnen, d. h. als eine praktische Wissenschaft aus und zum Handeln[11]. »Handeln« und insbesondere »Behandeln« ist dabei zu verstehen als absichtsvolles und zielgerichtetes menschliches Tätigsein in unmittelbarem Kontakt mit anderen Menschen. Handeln ist grundsätzlich *soziales*, d. h. symbolisch und normativ geordnetes, also sinnvolles und erwartbares Handeln in zwischenmenschlicher Interaktion – an, mit und für einzelne Mitmenschen[12].

In der klinischen Medizin begegnen Kliniker typischerweise kranken *Personen*, die auf ihre tätige Hilfe, ihr Wissen, ihren Rat, ihren Trost angewiesen sind. Sie begegnen oft genug chronisch Leidenden, die der »gebrechlichen Einrichtung der Welt« (Heinrich von Kleist) und der Brüchigkeit ihrer eigenen Existenz gewahr geworden sind. Eric Cassell definierte Leiden/»suffering« als eine personale Erfahrung: »suffering extends beyond the physical«. »Most generally, suffering can be defined as the state of severe distress associated with events that threaten the intactness of the person.« (Cassell, 1983, S. 640) Kranksein und chronisches Leiden sind eine spezifische Weise menschlicher Existenz. Sie rufen Mitleiden hervor. Fritz Hartmann hat diese Ansteckung mit dem Begriff »Isopathie« bezeichnet. Der Kliniker wird zum homo compatiens. Das Verhältnis homo patients – homo compatiens scheint mir für die klinische Humanmedizin konstitutiv zu sein – in seiner

---

10 Bei Koch, R. (2004). *Zeit vor Eurer Zeit*. Frommann-Holzboog findet sich auf S. 187 eine ähnliche Formulierung: »Die Medizin schien mir wirklich eine Sache eigener Art und nicht einfach, wie ich es hundertmal gehört hatte, angewandte Naturwissenschaft zu sein.«
11 Zur genaueren Vorstellung der klinischen Medizin als humane Handlungswissenschaft siehe Raspe, H. (2020). *(Be)Handeln*, S. 47–49. Siehe dazu auch Hofer, H. Praxis, Wissenschaft, Handlungswissenschaft – eine genealogische Perspektive. In: Raspe, H./Hofer, H./Krohs, U. (Hrsg.): *Praxis und Wissenschaft* (S. 1–25). Mentis.
12 Siehe dazu u. a. Kleinman, A. M. (1973). Medicine's symbolic reality. On a central problem in the philosophy of medicine. *Inquiry* 16 (206–213): Hier heißt es: » medicine [...] is constituted as a cultural system in which symbolic meanings take an active part in disease formation, the classification and cognitive management of illness, and in therapy« (S. 206).

Asymmetrie und in dem, was Viktor von Weizsäcker »Solidarität der Krankheit« nannte (Weizsäcker, 1947, S. 44).

Klinische Medizin: eine Handlungswissenschaft – mehrere Wissenschaftlichkeiten[13]

Holger Lyres generalisierende Aussage, »der praktizierende Mediziner betreibt ebenso wenig Wissenschaft wie ein praktizierender Physiker oder Ingenieur, aber alle drei können ihr Handeln in einer erlernten Wissenschaft fundieren« (Lyre, 2018, S. 162), hätte Martini sicher befremdet. 1958 schrieb er: »Den Ärzten der Kliniken ist die therapeutische Forschung als spezielle Aufgabe neben den anderen ärztlichen Pflichten auferlegt.« (Martini, 1958, S. 90) Er und seine Mitarbeiter kamen dieser Pflicht damals schon 30 Jahre nach.

Mit Martinis kontrollierten Heilmittelprüfungen wurde die Klinik zu einem Ort und wurden Kliniker Akteure einer *autochthonen* klinischen Forschung und Wissenschaft: Hier generierten sie für die Klinik unmittelbar handlungsrelevantes wissenschaftliches Wissen. In der therapeutisch-klinischen Forschung an und mit Gruppen von Kranken verwissenschaftlicht(e) sich die Klinik aus sich selbst heraus – mit Hilfe quantitativer Studien und statistischer Modelle. Martini betonte, dass selbst Heilmittel mit einer völlig überzeugenden mechanistischen Begründung nicht auf eine wissenschaftlich kontrollierte Erprobung in der Klinik verzichten können. Erst »eine systematische klinische Nachprüfung [...] (kann) unserem ärztlichen Vorgehen festen Boden unter die Füße geben« (Martini, 1947, S. 3). So leistete er einen innovativen, wegweisenden und lange unterschätzten Beitrag zur Entwicklung einer im engeren Sinne *klinischen* Forschung.

Heute ist Martinis therapeutische Forschung Teil der klinischen Epidemiologie geworden, die David Sackett et al. 1985 als »a basic science for clinical medicine« bezeichneten (Sackett et al., 1985). Sie zitierten damit Alvan Feinstein, der 1970 eine zusätzliche »basic science for clinical medicine« gefordert hatte (Feinstein, 1970)[14] – »[to] recognize that there are two kinds of basic science rather than one«. Inzwischen hat sich das Feld der klinischen Epidemiologie wesentlich erweitert, thematisch wie methodisch: Jeder klinische Handlungsschritt (vgl. Raspe, 2020; Gahl & Raspe, 1992) zwischen der Begrüßung und Anamnese und der Verlaufsbeobachtung und

---

13 Mit diesem Begriff meinen wir wissenschaftliche epistemische Felder mit voneinander unterscheidbaren Problemen, Fragestellungen, Objekten, Methoden und Zielen ihrer Forschungen. Siehe dazu Mahner, M. (2007). Demarcating science from non-science. In: Kuipers, T. (Hrsg.): *Handbook of philosophy of science – focal issues*. (S. 515–575). Elesevier.

14 1983 veröffentlichte er in den Annals of Internal Medicine eine vierteilige Serie unter dem gleichbleibenden Titel: *An additional basic science for clinical medicine*. 1970 nennt Feinstein acht Felder klinischer Urteile, die dringend wissenschaftlicher Bearbeitung bedürften, u. a. die Reliabilität klinischer Untersuchungsbefunde, diagnostische und prognostische Kriterien, Parameter therapeutischer Effekte.

schriftlichen Epikrise kann Gegenstand eigenständiger wissenschaftlicher Untersuchungen werden. Kein Schritt, kein Verhalten, kein Beziehungsaspekt blieb »außerhalb der Forschung«. Methodisch traten neben die quantitativen Studien zunehmend solche mit einem sog. qualitativen Design.

Sowohl in Martinis therapeutischer Forschung wie in weiteren Feldern der klinischen Epidemiologie fallen klinisches Forschungshandeln und Behandlungshandeln in »in uno actu« zusammen (Raspe, 2020, S. 46–48): Wenn z. B. eine Ärztin sich an einer kontrollierten Studie, einem Behandlungsfallregister, einer Anwendungsbeobachtung oder einer anwendungsbegleitenden Datenerhebung beteiligt, steht jede Patientenuntersuchung im Dienst der individuellen Behandlung *und zugleich* im Dienst der wissenschaftlichen Datenerhebung (vgl. Lader et al., 2004; Keating & Cambrosio, 2007; Blu & Borgerson, 2018; Fiore & Lavori, 2016; Friesen et al., 2017). Dasselbe gilt für den individuellen Heilversuch und jede kasuistische Studie.

Das gleiche »in uno actu«-Prinzip kennzeichnet die klinisch-anthropologische Forschung, wie sie als »medizinische« von Viktor von Weizsäcker (vgl. Weizsäcker, 1987) und als »ärztliche« von Fritz Hartmann (vgl. Raspe, 2022) gepflegt wurde, wenn auch auf einer exklusiv hermeneutischen und phänomenologischen Basis. Auch in ihr gingen, nun aber mit dem Blick auf einzelne Patienten als Personen bzw. Subjekte, klinische Praxis mit ärztlicher Beobachtung, mit Verstehen, Deuten und Theoretisieren Hand in Hand.

Das »uno actu«-Prinzip trägt schließlich auch die ätiologische und pathophysiologische Forschung am Krankenbett. Deren Methoden sind identisch mit denen der klinikfernen Grundlagenforschung – jetzt mit dem von Martini *jeder* klinischen Forschung zugeschriebenen »ganz unmittelbare[n] Ziel, sowohl gerade diesem Kranken, als auch mittels der dabei gewonnenen Erkenntnisse auch anderen Kranken besser helfen zu können« (Martini, 1959, S. 14)[15] – innerhalb der Grenzen, die das Recht, die Ethik und die klinische Wertlehre der Forschung an und mit Menschen setzen.

Und damit ist für die klinische Forschung eine weitere – nämlich normwissenschaftliche – Wissenschaftlichkeit konstitutiv, über die u. a. Forschungsethikkommissionen und klinische Ethikkomitees wachen – auch sie stellen Elemente einer praxisbegleitenden wissenschaftlichen Selbstkontrolle und -regulation der Klinik dar.

---

15 Canguilhem scheint Forschung in »therapeutischer Intention« übersehen zu haben. Er suggeriert zudem, dass die klinische »Anwendung« von extern gewonnenen »wissenschaftlichen Errungenschaften« nicht ohne deren Veränderung geschieht. Die Klinik übernimmt eklektisch nur, was und wie es »klinisch relevant«, d.h. für ihre Zwecke brauchbar ist und sie macht sich das Übernommene so gut wie immer im Licht ihrer »therapeutischen Intention« assimilierend zu eigen.

Zusammenfassung und Abschluss

Und damit zurück zur Eingangsfrage Martinis, »ob die Medizin eine Wissenschaft sei« oder ob sie dies auch, also nicht ganz sei, sondern »aus mehr als aus Wissenschaft bestehe«. Dieses Mehr sei »der Bereich der ärztlichen Praxis«, welcher Teil »dann außerhalb der Forschung« liege.

1. Nach meiner Auffassung ist die klinische Humanmedizin in toto eine eigenständige Wissenschaft. Sie gehört zu den praktischen Wissenschaften. Unter diesen bildet sie mit einer Reihe verwandter Disziplinen die »eigene Art« der *Handlungswissenschaften*.
2. Handlungswissenschaften haben sich aus einer vorwissenschaftlichen Praxis zur Bewältigung zentraler menschlicher Gebrechen und Gefährdungen entwickelt. Diese Praxis und die ihr aufgegebenen Probleme blieben jeweils konstitutiv. Das Können und Handeln wurde im Fall der klinischen Medizin seit Mitte des 19. Jahrhunderts in raschem Tempo »verwissenschaftlicht« (Hucklenbroich, 2018), im 20. Jahrhundert zunehmend durch Zuflüsse aus klinikfernen naturwissenschaftlichen Disziplinen und Einrichtungen.
3. Dabei wurden die Potenziale der von Martini kultivierten Forschungsrichtung bei uns lange übersehen und unterschätzt. Nach seinem Tod dauerte es über eine Dekade, bis sein Lebensthema 1978 in einem *Memorandum zur Planung und Durchführung kontrollierter klinischer Therapiestudien* (Jesdinsky, 1978)[16] wieder aufgegriffen wurde.
4. Dass die handlungswissenschaftliche Forschung der Klinik nichts Einheitliches ist, liegt auf der Hand. In ihr lassen sich mehrere nach Problemen, Fragestellungen, Objekten, Methoden und Zielen unterscheidbare »Wissenschaftlichkeiten« identifizieren. Der von Fritz Hartmann formulierten »Plicht des Arztes, am Krankenbett mehrdimensional zu denken« (Hartmann, 1987) entspricht auf der Seite der klinischen Forschung und Wissenschaft die Pflicht zur Nutzung und Pflege heterogener Wissensbestände und Methodologien. Dem »Methodenwechsel« (Hahn, 2003) Peter Hahns in der Klinik korrespondiert die »evidential diversity and the mix of methods« (Cartwright, 2021) zur Begründung von Behandlungsregimina für einzelne und für Gruppen von Kranken.
5. Die je nach klinischem Problem patientendienlich zu nutzenden Wissensbestände und Untersuchungs- wie Behandlungsmethoden waren, sind und bleiben heterogen. In der klinischen Praxis zwingt sie der von Richard Toellner genannte »vorwissenschaftliche Imperativ« zusammen, »gefährdetes menschliches Leben zu schützen, beschädigtes menschliches Leben wiederherzustellen oder zu bessern, behindertes menschliches Leben zu verbessern oder zu erleichtern.« (Toellner, 2016, S. 591)
6. Diese Heterogenität kennzeichnet auch die verschiedenen Wissenschaftlichkeiten in der klinischen Forschung. »Mixed Methods Research« (Tashakkori &

---

16 Jesdinsky war ein Doktorand Martinis gewesen, der Mitwirkende Gerhard Oberhoffer Martinis Assistent und Kollege an der Universität Bonn.

Creswell, 2007) und »Triangulation« (Munafó & Smith, 2018) haben das Potenzial, an sich Uneinheitliches epistemisch gewinnbringend zusammenzuführen.
7. Die hier vorgestellte Liste von Wissenschaftlichkeiten ist offen und in den einzelnen Positionen differenzierungsbedürftig. Gemeinsam ist ihnen, dass klinisches Forschen so gut wie immer klinisches Behandeln beinhaltet (in uno actu) und dass klinisches Behandeln so gut wie immer mit wissenschaftlichen Praktiken verbunden ist und mit wissenschaftlichen Studien verbunden werden kann. So kann man heute in weiten Bereichen von einer *wissensbasierten* und gleichzeitig *wissensgenerierenden* Versorgung sprechen (AG Zukunft der Onkologie, 2017).
8. Die biomedizinische, die evaluative und die normwissenschaftliche Forschung der Kliniker sind weithin anerkannt. Die psychosomatische und die anthropologische Forschung sind es nicht. Ihre Methodik galt schon Martini als unsolide; ihr Anspruch als eine grundlegende Lehre vom kranken Menschen und seiner Behandlung im Sinne einer »Allgemeinen Medizin« (Weizsäcker, 1947) als weit überzogen. Dennoch bleibt die Frage, mit welcher Wissenschaftlichkeit die Klinik dem oben skizierten Humanum gerecht werden will, wenn sie es nicht sprachlos der klinischen »Kunst« überantwortet. Dass die kognitiv-behavioral orientierte Psychologie oder dass eine der holistischen Heilkunden dem Komplex Leiden gerecht wird, ist nicht zu beobachten und nicht zu erwarten. Hier hat die medizinische bzw. ärztliche Anthropologie m. E. mehr zu bieten.
9. Immer wieder ist gegen das Konzept Handlungswissenschaft eingewandt worden, dass bei Weitem nicht alle klinisch tätigen Ärzte aktiv forschen. Das ist sicher richtig. Es übersieht jedoch, dass sich in der Medizin der normative Druck erhöht hat, dass jeder Angehörige der ärztlichen Profession zur Erweiterung ihres kollektiven Wissens beitragen möge. Zu diesen jüngeren deontologischen Texten gehört *die Charter on Medical Professionalism* (Medical Professionalism Project, 2002) mit ihrer Forderung: »Physicians have a duty (!) to uphold scientific standards, to promote research, and to create new knowledge and ensure its appropriate use.« Gleiches findet sich u. a. im *Competency Framework CanMeds 2015* (Frank et al., 2015) unter dem Stichwort »scholar role«. In Deutschland stellten Medizinischer Fakultätentag und Leopoldina 2019 *Die Bedeutung von Wissenschaftlichkeit für das Medizinstudium und die Promotion* zur Diskussion (Baum et al., 2019). 2020 veröffentlichte die Bundesärztekammer eine Stellungnahme zu *Wissenschaftlichkeit als konstitutionelles Element des Arztberufs* (Bundesärztekammer, 2020). 2022 folgte die Leopoldina mit einem weiteren Diskussionsbeitrag zur Wissenschaftskompetenz in der Medizin (Baum et al., 2022) – allerdings erneut ohne Hinweis auf das verwaiste »anthropologische Erbe« (Hahn, 2020) der klinischen Medizin. So kann dieser Text auch als Beitrag zu dieser aktuellen Diskussion gelesen werden.
10. Schließlich kann man als Kliniker auf bescheidenere Weise »in der Wissenschaft« bleiben; z. B. dadurch, dass man logisch und (selbst)kritisch auf der Basis gesicherter Wissensbestände argumentiert und sich kein X für ein U vormachen lässt. Schon anspruchsvoller ist es, jeden »act of therapy […] analogous to a laboratory experiment« zu handhaben: »Choosing a specific agent of therapy

[...] is, or should be, an exercise in *science*, with documented data, logical analysis and valid proof.« (Feinstein, 1970, S. 849)[17] Dabei helfen die zahlreichen »kleinen epistemischen Praktiken« der Klinik (wie gezieltes Zuwarten, Diagnose ex juvantibus, kontrollierter Auslassversuch, systematische Verlaufsdokumentation, Meldung von Nebenwirkungen (vgl. Raspe, 2018). Einen zunehmend höheren Einsatz erfordern der individuelle Heilversuch, die kasuistische Studie, die Beteiligung an klinischen Studien und am Ende die Initiierung eigener klinisch-wissenschaftlich getriebener Studien.

Zusammengefasst scheint mir hier die Handlungswissenschaft der klinischen Humanmedizin Profil gewonnen zu haben. Geschlossen oder auch nur annähernd vollständig ist es nicht. Ist eine neue Allgemeine Medizin vorstellbar in Form einer eigenen »klinischen Wissenschaft«[18]? Ausgeschlossen ist in jedem Fall ein Alleinvertretungsanspruch einer der oben gewürdigten Wissenschaft(lichkeit)en.

Zu klären ist schließlich auch, was genau es mit dem »Mehr« auf sich hat, das von Martini der Praxis zugesprochen wurde, das angeblich nicht Wissenschaft sei, ohne Anwendung wissenschaftlicher Methoden auskomme und außerhalb der Forschung liege.

Wie immer sich eine Theorie der Handlungswissenschaft Humanmedizin weiterentwickelt, in jedem Fall gilt das Diktum des Historikers Otto G. Oexles:

> »Die Theorie der Wissenschaft überhaupt und ebenso die Theorie der einzelnen Wissenschaften ist eine zu wichtige Sache, als daß man sie ›Theoretikern‹ oder den Philosophen allein überlassen könnte. Die Reflexion über die Theorie einer Wissenschaft hat vielmehr ihren Platz vor allem im konkreten Forschungsvollzug dieser Wissenschaft selbst.« (Oexle, 1984, S. 17)

Im Fall der Handlungswissenschaft Humanmedizin sollte man genauer von einem »Handlungsvollzug« sprechen, der spezifisches professionelles Handeln und spezifisches wissenschaftliches Handeln gerade nicht auseinanderrückt.

---

17 Schon Gerhardt Katsch hatte »nebenbei bemerkt, daß auch jede Therapie, die wir treiben, wie ein Experiment gehandhabt werden sollte.« Katsch, G. (1958). Über Beziehung von Experiment und Klinik. In: Katsch, G. (Hrsg.). *Der therapeutische Imperativ des Arztes* (S. 38–47). Lehmanns hier S. 39 (1920 als Antrittsvorlesung bei der Umhabilitierung nach Frankfurt vorgetragen). Nach Klaus Dietrich Bock, K. D. (1993). *Wissenschaftliche und alternative Medizin.* Springer, hier S. 16, stützt sich »Das theoriegeleitete ärztliche Handeln […] nicht nur auf Wissenschaften, sondern enthält selbst Elemente, die eindeutig die Merkmale ›wissenschaftlicher Tätigkeit‹ aufweisen, z. B. die Diagnosefindung.« Zu weitgehend scheint mir die Einlassung »Als Ärzte sind wir immer auch Forscher – jeden Tag«. In: Jahresbroschüre der Deutschen Gesellschaft für Innere Medizin 2019, S. 20–22.
18 Der Begriff »clinical science« lässt sich schon fast ein Jahrhundert zurückverfolgen: Prominent geworden ist das Buch von Lewis, T. (1934). *Clinical science.* Shaw & Sons. Aktuell ist von »science of clinical practice« (Croft, P., Altman, D. G., Geeks, J. J. et al. (2015). The science of clinical practice: disease diagnosis or patient prognosis? *BMC Medicine 13,* 20) und »science of clinical care« (Daly, J. (2005). *Evidence-based medicine and the search for a science of clinical care.* University of California Press) zu lesen.

Literatur

AG Zukunft der Onkologie & Deutsche Krebsgesellschaft. (2017). Positionspapier zur »Wissen generierenden onkologischen Versorgung«. 2. Februar 2017. https://www.krebsgesellschaft.de/positionen.html

Apondo, S. (2022). Ärztliche (Un)verwundbarkeit. *Deutsches Ärzteblatt, 119,* B 1174–1177.

Baum, C., Blomberg, R., Breuer, C., et al. (2019). *Die Bedeutung von Wissenschaftlichkeit für das Medizinstudium und die Promotion.*

Baum, C., Bruns, C., Eckart, W. U., et al. (2022). *Ärztliche Aus-, Weiter- und Fortbildung – für eine lebenslange Wissenschaftskompetenz in der Medizin.*

Blum, R. & Borgerson, K. (2018). An epistemic argument for research-practice integration in medicine. *Journal of Medicine and Philosophy, 43,* 469–484.

Bundesärztekammer. (2020). Wissenschaftlichkeit als konstitutionelles Element des Arztberufs. *Deutsches Ärzteblatt.* DOI 10.3238/baek_wb_sn_wiss2020.

Bunge, M. (2017/1967). *Philosophy of science (Vol. 1, revised edition).* Routledge Taylor & Francis Group.

Canguilhelm, G. (1989). Der epistemologische Status der Medizin. In Canguilhelm, G. (Hrsg), *Grenzen medizinischer Rationalität* (S. 69–93). ed. diskord.

Cartwright, N. (2021). Rigour versus the need for evidential diversity. Synthese, 199, 13095–13119.

Cassell, E. J. (1983). The nature of suffering and the goals of medicine. *New England Journal of Medicine, 306,* 639–645.

Coerper, C. (1919). Die Bedeutung des fiktionalen Denkens für die medizinische Wissenschaft. *Annalen der Philosophie, 1,* 191–202.

Feinstein, A. R (1970). What kind of basic science for clinical medicine? *New England Journal of Medicine, 283,* 847–852.

Fiore, L.D. & Lavori, P.W. (2016). Integrating randomized comparative effectiveness research with patient care. *New England Journal of Medicine, 374,* 2152–2158.

Frank, J. R., Snell, L., Sherbino, J. (eds.) (2015). *CanMEDS 2015. Physician Competency Framework.* Royal College of Physicians and Surgeons of Canada.

Friesen, P., Kearns, L., Redman, B. & Caplan, A. L. (2017). Rethinking the Belmont Report? *American Journal of Bioethics, 17,* 15–21.

Gadamer, H. (1933). Apologie der Heilkunst. In: Gadamer, H. (Hrsg.), *Über die Verborgenheit der Gesundheit.* (S. 50–64). Suhrkamp.

Gahl, K. & Raspe, H. (1992). Klinik für Vorkliniker. *Deutsche Medizinische Wochenschrift, 117,* 757–761.

Grote, L. R. (1961). Die Heilkunde ist keine Wissenschaft. In: Grote, L. R. (Hrsg.), *Der Arzt im Angesicht von Leben, Krankheit und Tod.* Hippokrates.

Hahn, P. (2003). Methodologie und Methodenwechseln in der Medizin. In Jacobi, R. E. & Janz, D. (Hrsg.), *Zur Aktualität Viktor von Weizsäckers* (S. 127–144). Königshausen & Neumann.

Hahn, P. (2020). *Das anthropologische Erbe.* Unveröffentlichtes Typoskript.

Hartmann, F. (1987). Die Pflicht des Arztes, am Krankenbett mehrdimensional zu denken. In Doerr, M.W. & Schipperges, H. (Hrsg.), *Modelle der pathologischen Physiologie* (S. 170–180). Springer.

Hartmann, F. (1993). Gegen-Stand und Gegen-Über im Umgang mit Kranken. *Sozialpsychiatrische Informationen, 13(4),* 30–38.

Hiat, H. & Goldmann, L. (1994). Making medicine more scientific. *Nature, 371,* 100.

Hucklenbroich, P. (2018). Was ist Medizin – heute? Die Antwort der Medizintheorie. In Ringkamp, D. & Wittwer, H. (Hrsg.), *Was ist Medizin?* (S. 117–142). Alber.

Jesdinsky, H. J. (Hrsg.) (1978). Memorandum zur Planung und Durchführung kontrollierter klinischer Therapiestudien. (S. 1–18). Schattauer.

Keating, P. & Cambrosio, A. (2007). Cancer clinical trials: the emergence and development of a new style of practice. *Bulletin of the History of Medicine, 81,* 197–223.

Koch, R. (1920). *Die ärztliche Diagnose.* (2. Aufl). Bergmann.

Koch, R. (1942). *Das Als-Ob im ärztlichen Denken*. Rösl.
Lader, E. W., Cannor, C. P., Ohman, E. M., et al. (2004). The clinician as investigator. *Circulation, 109*, e302–e307.
Lyre, H. (2018). Medizin als Wissenschaft – eine wissenschaftstheoretische Analyse. In Ringkamp, D. & Wittwer, H. (Hrsg.), *Was ist Medizin* (S. 143–166). Alber.
Martini, P. (1932). Vorwort zu therapeutischen Untersuchungen. *Klinische Wochenschrift, 11*, 909–912.
Martini, P. (1932/1947/1953/1968). *Methodenlehre der therapeutischen Untersuchung*. Springer.
Martini, P. (1940). Wege und Irrwege der therapeutischen Forschung. *Deutsche Medizinische Wochenschrift, 66*, 841–845.
Martini, P. (1948). Kausalität und Medizin. *Studium Generale, 1*, 342–350.
Martini, P. (1949). Eröffnungsansprache. *Verhandlungen der Deutschen Gesellschaft für Innere Medizin, 54*, 1–11.
Martini, P. (1950). Experimentelle und therapeutisch-klinische Forschung, Kritik und Ethik. *Therapiewoche, 51*(1), 12–17.
Martini, P. (1953). Über die Ordnungen in der Medizin. *Studium Generale, 6*, 167–174.
Martini, P. (1957). Die Medizin als Wissenschaft. *Deutsche Medizinische Wochenschrift, 82*, 1–4.
Martini, P. (1958). Über die ethischen und logischen Voraussetzungen der therapeutischen Forschung. *Ciba Symposien, 6*, 90–93.
Martini, P. (1959). Grundkonzeptionen der Medizin. *Schriften zur wissenschaftlichen Weltorientierung, 6*, 12–20.
Martini, P. (1960). Medizin als Wissenschaft. »Klinische Medizin« als Wissenschaft. *Arzt und Christ, 6*, 15–18.
Medical professionalism project (2002). Medical professionalism in the new millennium: a physicians' charter. *Lancet, 359*, 520–522.
Munafó, M. R. & Smith, G. D. (2018). Repeating experiments is not enough. *Nature, 553*, 399–401.
Oexle, O. G. (1984). Die Geschichtswissenschaft im Zeichen des Historismus. *Historische Zeitschrift, 238*, 17–56.
Raspe, H. (2018). *Handlungswissenschaft*.
Raspe, H. (2020). (Be-)Handeln, Forschen und Wissenschaft (in) der klinischen Medizin. In Raspe, H., Hofer, H. & Krohs, U. (Hrsg.), *Praxis und Wissenschaft* (S. 27–59). Mentis.
Raspe, H. (2022). *Patient und Arzt. Fritz Hartmann (1920–2007) und seine ärztliche Anthropologie*. Böhlau.
Rothschuh, K. E. (o.D.). *Prinzipien*.
Sackett, D. L., Haynes, R. B. & Tugwell, P. (1985). *Clinical epidemiology: a basic science for clinical medicine*. Lippincott Williams & Wilkins.
Spaemann, R. (1996). *Personen*. Klett-Cotta.
Stoll, S., Roelcke, V. & Raspe, H. (2005). Gibt es eine deutsche Vorgeschichte der Evidenzbasierten Medizin? *Deutsche Medizinische Wochenschrift, 130*, 1781–1784.
Tashakkori, A. & Creswell, J. W. (2007). The new era of mixed methods. *Journal of Mixed Methods Research, 1*, 3–7.
Toellner, R. (2016). »Der Geist der Medizin ist leicht zu fassen« (J.W. v. Goethe). Über den einheitsstiftenden Vorrang des Handelns in der Medizin. In Toellner, R. (Hrsg.), *Medizingeschichte als Aufklärungswissenschaft* (S. 585–597). LIT Verlag.
Vaihinger, H. (1922). *Die Philosophie des Als Ob*. (7./8. Aufl.). Felix Meiner.
Weizsäcker, V. (1947). Der Begriff der Allgemeinen Medizin. *Beiträge aus der Allgemeinen Medizin, 1*, 1–44.
Weizsäcker, V. (1987) Grundfragen medizinischer Anthropologie. In: Weizsäcker, V. (Hrsg.) *Gesammelte Schriften Band 7* (S. 255–282) Suhrkamp.
Weizsäcker, Viktor von (1947) *Allgemeine Medizin*. S. Hirzel.
Wieland, W. (1975). *Diagnose. Überlegungen zur Medizintheorie*. De Gruyter.
Wiesing, U. (1995). *Kunst oder Wissenschaft?* Frommann Holzboog.
Wiesing, U. (1998). Kann die Medizin als praktische Wissenschaft auf eine allgemeine Definition von Krankheit verzichten? *Zeitschrift für Medizinische Ethik, 44*, 83–97.

Zukunft –
»Die Zukunft ist jetzt!«:
Grenzgänge zwischen Heil und Heilung

Regina Ammicht Quinn

Im April 2020, zu Beginn der COVID 19-Pandemie, erschien ein kleines (im Entstehungsprozess jedoch vor-pandemisches) Buch, das im Schaufenster einer altehrwürdigen Tübinger Buchhandlung zwischen den theologischen Neuerscheinungen seinen Platz gefunden hatte: Urban Wiesings *Heilswissenschaft* (Wiesing, 2020). So fremd der Autor sich dort fühlen mag, so ganz falsch war dieser Platz nicht. Denn das Buch reflektiert, kommentiert und analysiert die Narrative, die das öffentliche-mediale Bild des medizinischen Fortschritts prägen: Es sind Narrative der Verheißung und Erlösung.

Die Kombination von Digitalisierung, unterschiedlichen, insbesondere selbstlernenden Methoden der Künstlichen Intelligenz, Fortschritten in der Genforschung und der Verfügbarkeit riesiger Datenmengen machen, so die Analyse, den Weg frei für einen triumphalen Optimismus: »Die letzten Tage des Todes« (Harari, 2018, S. 35; vgl. Wiesing 2020, S. 83) sind angebrochen. Ob schon jetzt gleich oder spätestens gleich nachher die 1000 Jahre Lebenserwartung möglich sind (Wiesing 2020, S. 82), ob in der Lebenszeit von Zuckerbergs Kindern alle Krankheiten geheilt werden können, ob 2050 oder »in absehbarer Zeit« alle anlagebedingten Krankheiten verschwunden sein werden: In diesen Narrativen hat die Zukunft begonnen. Mit einem Ausrufezeichen. Und einem noch größeren Fragezeichen.

In präzisen Argumentationen destruiert der Autor diese Verheißungen, indem er Denkfehler und Kategorienfehler nachweist, Wissen und Handeln sorgfältig trennt ebenso wie Diagnosestellung und Therapie oder Wahrheit und Wirksamkeit (Wiesing, 2020, S. 37). Er zeigt, dass mit Konzepten von »Lebenszeit« und »Weltzeit« ebenso wie »Kannzeit« und »Musszeit« (Blumenberg, 1996; vgl. Wiesing, 2020, v. a. S. 77–79) diese »rauschhafte Fortschrittsgeschichte« (Wiesing, 2020, S. 9) analysiert werden kann, und dass grundlegende Fragen nach dem Selbstverständnis von Mensch und Medizin sowohl (unausgesprochen) dieser Euphorie als auch (ausgesprochen) deren Kritik zugrunde liegen.

Deutlich wird in dieser Kritik, dass die »rauschhafte Fortschrittsgeschichte« von einem religiösen Vokabular und religiösen Weltvorstellungen durchzogen und von »religiöse[r] Inbrunst« (Wiesing, 2020, S. 67) geprägt sind. Elizabeth Holmes, die auf allen Ebenen gescheiterte Gründerin der Firma Theranos, sah sich selbst in der Rolle einer Religionsgründerin; die Haltung einer angespannten (und schlaflos-arbeitsreichen) (Wiesing, 2020, S. 51–53.) Naherwartung definiert diese Protagonisten, die das kommende Heil herbeiforschen und -finanzieren.

Wie kommt es dazu, dass gerade für diese hochtechnisierte Form der Medizin auf religionsähnliche Narrative zurückgegriffen wird? Braucht es ein religiöses Vokabular, um Medizin als (neue) »Heilswissenschaft« zu etablieren? Und was hat es – auf der anderen Seite der Medaille – mit Religion als »Heilswissenschaften« auf sich?

Religion als Heilswissenschaft?

Diese Verbindung zwischen Medizin und Religion ist zunächst nicht überraschend, sondern ein historisches Kontinuum. Überraschend sind die neuen Spielarten der Verbindung. Es gibt adventistische Kirchen, die einen frappierend ähnlichen Zugriff auf Zukunft haben wie die Narrative des medizinischen Fortschritts (Wiesing, 2020, S. 72). Und es gibt eine Kirche in Kalifornien, die künstliche Intelligenz als Gott verehrt (Wiesing, 2020, S. 73): »Humans are in charge of the planet because we are smarter than other animals and are able to build tools and apply rules«, so Anthony Lewandowski, der Gründer. »In the future, if something is much, much smarter, there's going to be a transition as to who is actually in charge. What we want is the peaceful, serene transition of control of the planet from humans to whatever. And to ensure that the ‚whatever' knows who helped it get along« (Lewandowski zitiert nach Harris, 2017). Wenn das Internet das zentrale Nervensystem ist, alle verbundenen Geräte die Organe, die Rechenzentren das Gehirn, dann wird »whatever« alles hören, alles sehen und ubiquitär sein. Die einzig rationale Möglichkeit, »whatever« zu beschreiben, so Lewandowski, ist »Gott«. Und die einzige Möglichkeit, eine Gottheit zu beeinflussen, ist »Gebet und Gottesdienst«. Und wofür man betet: Dafür, ein geliebtes Haustier und nicht ein Nutztier zu werden: »Do you want to be a pet or livestock? […] The church's role is to smooth the inevitable ascension of our machine deity, both technologically and culturally« (Harris, 2017). Lässt sich der fortschrittsgläubige Teil medizinischer Forschung hier eingemeinden? Und wie viele anonyme Gläubige gibt es hier, denen nicht der Glaube, sondern nur die offizielle Kirche lästig wäre?

Historisch und gegenwärtig befassen sich beide, Medizin und Religion, mit Leben und Tod, und haben ihre eigenen Wissensbestände, Praktiken und Narrative zu deren Bewältigung. Es gibt in beiden Bereichen Protagonisten, die, zumindest bis zur Ermächtigung von Patientinnen und Patienten durch Google-Suchen und bis zur Erschütterung von Gläubigen durch Skandale der Institution, zumindest als Halbgötter fungierten. Aktueller Personalmangel in beiden Bereichen mag mit diesen Umbrüchen zu tun haben. Und beide Bereiche haben einen je eigenen Zugriff auf Zukunft, der mit dem Körper verbunden ist, der ganz, heil oder geheilt werden soll. Foucault zieht hier eine Zeitachse ein: Was früher Religion war, wird nun Medizin, oder: »Die Gesundheit ersetzt das Seelenheil« (Foucault, 1973, S. 198).

Historisch zeigen sich die Protagonisten beider Bereiche immer wieder in derselben Gestalt: Äskulap/Asklepsios war in der griechischen und seit Ende des 3. vorchristlichen Jahrhunderts der römischen Mythologie der Gott der Heilkunst. Die Fragen eines Auseinanderdividierens von »wirklichen«, physisch nachweisbaren Heilungen und Wunderheilungen waren im antiken und spätantiken Kontext keine

Frage, feststehende Naturgesetzlichkeiten kein Maßstab für die Wahrheit von Narrativen. Im jüdischen und späthellenistischen Kontext werden Heilungen zwischen Wunder, Medizin und Zauberei angesiedelt (Kee, 1986). Dies repräsentiert den Sinn der Zeit des sich entwickelnden Christentums – wobei in der neutestamentlichen Literatur das »Wunder« den größten Raum einnimmt. In der Frömmigkeitsgeschichte des Christentums spielt dann das Christus-Medicus Motiv eine entscheidende Rolle, und am Ort vieler Asklepios-Heiligtümer wurden, wie auf der Tiberinsel in Rom, christliche Kirchen gebaut.

In dieser Tradition stehen auch die Narrationen der neutestamentlichen Evangelien- und Briefliteratur. Hier fällt erst bei genauerem Hinsehen auf, wie sehr die Frage nach körperlichem Heil und heilen Körpern diese Texte bestimmt. Denn 31 Prozent des Textmaterials des Markusevangeliums, 209 von 660 Versen, sind mit Wundergeschichten verbunden, und diese Wundergeschichten sind in großer Mehrzahl Heilungen. Diese Heilungen werden vom Heiler selbst als endzeitliches Anbrechen der Heilszeit gedeutet (Matthäus 12,28; Lukas 11,20).

Diese narrative Verbindung von Heilung und Heil, von Apokalypse und der Wiederherstellung von Körpern (als Heilung oder Totenerweckung) erlebt dann einen doppelten Umbruch:

Der erste Umbruch vollzieht sich mit dem Ausbleiben des erwarteten Endes der Geschichte. Die jüdischen Gruppen, die an Christus als den Messias glaubten, lebten in einer tiefen Naherwartung: Das Heil und die Heilszeit sind schon angebrochen, die Geschichte ist zu Ende. Die Zukunft ist jetzt. Mit dieser nicht erfüllten Naherwartung werden die existenziellen Haltungen, die ihren Sinn aus der Hochspannung der »letzten Tage« bezogen, über die Jahrzehnte hinweg zu sanktionierbaren Gesetzen.

Der zweite Umbruch findet dort statt, wo das, was man heute »Zeitgeist« nennen würde, Einfluss auf die religiösen Gruppen nimmt, aus denen später das Christentum erwachsen sollte. Diese Inkulturation bezieht sich zentral auf die Rolle und Wertung des menschlichen Körpers. Bei Plotin wird dies in besonderer Weise sichtbar:

»Plotin, der Philosoph unserer Tage, glich einem Manne, der sich schämt, im Leibe zu sein« (Weischedel 1974, S. 82). So beginnt Porphyrios, seinerseits Philosoph, am Ende des 3. Jahrhunderts die Biografie seines verehrten Lehrers. Plotin, so berichtet Porphyrios, habe nie von seiner Herkunft oder seinen Eltern erzählt; er verriet nie jemandem seinen Geburtstag, den Tag des Eingangs der Seele in den Leib, damit niemand auf die Idee kommen könne, diesen bedauerlichen Tag etwa noch zu feiern. Seinen Leib und dessen Bedürfnisse versuchte er so weit wie möglich einfach zu ignorieren. Das führte dazu, dass am Ende seines Lebens seine Schüler ihn verließen, weil sein missachteter, verachteter Leib eiternd und stinkend alle abstieß.

Diese Zeit, das dritte Jahrhundert nach Christus, ist diejenige, in der das Christentum sich als Religionsgemeinschaft entscheidend konstituiert und institutionalisiert. Der Kontext dieser Konstitution besteht darauf, dass das eigentlich Wirkliche und damit das eigentlich Wertvolle nicht die sinnlich erfassbare, körperliche Welt ist; das eigentlich Wirkliche ist die Welt des Geistes. Etwa um dieselbe Zeit schreibt Origenes, später als »Kirchenvater« benannt, in *De principiis*: »Gott schuf nun die gegenwärtige Welt, und er fesselte die Seele an den Körper zu ihrer Bestrafung« (Origenes, 2014, I,8).

Beides, die gescheiterte Naherwartung und die erfolgreiche Inkulturation, haben mit dem Zugriff auf Zukunft über den menschlichen Körper zu tun. Das Christentum als Heils-Wissenschaft ist hier tief gespalten: Die neutestamentlichen Narrative erzählen davon, wie im geheilten Körper das Heil erscheint. In der Geschichte des Christentums aber ist der Körper mit seinen Bedürfnissen (und Trieben) wiederum das entscheidende Hindernis, will man das Heil – als Seelenheil – erreichen.

Aufklärung und Wunder

Für Menschen des 21. Jahrhunderts scheint es, zumindest theoretisch, selbstverständlich zu sein, sich selbst und andere aus Unwissenheit, Furcht und Abhängigkeit zu befreien, Einbildung durch Wissen, Aberglaube durch Verstand zu besiegen. Und dies nicht nur für Könige, Herren, Gebildete und Reiche, sondern für alle. Das ist der Kern der historischen Aufklärung. Für die christlichen Kirchen erschien dies als ein erneuter Umbruch und als Bewährungsprobe, in der ihre Daseinsberechtigung neu unter Beweis gestellt werden musste. Unterschiedliche Theologien haben sich mit unterschiedlichem Ausgang dieser Bewährungsprobe gestellt. Die Institutionen und Machtstrukturen meist nicht.

Dabei findet die Religionskritik der Aufklärung ihren Ankerpunkt in der Wunderkritik und stellt damit neue Fragen nach dem bislang unhinterfragten Zusammenhang von Heilung und Heil, Erlösung und Errettung.

Lessings Nathan der Weise ([1779]1976), das vermutlich größte Narrativ aufklärerischer Religionskritik oder aufklärerischer Kritik der Konstruktion religiöser Wahrheiten, beginnt mit einer solchen Auseinandersetzung. Nathan, eben nach Jerusalem zurückgekehrt, erfährt, dass seine Pflegetochter Recha aus einem brennenden Haus gerettet wurde. Es ist, natürlich, das brennende Haus des/der Juden, und Recha ist fest davon überzeugt, dass ein Wunder geschehen ist und ein Engel sie auf seinen Flügeln getragen hat. Daja, die christliche Erzieherin und Haushälterin, unterstützt Recha und fragt: »Was schadet's […] / […] von einem Engel lieber / Als von einem Menschen sich gerettet denken?« (I,2) Nathan antwortet: »weil / Es ganz natürlich, ganz alltäglich klänge, / Wenn dich ein eigentlicher Tempelherr / Gerettet hätte: sollt' es darum weniger / Ein Wunder sein? – / Der Wunder höchstes ist, / Dass uns die wahren, echten Wunder so / Alltäglich werden können, werden sollen.« (I,2) Nathan also entmythologisiert oder enttranszendiert die Errettung/Heilung/Erlösung und moralisiert sie: »ergreifst du aber, / Wie viel andächtig schwärmen leichter, als / Gut handeln ist?« (Lessing, [1779]1976)

Lessings »Nathan« mit seiner Umdeutung von Wunder und Wunderglaube steht in einem breiten Diskurs der Rationalisierung von Religion, der häufig von innerhalb von Religionen und deren theologischer Reflexion selbst geführt wird; zugleich etabliert sich das »Außen« von Religion, die Bereiche von Religionslosigkeit oder der

Freiheit von Religion, zu einem gewissen Teil genau durch diese Diskurse. Diese Religionskritik der Aufklärung ermöglicht und erfordert einen neuen Zugriff auf Zukunft. Rationalistische Wunderinterpretationen versuchen die Übereinstimmung der Wunder mit Naturgesetzen zu beweisen (vgl. z. B. Reimarus, [1767/68] 1972), die Wundererzählungen zu relativieren (z. B. Busse,1976) oder das Charisma Jesu zu betonen (Theißen & Merz 2011, S. 260–264); tiefenpsychologische Interpretationen beziehen sich auf den Symbolgehalt der Narrative (Drewermann 1993). Oder sie interpretieren die Wundergeschichten als Kompensations- und Wunscherfüllungsmechanismen, so etwa Feuerbach: »Und siehe da! So schnell als der Wunsch, so schnell ist das Wunder« (Feuerbach, [1841]2013, S. 212). Aus dem Wunder als »des Glaubens liebstes Kind« (Goethe, 1808, S. 54) wird des Glaubens illegitimes Kind, das immer ein klein wenig peinlich ist.

Der Zugriff auf Zukunft ist damit für bestimmte theologische Lesarten kein ungebrochener Erlösungsglaube mehr, sondern ein gebrochener: Die Verantwortung für Erlösung ist, folgt man Lessing, moralisch und vom Menschen selbst zu leisten. Nur dann wird das Haus des Juden nicht mehr brennen – oder es wird zumindest die (christliche) Tochter des Juden errettet.

Aufklärung und Technik

Knappe 250 Jahre nach Lessings »Nathan« zeigt sich eine neue Aufklärung am gesellschaftlichen Horizont. Die Zukunft erscheint wie nie zuvor berechenbar und gestaltbar. Im Bewusstsein dieser Gestaltbarkeit und Berechenbarkeit der Zukunft versteht KI-Forschung sich selbst als neue Aufklärung. Dies betriff zumindest eine spezifische KI-Forschung und deren Narrative. Und diese KI-Forschung ist ein elementarer Teil der medizinischen Zukunftserzählungen.

Aufklärung als Fundament des als »westlich« verstandenen Denkens strebt ein fortschreitendes Zu-sich-selbst-Kommen des Menschen an, bei dem ein neues Selbstbewusstsein häufig in neuem und besserem Wissen und im Streben nach der Beseitigung von Übeln eingebettet ist. Das Wissenschaftsjahr 2019 »Künstliche Intelligenz« stand in einer Tradition, in der Wissenschaft und Technik und der damit verbundene lebensweltliche Fortschritt eng mit »Aufklärung« verbunden sind. Insbesondere in politischen Kontexten wird Künstliche Intelligenz »im Geiste der Aufklärung« (EU2020, o. J.) auf- und angerufen – ohne dass dieser Geist reflektiert oder erläutert wird. Zugleich wird die Aufklärung über KI gefordert, eine »Aufklärung 2.0«. Der »Deutschland Dialog für digitale Aufklärung« (Bundesministerium des Innern und für Heimat, o. J.) will »Aufklärungsbedarfe identifizieren« und »Aufklärungsprojekte initiieren«. Das »Center for Global Enterprise (CGE)«, ein privates Non-profit-Forschungszentrum, das sich mit globaler Ökonomie befasst, hat eine »New Enlightenment Initiative« (o. J.) ins Leben gerufen: »[…] we believe we are witnessing nothing less than the beginning of a period of New Enlightenment. The original Enlightenment (1685–1815) brought great advances in the sciences, the way we govern, and laid the groundwork for the Industrial Revolution. [...] We see this moment as the closest parallel to that period in our history.« In dieser Aufklärungs-Initiative geht es vor allem um die »issues and actions CEOs can take to expand business opportunities and minimize operating challenges« (Center for Global Enterprise, o. J.).

In dieser Rhetorik des Zusammenhangs von Künstlicher Intelligenz und Aufklärung sind die Subjekt-Objekt-Relationen unklar: Ist Künstliche Intelligenz als Fortschritts- und Wissensfaktor gleichzusetzen mit »Aufklärung«? Ist KI selbst aufklärungsbedürftig? Oder sind Menschen, die KI nützen oder nützen sollen, aufklärungsbedürftig? Und ist Aufklärung der »Geist«, vielleicht der ésprit, durch den KI geprägt wird? Deutlich ist eines: Eine »Aufklärung 2.0« wird von ihren Befürworterinnen und Befürwortern in den Kontext der Chancen platziert, die eine umfassende Digitalisierung mit KI bietet. Es ist nur notwendig, »das praktisch unbegrenzte Innovationspotenzial zu erheben, das die intelligente Nutzung einer nahezu unendlichen Menge aus Daten bietet« (Streibich, 2019, S. 281). Ein solcher Ansatz wird durch Superlative beschrieben: »Wenn alle verfügbaren Informationen der Welt digitalisiert werden, dann liegt die Welt in verschiedenen Datenschichten vor uns. [...] Wer hier daraus Schlüsse ziehen kann, wird zu einem omnipotenten Genie [...]. Ein solches Genie wäre unschlagbar. [...] Selbstlernende Systeme sind wie ein weiser Mensch, der tausend Jahre Zeit hat, seine Erfahrung weiter zu entwickeln« (Streibich, 2019, S. 281–282).

Da ist er wieder, neu und unscharf, der weise Mensch, der vielleicht Nathan heißt, und heftig missverstanden wird.

Diese Superlative gelten für die Technik, deren Potenzial »praktisch unbegrenzt« ist; sie gelten genauso für die Technik nutzenden Menschen, die nun »omnipotente Genie[s]« zu ihrer Verfügung haben und vielleicht auch selbst zu »omnipotente[n] Genie[s]« werden. Und damit treffen die technischen Fortschrittsverheißungen auf die medizinischen Erlösungsfantasien für die beschränkte, sterbliche Menschheit. »Daten« sind in dieser Denkstruktur nicht nur – als »datum« – das Gegebene, sondern das, was selbst gibt: Fortschritt, Prosperität und Vorsprung gegenüber anderen.

Es scheint, als sei Nathan der Weise zur Bettlektüre der Fortschrittsgläubigen geworden, zumindest der zweite Auftritt im ersten Akt: Engel zur Errettung braucht niemand mehr – man muss nur dem Fortschritt angemessen handeln.

Dialektiken der Aufklärung

Diese unterschiedlichen Formen der Aufklärung – Aufklärung als Heraustreten aus dem Wunderglauben oder Aufklärung als neue und »praktisch unbegrenzte« Generierung von Fortschritten – sind wie immer in der Ideengeschichte weder linear noch eindeutig.

Eine der theoretischen Grundlagen dieser inhärenten Gegensätze finden sich in Max Horkheimers und Theodor W. Adornos »philosophische[n] [Fragmente[n]«, die in der *Dialektik der Aufklärung* (1944/1988) zusammengefasst sind. »Aufklärung«, so heißt es hier, »im umfassenden Sinn fortschreitenden Denkens [hat seit je] das Ziel verfolgt, von den Menschen die Furcht zu nehmen und sie als Herren einzusetzen. Aber die vollends aufgeklärte Erde strahlt im Zeichen triumphalen Unheils« (Horkheimer & Adorno, 1988, S. 7).

»Triumphale[s] Unheil« ist keine Verirrung des auf der Aufklärung beruhenden und als westlich verstandenen Denkens, sondern eine seiner möglichen Konsequenzen. Dies zeigt sich insbesondere dann, wenn die als Herren eingesetzten Menschen miteinander verbundene Herrschaftsformen eingerichtet haben: die Herrschaft über die Natur, die die Menschen umgibt, die Herrschaft über die Natur, die die Menschen selbst sind und die Herrschaft einiger Menschen über andere. Die Grundlage dafür ist eine Aufklärung, die auf einem »spezifisch abendländischen, auf Selbsterhaltung und Herrschaft abzielenden Rationalitätstypus« (Hetzel, 2011, S. 390) beruht. Diese Erkenntnis aber ist keine Verabschiedung der Aufklärung. Die Dialektik zielt nicht auf eine Gegenaufklärung: »Wir hegen keinen Zweifel«, stellen Horkheimer und Adorno fest, »– und darin liegt unsere petitio principii –, dass die Freiheit in der Gesellschaft vom aufklärenden Denken unabtrennbar ist. Jedoch glauben wir, genauso deutlich erkannt zu haben, dass der Begriff eben dieses Denkens […] schon den Keim zu jenem Rückschritt [enthält], der heute sich überall ereignet. Nimmt Aufklärung die Reflexion auf eben dieses rückläufige Moment nicht auf, so besiegelt sie ihr eigenes Schicksal« (Horkheimer & Adorno, 1988, S. 3).

Was nun?

Obwohl die Situation, in der die Dialektik der Aufklärung entstanden ist, sich deutlich unterscheidet von der heutigen Situation und obwohl eine Kritik des »Mythos« bei Adorno und Horkheimer heute eher als Ideologiekritik aufzugreifen wäre, lohnt es sich, nach Parallelen zu fragen:

Stehen wir am Beginn einer neuen Epoche oder Idee der Aufklärung, in der wir ermutigt werden, den Daten zu trauen? Oder dem (kommenden) Wunder der allgemeinen Krankenheilung und Unsterblichkeit? Wie steht es heute um die »rätselhafte Bereitschaft der technologisch erzogenen Massen« (Horkheimer & Adorno, 1988, S. 3), sich unterschiedlichen Depotismen auszuliefern? Und liegt in den Superlativen von Unbegrenztheit, Unendlichkeit, Omnipotenz und Genialität eine eigene Form dieser Auslieferung?

Die neuen KI-getriebenen Formen der Aufklärung müssen auch auf ihre Dialektiken hin analysiert werden. Sie entstehen dort, wo sich in den Quantifizierungsdiskursen die instrumentelle Vernunft als »metrische Vernunft« zeigt (Houben, 2018, S. 213; vgl. dazu Mau, 2017), deren Zweckrationalität »alternativlos« erscheint. Auf den Spuren von Günter Anders bezeichnet der Künstler und Informatiker James Bridle dieses Denken als »computational thinking« (Bridle, 2018, z. B.

S. 4) – eine Art des Denkens, das durch die Überzeugung geprägt ist, ein Mehr an Daten könne Probleme jeder Art lösen.

Dieses Denken, das eine je größere Menge an Daten als unmittelbare Problemlösung sieht, zeigt sich für den politischen Kontext beispielsweise bei Eric Schmidt, executive manager bei Google und dann Alphabet. Er geht davon aus, dass der Genozid in Ruanda nicht stattgefunden hätte, wenn das Land digitalisiert gewesen wäre: »[I]f everybody had a smartphone it would have been impossible to do that; people would have actually noticed this was going on. The plans would have been leaked. Somebody would have figured it out, and somebody would have reacted to prevent this terrible carnage« (Schmidt, 2013, zitiert nach Bridle, 2018, S. 242). Wir wissen heute, dass es damals, ebenso wenig wie in Srebrenica 1995, nicht an Informationen gefehlt hat: »Any failure to fully appreciate the genocide stemmed from political, moral and imaginative weakness, not informational ones« (Power, 2001).

Das Haus des Juden brennt seit der ersten Aufklärung immer noch. Und dies liegt nicht an der unzureichenden Menge von Smartphones.

Zur gleichen Zeit, in der Religion – als christliche Religion im westlich geprägten Sinn – vorsichtiger im Verkünden von Heilsgewissheiten und Wundern wird, wandert die traditionelle Glaubens-Rhetorik aus. Anselms Gottesbeweis scheint in der Kirche, in der Künstliche Intelligenz angebetet wird, durchaus heimisch zu sein: »worüber hinaus nichts Größeres gedacht werden kann« (Anselm, 1077/1078).

Auf die Frage, ob er in einem aufgeklärten Zeitalter lebte, wusste Kant mit *nein* zu antworten. Die Antwort ist weniger bescheiden als philosophisch richtig. Kant lebte nicht in einem aufgeklärten Zeitalter, sondern in einem »Zeitalter der Aufklärung« (Kant, 1783/2011, S. 59). Kant deutet hier an, was Adorno und Horkheimer 160 Jahre später noch deutlicher machten. Aufklärung ist kein Zustand, der eines Tages einmal für immer erreicht werden kann, sondern ein kontinuierlicher selbstkritischer Prozess. In dem Augenblick, in dem man glaubt, der Prozess habe einen Zustand erreicht, worüber hinaus nichts Größeres gedacht werden kann, ist Aufklärung schon in ihr Gegenteil verkehrt. Urban Wiesings *Heilswissenschaft* markiert einen wichtigen Punkt in der Dialektik der medizinischen Aufklärung. Dieser wichtige Punkt ist ein wunder Punkt, der nach Wiesing ein Wendepunkt werden muss.

Was darf ich hoffen? bleibt die gemeinsame Frage derjenigen, die eine religiöse und derjenigen, die eine medizinische Antwort erwarten. Für beide gilt eine Forderung und Herausforderung: das Triumphalistische der Hoffnungsrhetorik abzulegen. Es sind sowohl Ethik als auch Wissenschaftstheorie – und die Verbindung beider –, die an die Stelle des Triumphalismus treten können. Der Bedarf an Heilung und die Hoffnung auf Heil werden dadurch nicht geleugnet. Beides aber wird rückgebunden an kritische wissenschaftliche Selbstreflexivität und an die Selbstreflexivität einer conditio humana, deren Verletzlichkeit, deren Zeitlichkeit und deren Kostbarkeit.

Literatur

Anselm von Canterbury (1077/1078). *Proslogion.* Kapitel II: Quod vere sit deus, zweiter Satz. http://www.hs-augsburg.de/~harsch/Chronologia/Lspost11/Anselmus/ans_prot.html.
Blumenberg, H. (1996). *Lebenszeit und Weltzeit.* Suhrkamp.
Bridle, J. (2018). *New Dark Age. Technology and the End of the Future.* Verso Books.
Bundesministerium des Innern und für Heimat. (o. J.), *Deutschland Dialog für digitale Aufklärung.* https://www.sicher-im-netz.de/deutschland-dialog-f%C3%BCr-digitale-aufkl%C3%A4rung, 10.01.2021.
Busse, U. (1976). *Die Wunder des Propheten Jesus. Die Rezeption, Komposition und Interpretation der Wundertradition im Evangelium des Lukas.* Katholisches Bibelwerk.
Center for Global Enterprise. (o. J.). *New Enlightenment Initiative.* https://www.thecge.net/institutes-initiatives/the-new-enlightenment-initiative/
Drewermann, E. (1993). *Und legte ihnen die Hände auf.* Patmos.
EU2020. (o. J.), *Künstliche Intelligenz in Europa – im Geist der Aufklärung.* https://www.eu2020.de/eu2020-de/aktuelles/artikel/generation-a-algothismus-goethe-eu-ratspraesidentschaft/2372562, 10.1.2021.
Feuerbach, L. ([1841] 2013). *Das Wesen des Christentums.* M. Holzinger (Hrsg.). Anaconda/Penguin Random House.
Foucault, M. (1973). *Birth of the Clinic. An Archaeology of Medical Perception.* Pantheon Books.
von Goethe, J. W. (1808). *Faust – Der Tragödie erster Teil.* Cotta.
Harari, Y. N. (2019). *Homo Deus. Eine Geschichte von morgen.* C.H. Beck.
Hark, H. (1985). Neurose und Religion: zur Korrelation zwischen Glaubensleben und seelischem Erleben. *Archive for the Psychology of Religion, 17*(1), S. 21–73.
Harris, M. (2017). Inside the first church of artificial intelligence. *Wired, 15,* S. 11–17. https://www.wired.com/story/anthony-levandowski-artificial-intelligence-religion/
Hetzel, A. (2011). Dialektik der Aufklärung. In R. Klein, J. Kreuzer, & S. Müller-Doohm (Hrsg.), *Adorno-Handbuch. Leben – Werk – Wirkung* (S. 389–397). Metzler.
Houben, D. (2018). Instrumentelle Vernunft in der Datengesellschaft. Zur Relevanz der Kritischen Theorie für das Verständnis der Datafizierung des Sozialen. In C. Leineweber & C. de Witt (Hrsg.): *Kritische Perspektiven auf Entwicklungen und Tendenzen im Zeitalter des Digitalen* (S. 197–219). Hagen: deposit_hagen. https://ub-deposit.fernuni-hagen.de/servlets/MCRFileNodeServlet/mir_derivate_00001365/DTiD_Houben_Instrumentelle_Vernunft_Datengesellschaft_2018.pdf
Horkheimer, M., & Adorno, T. W. (1988). *Dialektik der Aufklärung. Philosophische Fragmente.* Fischer Taschenbuch.
Kant, I. ([1785] 2011). Beantwortung der Frage: Was ist Aufklärung? In W. Weischedel (Hrsg.), *Immanuel Kant: Werke VI.* Wissenschaftliche Buchgesellschaft.
Kee, H. C. (1986). *Miracle and Magic in New Testament Time.* Cambridge: Cambridge University Press.
Lessing, G. E. ([1779] 1967). Nathan der Weise. In K. Wölfel (Hrsg.), *Lessing: Werke I* (S. 467–594). Insel.
Lukas. (n.d.). In *Die Bibel.* Deutsche Bibelgesellschaft.
Mau, S. (2017). *Das metrische Wir. Über die Quantifizierung des Sozialen.* Suhrkamp.
Matthäus. (n.d.). In *Die Bibel.* Deutsche Bibelgesellschaft.
Origenes (2014). *Vier Bücher von den Prinzipien.* H. Karpp & H. Görgemanns (Hrsg.). Wissenschaftliche Buchgesellschaft.
Power, S. (2001). Bystanders to genocide. *Atlantic Monthly, 288*(2), S. 84–108. https://www.theatlantic.com/magazine/archive/2001/09/bystanders-to-genocide/304571/
Reimarus, H. S. (1972). *Apologie oder Schutzschrift für die vernünftigen Verehrer Gottes* 1–2. G. Alexander (Hrsg.). Insel.

Streibich, K.-H. (2019). Aufklärung 2.0. In A. Boes & B. Langes (Hrsg.), *Die Cloud und der digitale Umbruch in Wirtschaft und Arbeit. Strategien, Best Practices und Gestaltungsimpulse* (S. 281–284). Haufe.
Theißen, G. & Merz, A. (2011): *Der historische Jesus. Ein Lehrbuch.* Vandenhoeck & Ruprecht.
Weischedel, W. (1974). *Die philosophische Hintertreppe.* dtv.
Wiesing, U. (2020). *Heilswissenschaft. Über die Verheißung der modernen Medizin.* Fischer.